Besser schlafen für Dummies – Schummelseite

Symptome einer Schlafstörung

Ein paar schlaflose Nächte bedeuten nicht gleich, dass Sie an einer Schlafstörung leiden, doch auch Menschen mit vorübergehenden Schlafproblemen können von professioneller Hilfe profitieren. Wenn bei Ihnen ständig zwei oder mehr der folgenden Symptome auftreten, sollten Sie sich von Ihrem Arzt untersuchen lassen.

✔ Sie sind morgens nach dem Aufwachen müde und fühlen sich kein bisschen erholt.

✔ Sie haben häufig Einschlafschwierigkeiten oder wachen morgens viel zu früh auf.

✔ Sie schnarchen so laut, dass man Sie noch im Nachbarzimmer hören kann, und Ihr Partner sagt Ihnen, dass Sie nachts Atemaussetzer haben.

✔ Sie sind tagsüber sehr müde.

✔ Sie schlafen am Tage häufig ein, vor allem, wenn Sie gerade nichts zu tun haben.

✔ Sie sind ohne erkennbaren Grund gereizt oder niedergeschlagen.

✔ Ihr Partner sagt, dass Sie nachts um sich treten.

✔ Sie können sich schlecht konzentrieren, und Ihr Gedächtnis lässt nach.

✔ Sie machen sich oft Sorgen über Ihre Schlafqualität.

✔ Sie haben morgens Verletzungen und wissen nicht, woher.

✔ Aus der Küche verschwinden Nahrungsmittel, und Sie nehmen ständig zu, wissen aber nicht, warum.

Was ist los mit mir, Herr Doktor?

Sie können Ihrem Arzt die Diagnostik erleichtern, indem Sie ihm folgende Informationen zur Verfügung stellen (verwenden Sie das Schlaftagebuch aus Kapitel 2, um Ihre Schlafgewohnheiten von zwei aufeinanderfolgenden Wochen zu notieren):

✔ Wann gehen Sie jede Nacht ins Bett?

✔ Wie lange brauchen Sie zum Einschlafen?

✔ Wie viele Stunden haben Sie geschlafen?

✔ Wann wachen Sie morgens auf?

✔ Wie fühlen Sie sich nach dem Aufwachen?

✔ Wie oft sind Sie im Laufe der Nacht aufgewacht und wie lange hat es gedauert, bis Sie wieder einschlafen konnten?

✔ Nehmen Sie Schlafmittel?

✔ Trinken Sie Alkohol, rauchen Sie oder nehmen Sie viel Koffein zu sich?

✔ Haben Sie Probleme mit großer Tagesmüdigkeit?

Besser schlafen für Dummies – Schummelseite

Die Schlafqualität verbessern

Vielleicht hat Ihr Tagesablauf mit Ihren Schlafproblemen zu tun. Halten Sie sich an folgende Tipps (und andere, die Sie in Kapitel 6 finden), um Ihre Schlafqualität zu verbessern:

✔ Trinken Sie sechs Stunden vor dem Schlafengehen keine koffeinhaltigen Getränke (Kaffee, Cola) mehr.

✔ Essen, Lesen und Fernsehen im Bett sind verboten (nur Schlafen und Lieben sind erlaubt).

✔ Streiten Sie nicht vor dem Schlafengehen. Sie werden sonst zu aufgeregt sein, um zu schlafen.

✔ Halten Sie eine feste Schlafenszeit ein – jeden Abend.

✔ Meiden Sie am Abend schweres, scharfes und fettiges Essen.

✔ Beenden Sie Ihre Sportstunde mindestens fünf bis sechs Stunden, bevor Sie schlafen gehen. Sonst werden Sie von Ihrem gesteigerten Stoffwechsel und dem Stresshormon Cortisol, das beim Sport vermehrt produziert wird, wachgehalten.

✔ Trinken Sie kurz vor dem Schlafengehen keinen Alkohol und rauchen Sie auch nicht. Beides kann Dauer und Qualität des Schlafes beeinträchtigen.

Schnelle Hilfe bei einer schlaflosen Nacht

Wenn Sie wieder einmal im Bett liegen, stundenlang die Decke anstarren und trotzdem nicht schlafen können, dürfen Sie nicht im Bett liegen bleiben und sich darüber ärgern, dass Sie noch wach sind. Wir haben ein paar Tipps für Sie zusammengestellt, die Ihnen in dieser Situation helfen können, doch noch ein Auge zuzumachen.

✔ Wenn Sie nicht schlafen können, müssen Sie aufstehen.

✔ Essen Sie eine Kleinigkeit, zum Beispiel ein paar Vollkornkekse mit Milch oder etwas Putenfleisch. Sie enthalten Stoffe, die den Schlaf fördern.

✔ Meditieren Sie 15 Minuten. Entspannen Sie sich und schütteln Sie den Stress des vergangenen Tages ab.

✔ Lesen Sie ein langweiliges Buch, schauen Sie sich eine ermüdende Sendung im Fernsehen an oder machen Sie irgendetwas anderes Eintöniges, damit Ihr Gehirn abschalten kann.

✔ Nehmen Sie zur Beruhigung ein heißes Bad.

Verringern Sie Ihr Schlaganfallrisiko

Reservieren Sie Ihr Schlafzimmer ausschließlich für den Schlaf – und für die Liebe natürlich. Das funktioniert wie folgt (mehr Tipps dazu bekommen Sie in Kapitel 7):

✔ Wenn Sie das Schlafzimmer mit Ihren Haustieren teilen, sollten sie aber in ihrem eigenen Körbchen schlafen.

✔ Bringen Sie lichtundurchlässige Vorhänge an.

✔ Stellen Sie den Wecker außer Sichtweite, damit Sie nachts nicht immer wieder darauf schauen.

✔ Sorgen Sie für eine bequeme Matratze und für angenehmes Bettzeug.

✔ Verbannen Sie Computer und Fernseher aus dem Schlafzimmer.

✔ Verwenden Sie eine indirekte Beleuchtung.

Besser schlafen
für Dummies

Max Hirshkowitz und Patricia B. Smith

Besser schlafen für Dummies

Übersetzung aus dem Amerikanischen von
Doren Paal

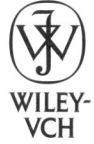

WILEY-VCH Verlag GmbH & Co. KGaA

**Bibliografische Information
der Deutschen Nationalbibliothek**
Die Deutsche Nationalbibliothek verzeichnet diese
Publikation in der Deutschen Nationalbibliografie;
detaillierte bibliografische Daten sind im Internet
über http://dnb.d-nb.de abrufbar.

1. Auflage 2011

© 2011 WILEY-VCH Verlag GmbH & Co. KGaA, Weinheim

Printed in Germany

Gedruckt auf säurefreiem Papier

Korrektur: Jürgen Dubau
Satz: Mitterweger und Partner, Plankstadt
Druck und Bindung: Media-Print Informationstechnologie GmbH, Paderborn

ISBN: 978-3-527-70687-7

Cartoons im Überblick

von Rich Tennant

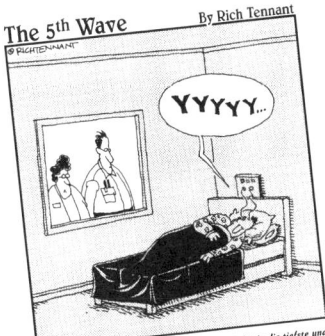

»Ganz offensichtlich schafft der Patient es nicht bis in die tiefste und letzte Phase des erholsamen Schlafs.«

Seite 25

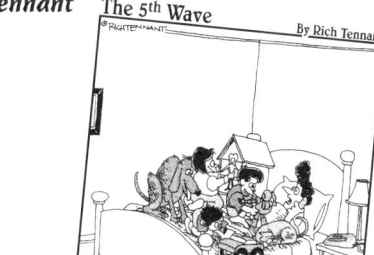

»Alles ist da, was ich liebe, aber ich kann trotzdem nicht einschlafen.«

Seite 67

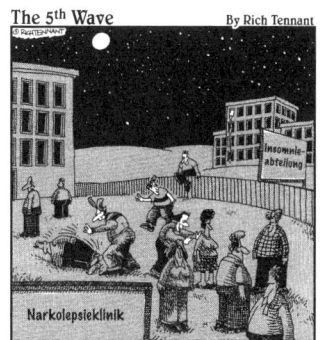

Seite 161

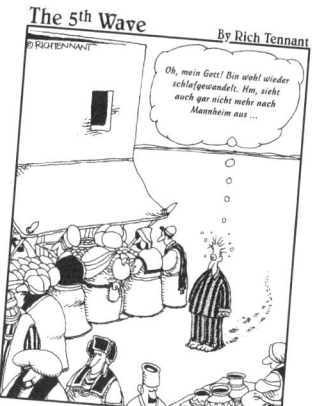

Seite 205

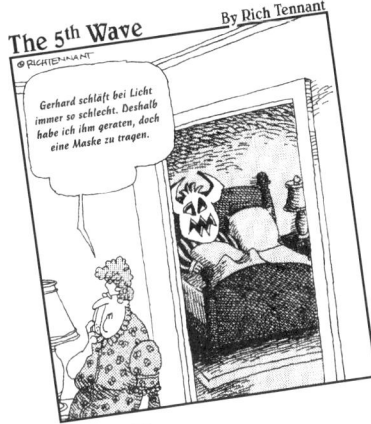

Seite 257

Fax: 001-978-546-7747
Internet: www.the5thwave.com
E-Mail: richtennant@the5thwave.com

Über die Autoren

Dr. Max Hirshkowitz ist Professor für Psychiatrie und Medizin am Baylor College für Medizin. Er promovierte 1978 an der Tufts University in Medford, Massachusetts, und wechselte danach nach Houston, wo er bis heute arbeitet. Dr. Hirshkowitz ist mit mehr als 25 Jahren klinischer Erfahrung in der Diagnostik und Therapie von Schlafstörungen ein international anerkannter Wissenschaftler und Kliniker, ein beliebter Dozent und zertifizierter Schlafspezialist.

Derzeit leitet er ein Forschungsprogramm am Veteran Affairs Medical Center und das Schlaflabor der Methodisten-Klinik in Houston. Er ist Redaktionsmitglied bei den Fachzeitschriften *Sleep Medicine* und *Sleep*. Außerdem sitzt er im Vorstand der Weltgesellschaft für Schlafmedizin, hat den Vorsitz der PAP-Beratungsgruppe und ist in weiteren Gesellschaften und Akademien aktiv.

Außerdem gehörte er zum Team, das die ICD-Klassifikationen für Schlafstörungen verfasst hat. Dr. Max Hirshkowitz publizierte Hunderte von Veröffentlichungen zum Thema Schlaf und Schlafstörungen.

Patricia B. Smith ist Medizin-Journalistin und hat bereits neun Bücher veröffentlicht. Sie hat sechs Jahre lang für das *People Magazine* geschrieben und arbeitet jetzt als Gesundheitsredakteurin für Fox News.

Inhaltsverzeichnis

Kapitel 5
Die sekundäre Insomnie 103

Kapitel 6
Die richtige Lebensweise für einen gesunden Schlaf 117

Kapitel 7
In einem gemütlichen Bett schläft es sich besser — 145

Teil III
Alles, was Sie über andere lästige Schlafstörungen
wissen müssen   161

Kapitel 8
Wenn die Nacht zum Tag wird – Störungen des
zirkadianen Rhythmus   163

Kapitel 9
Schnarchen, Stille, Schnarchen – Die Schlafapnoe   183

Teil IV
Gehen, Sprechen und andere Parasomnien

Kapitel 10
Während Sie schlafen: Gehen, Sprechen und andere
verrückte Aktionen

Kapitel 11
Nachtterror und andere erschreckende Schlafprobleme

Teil V
Der Top Ten-Teil 257

Kapitel 13
Zehn Schlafstörer – und wie Sie mit Ihnen leben können 259

Einleitung

Die Küche ist aufgeräumt, und die Abendnachrichten sind vorbei. Jetzt ist es Zeit, bald ins zu Bett gehen. Doch für viele bedeutet das nicht, dass sie sich entspannt in ihr Bett kuscheln und friedlich einschlafen. Schätzungsweise 15 Prozent aller Deutschen leiden regelmäßig unter Ein- und Durchschlafstörungen.

Menschen mit Schlafstörungen gibt es überall auf der Welt. Einige Experten sind der Meinung, dass Amerikaner den größten Schlafmangel haben. Und das ist kein Wunder, denn in den USA sind viele Geschäfte 24 Stunden am Tag geöffnet, Betriebe arbeiten rund um die Uhr, der Arbeitsstress ist sehr hoch, die Menschen haben kaum Zeit zum Verschnaufen, und nur wenige schlafen mindestens acht Stunden pro Nacht. Laut der amerikanischen National Sleep Foundation bewertet einer von vier Amerikanern die Qualität seines Nachtschlafs als schlecht.

Doch nicht nur in den USA macht man die Nacht zum Tage. Die Skandinavier bleiben durch ihre Mitsommernächte abends lange auf. Und in Europa gibt es vielerorts noch mehr Schichtarbeiter als in den USA. Außerdem trinken die Europäer mehr und auch stärkeren Kaffee. Schlaflosigkeit ist also ein internationales Problem.

Viele Menschen unterschätzen ihr Schlafbedürfnis und sind sich nicht darüber im Klaren, dass chronischer Schlafmangel nicht nur ein höheres Unfallrisiko zur Folge hat, sondern auch die Entstehung von Krankheiten des Herz-Kreislauf-Systems, Übergewicht oder Diabetes begünstigt.

Wenn Sie vermuten, dass Sie unter einer Schlafstörung leiden, und nicht wissen, wer Ihnen bei diesem Problem helfen kann, dann ist *Besser schlafen für Dummies* genau das richtige Buch für Sie. Es gibt Ihnen einen Überblick über häufige und seltenere Schlafstörungen und beschreibt die Diagnostik, mit deren Hilfe Ihr Arzt den genauen Grund Ihrer Schlaflosigkeit feststellen kann. Außerdem erfahren Sie alles zu den Ursachen und Symptomen der verschiedenen Schlafstörungen und zu den gängigen Behandlungsmethoden.

Vielleicht leiden Sie nicht unter einer chronischen Schlafstörung. Vielleicht sind Sie nur total gestresst oder Ihre Schlafumgebung ist einfach zu eng, zu warm oder Ihre Matratze ist zu hart. *Besser schlafen für Dummies* beschäftigt sich auch mit diesen Problemen. Sie erfahren alles über die richtige Schlafhygiene und bekommen Tipps, wie Sie Ihr Schlafzimmer gestalten müssen, um jede Nacht friedlich zu schlummern. Sie lernen, welche Verhaltensweisen Sie am Schlafen hindern und wie Sie diese schlechten Angewohnheiten wieder loswerden.

Eines ist sicher: Sie sind nicht der Einzige, der Probleme hat, ein- oder durchzuschlafen. Egal ob Sie unter Schlaflosigkeit, Schlafwandeln, Schlafapnoe oder einer anderen Schlafstörung leiden – dieses Buch unterstützt Sie dabei, Ihre Schlafprobleme in Angriff zu nehmen, damit Sie bald wieder gut schlafen können.

Über dieses Buch

Wir gehen davon aus, dass Sie dieses Buch gekauft haben, weil Sie oder jemand, der Ihnen sehr nahe steht, unter Schlafstörungen leidet. Leider reicht es nicht, dass Sie sich dieses Buch jede Nacht unter Ihr Kopfkissen legen. (In dieser Situation hilft keine Osmose). Wenn Sie dieses Buch allerdings lesen, finden Sie heraus, ob Ihre Schlafprobleme nur temporär oder doch schwerwiegender sind, und ob es besser wäre, einen Arzt aufzusuchen. Sie werden in diesem Buch alles über den Schlaf erfahren und was mit Ihrem Gehirn und Körper geschieht, wenn Sie zuwenig davon bekommen.

Wenn Sie unter Schlafproblemen leiden, haben Sie sicherlich viele Fragen, wie beispielsweise:

✔ Habe ich eine Schlafstörung?

✔ Welche Schlafstörung habe ich?

✔ Wie werden Schlafstörungen diagnostiziert?

✔ Sollte ich zum Arzt gehen?

✔ Zu welchem Arzt soll ich gehen?

Dieses Buch hilft Ihnen, Antworten zu finden und wieder gut zu schlafen. Und das Beste ist, Sie müssen dieses Buch nicht von Anfang bis Ende studieren, um die für Sie interessanten Informationen zu bekommen. Lesen Sie das Inhaltsverzeichnis und entscheiden Sie, wo Sie beginnen.

Konventionen in diesem Buch

Wir wollten dieses Buch so leserfreundlich wie möglich gestalten. Damit Sie sich besser zurechtfinden, haben wir auf Folgendes geachtet:

✔ Wir haben so weit wie möglich auf unverständliches Fachchinesisch verzichtet. Ab und zu verwenden wir einige medizinische Fachbegriffe, die Ihnen vermutlich fremd sind. Wenn diese Begriffe das erste Mal vorkommen, werden sie *kursiv* geschrieben und kurz erklärt.

✔ **Fettgedruckt** werden wichtige Begriffe in Gliederungen.

✔ Internetadressen werden in `Listingschrift` geschrieben.

✔ Den Begriff *Schlaflabor* verwenden wir in diesem Buch ganz allgemein für alle Einrichtungen, die Schlafstörungen jeglicher Art untersuchen.

Was Sie nicht lesen müssen

Wir haben dieses Buch so geschrieben, dass Sie alles, was Sie interessiert, leicht finden und verstehen können. Und auch wenn wir hoffen, dass Sie jedes Wort zwischen diesen beiden gelben Buchdeckeln lesen, können Sie vom Aufbau des Buches her Abschnitte überspringen, ohne dabei wichtige Informationen zu überlesen:

✔ **Text in Kästen:** Die grau hinterlegten Kästen enthalten interessante Informationen über Schlaf und Schlafstörungen, doch sie sind nicht unverzichtbar. Sie können diese Kästen getrost überspringen, wenn Sie keine Zeit haben, und werden trotzdem nichts Wichtiges verpassen.

✔ **Alles hinter dem Symbol für fachliche Fakten:** Diese Informationen sind sehr interessant, aber nicht entscheidend dafür, dass Sie alles zu Thema Schlafstörungen verstehen.

✔ **Die Tests:** Wenn Sie Tests nicht mögen, können Sie die Tests in unserem Buch einfach überblättern. Sie sollen sich davon lediglich ein wenig unterhalten fühlen und den einen oder anderen Einblick in Ihr Schlafverhalten bekommen.

Törichte Annahmen über den Leser

Wir vermuten, dass Sie, ein Familienmitglied oder ein enger Freund Schlafprobleme haben. Wir glauben außerdem, dass Sie dieses Buch gekauft haben, weil Sie nach aktuellen und hilfreichen Informationen über Schlafstörungen, deren Diagnostik und Behandlungsmöglichkeiten suchen.

Dieses Buch enthält die aktuellsten Informationen zum Thema Schlafstörungen. Doch Sie wissen hoffentlich, dass ein Buch kein Ersatz für einen Besuch beim Arzt sein kann.

Wie dieses Buch aufgebaut ist

Wir haben *Besser schlafen für Dummies* in fünf Teile gegliedert. Jeder Teil beschäftigt sich mit einem anderen Aspekt der Schlafstörungen oder der Schlafhygiene.

Teil I: Ich konnte die ganze Nacht nicht schlafen

Teil I beschäftigt sich mit dem Thema Schlaf ganz allgemein und der Rolle, die er bei Ihrer körperlichen und emotionalen Gesundheit und Ihrem allgemeinen Wohlbefinden spielt. Sie erfahren, wie Sie Ihre Schlafgewohnheiten beurteilen, und welche Hinweise möglicherweise für eine Schlafstörung sprechen. Sie lernen außerdem, wie Sie eine gelegentliche Schlaflosigkeit von echten Schlafstörungen unterscheiden. Weiterhin bekommen Sie einen kurzen Überblick über verschiedene Schlafstörungen, die wir in anderen Kapiteln ausführlich besprechen. Wir zeigen, wie Sie ein Schlaftagebuch führen, begleiten Sie Schritt für Schritt durch die Diagnostik und geben Ihnen einige Fragen an die Hand, die Sie Ihrem Arzt stellen können. Nachdem Sie Teil I gelesen haben, sollten Sie eine Vorstellung davon haben, unter welcher Schlafstörung Sie leiden. Jetzt sind Sie bereit, der Schlafstörung den Kampf anzusagen.

Teil II: Schlaflosigkeit: Die bekannteste Schlafstörung

In Teil II erfahren Sie alles, was Sie schon immer über die verschiedenen Formen der Schlaflosigkeit wissen wollten – was sie verursacht und wie sie behandelt werden. Wir haben eine umfangreiche Übersicht aller Möglichkeiten zusammengestellt, die den Schlaf stören können. Dazu gehören unter anderem Schmerzen, Atmungsprobleme, Herzerkrankungen, Verdauungsstörungen, die Säurerefluxkrankheit, aber auch psychische Probleme. In Teil II erwarten Sie auch viele praktische Tipps. Wir zeigen, wie Sie durch Veränderungen des Verhaltens oder der Umgebung wieder besser schlafen können.

Teil III: Alles, was Sie über andere lästige Schlafstörungen wissen müssen

Teil III beschäftigt sich mit der Störung des Tagesrhythmus und den Umständen, die dazu führen, dass Tag und Nacht vertauscht werden. Sie erfahren außerdem, wie Sie gewöhnliches Schnarchen von gefährlicherem Schnarchen, das mit einer Schlafapnoe einhergeht, unterscheiden können. Wir stellen Ihnen die verschiedensten Geräte und Techniken vor, mit denen die Schlafapnoe behandelt wird – das reicht von der Schnarchschiene bis hin zur Operation.

Teil IV: Gehen, Sprechen und andere Parasomnien

Teil IV macht Sie mit der ungewöhnlichen Welt der *Parasomnien* bekannt. Das sind Schlafstörungen, bei denen Sie die verschiedensten Dinge tun, obwohl Sie eigentlich schlafen. Dazu gehören unter anderem das Schlafwandeln, Reden im Schlaf, Albträume und der Nachtterror. Sie erfahren alles zu den Ursachen, Symptomen und Therapien dieser Parasomnien. Am Ende dieses Buchteils bekommen Sie noch viele praktische Empfehlungen, wie Sie am besten mit einer Parasomnie leben.

Teil V: Der Top Ten-Teil

Der Top Ten-Teil gehört zu jedem ... *für Dummies*-Buch. In unserem Buch finden Sie dort noch einmal in einer übersichtlichen Gliederung die Hitliste der Schlafstörer und können kurz und knapp nachlesen, wie Sie diese Störenfriede am besten ausschalten.

Außerdem haben wir noch ein paar Link-Tipps für Sie zusammengestellt, damit Sie im Internet nicht lange selbst suchen müssen, um fachlich korrekte Informationen zum Thema Schlafstörungen zu finden.

Symbole, die in diesem Buch verwendet werden

Die Symbole, die Sie in diesem Buch finden, kennzeichnen unterschiedliche Informationen:

Bei den Tipps finden Sie interessante Webseiten oder Ratschläge, die Ihr Leben erleichtern.

Wenn Sie dieses Symbol sehen, werden Sie vor Betrügereien oder Gefahren gewarnt oder es erwarten Sie besonders wichtige Informationen, die Sie schützen können.

Hinter diesem Symbol finden Sie besonders wichtige Informationen, die Sie sich merken sollten.

Hier erwarten Sie fachliche Fakten und Statistiken, die für alle spannend sind, die sich für wissenschaftliche Hintergrundinformationen interessieren. Wenn das bei Ihnen nicht der Fall ist, können Sie diese Abschnitte getrost ignorieren.

Wie es weitergeht

Eigentlich hoffen wir, dass Sie geradewegs ins Bett gehen und acht Stunden lang tief und fest schlafen! Wenn das jedoch nicht möglich ist, dann lesen Sie vielleicht zuerst Teil I, um ganz allgemein alles über Schlaf und Schlafstörungen und deren Diagnostik zu erfahren. Danach können Sie im Inhaltsverzeichnis die Themen heraussuchen, die Sie besonders interessieren.

Der Aufbau dieses Buches erlaubt es Ihnen, die Reihenfolge frei zu bestimmen, in der Sie die verschiedenen Abschnitte und Kapitel lesen. Wir haben viele Querverweise eingebaut, um Sie auf weitere interessante Themen hinzuweisen.

Teil I

Ich konnte die ganze Nacht nicht schlafen

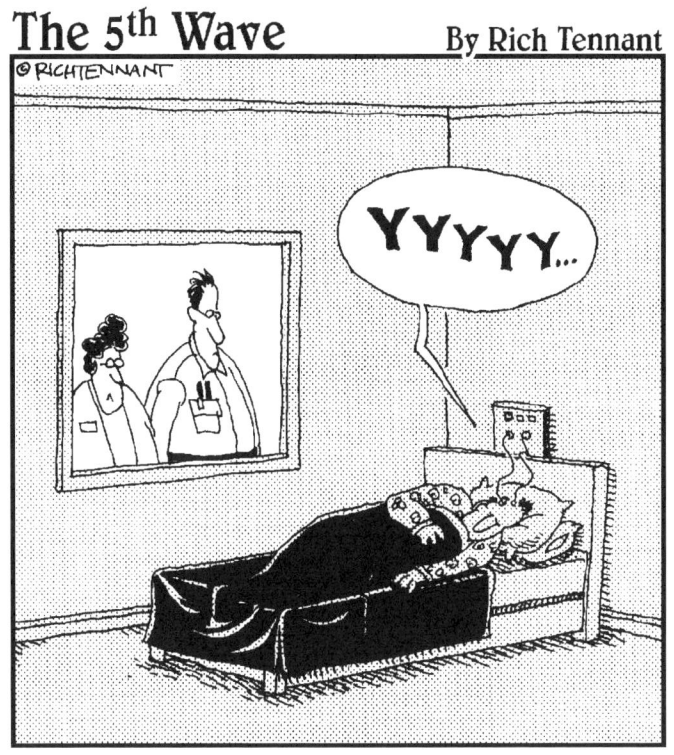

»Ganz offensichtlich schafft der Patient es nicht bis in die tiefste und letzte Phase des erholsamen Schlafs.«

In diesem Teil ...

Jeder schläft – zumindest sollte das so sein. Doch viele Menschen legen sich abends ins Bett und können nicht schlafen. Sie starren an die Decke, sie wälzen sich hin und her, sie schütteln ihr Kissen und ihre Bettdecke auf, machen das Licht an, trinken ein Glas Wasser, aber nichts hilft. Sie können nicht schlafen. Kommt Ihnen das bekannt vor?

In Teil I erfahren Sie alles über den Schlaf. Was es damit überhaupt auf sich hat, warum er so wichtig ist und was passieren kann, wenn Sie nicht genug davon bekommen. Wir stellen außerdem bekannte und weniger bekannte Schlafstörungen vor und zeigen, wie Sie eigene Schlafstörungen beurteilen. Außerdem zeigen wir die nötigen Schritte auf, wenn Sie vermuten, dass Sie unter einer Schlafstörung leiden. Wir erklären, wie Schlafstörungen diagnostiziert werden, und begleiten Sie Schritt für Schritt auf einer Reise durch ein Schlaflabor.

Ein gesegneter Schlaf

In diesem Kapitel

- Schlaf verstehen
- Vorteile des gesunden Schlafs
- Folgen des Schlafmangels kennen
- Häufige Schlafstörungen erkennen

*F*ast jeder Mensch schläft mindestens einmal täglich, idealerweise für sechs bis acht Stunden. Nach einem guten Schlaf wachen die meisten Menschen erholt, voller Energie und bereit für den neuen Tag auf.

Vielleicht halten Sie es für selbstverständlich, gut zu schlafen. In diesem Fall gehören Sie zu den Glücklichen, die sich abends ins Bett legen und kurze Zeit später schon im Land der Träume sind. Doch für die Menschen, die unter einer Schlafstörung leiden, ist es nicht so leicht, ein- oder durchzuschlafen. Sie schlafen meist schlecht oder nicht genug. Ohne zu wissen warum, wachen Menschen, die unter Schlafapnoe, periodischen Beinbewegungen oder einer anderen der mehr als 80 möglichen Schlafstörungen leiden, auf und fühlen so miserabel, als hätten sie die ganze Nacht kein Auge zugemacht.

Vermutlich hatten schon die alten Griechen oder gar die Höhlenmenschen unter Schlafstörungen zu leiden. Wobei es zu Urzeiten vermutlich sinnvoll war, dass jemand wach blieb, um in der Nacht das Feuer zu bewachen. Vielleicht hat sich ja derjenige freiwillig zur Nachtwache gemeldet, der aus lauter Angst vorm Säbelzahntiger nicht schlafen konnte. Die Säbelzahntiger gibt es nur noch im Museum, aber heute rauben einem manchmal finanzielle Sorgen, Probleme zu Hause oder im Job oder körperliche Beschwerden den Schlaf.

Zu oft bleiben Schlafstörungen unerkannt, werden nicht untersucht und nicht behandelt. Der Preis für die betroffenen Personen und für die Gesellschaft ist hoch. Jährlich werden viele Autounfälle von übermüdeten Autofahrern verursacht – oft mit tödlichem Ausgang. Auch bei Arbeitsunfällen ist Schlafmangel häufig mit im Spiel. Menschen, die unter Schlafmangel leiden, sind schnell reizbar. Das kann sich auf alle zwischenmenschlichen Beziehungen zu Hause und im Job auswirken. Außerdem beeinträchtigt Schlafmangel auch die Merkleistung und Konzentrationsfähigkeit. Das kann im Job durchaus zu Problemen führen, wenn die Arbeit darunter leidet. Und diese Problemliste könnten wir beliebig fortsetzen.

Wenn Sie schlecht schlafen, müssen Sie zuerst das Problem erkennen, um es dann so schnell wie möglich zu behandeln. Es gibt keinen Grund, alle Folgen des Schlafmangels weiter auszuhalten. Sie brauchen Ihren Schlaf, und wir helfen Ihnen, ihn zu bekommen. Denken Sie daran: Chronischer Schlafmangel ist gefährlich und kann Sie vielleicht sogar das Leben kosten.

Bevor Sie allerdings verstehen können, was hinter den Schlafstörungen steckt, müssen Sie zuerst begreifen, was Schlaf ist und welche Funktion er für das menschliche Gehirn und den Körper hat. In diesem Kapitel finden Sie alles Wissenswerte zum Thema Schlaf. Außerdem bekommen Sie einen umfassenden Überblick über die verschiedenen Schlafstörungen, die später in diesem Buch noch näher besprochen werden.

Schlaf: Gehirn und Körper laden ihre Akkus auf

Wenn Sie nicht genug Schlaf bekommen, können sich Gehirn und Körper nicht richtig regenerieren. Irgendwann sind Ihre Akkus leer. Sie wissen, was passiert, wenn bei einem Auto der Tank leer ist? Der Motor geht aus, und es bewegt sich nicht mehr von der Stelle. Schlaf ist der Treibstoff für Ihr Gehirn, und wenn Sie davon nicht genug bekommen, bleiben Sie auf der Strecke – im wahrsten Sinne des Wortes und auch bildlich gesprochen.

 Alle Lebewesen schlafen. Doch die Wissenschaftler sind sich nicht einig, warum. Bis heute verstehen sie noch nicht genau alle Funktionen des Schlafs. Allerdings hat die Wissenschaft mittlerweile ein ziemlich genaues Bild davon, was passiert, wenn Menschen oder Tiere zu wenig schlafen. Wenn Tiere am Schlafen gehindert werden, sterben sie. Schlaf ist also notwendig, um am Leben zu bleiben.

Schlaf in Wort und Schrift

Schlaf ist so ein grundlegendes Bedürfnis, dass sich in der deutschen Sprache viele Umschreibungen dafür entwickelt haben, wie beispielsweise: sich aufs Ohr legen oder ein Nickerchen machen. Wer schläft, ruht in Morpheus Armen (Morpheus war ein Sohn von Somnus, dem griechischen Gott des Schlafs) oder wandelt im Land der Träume. Menschen glauben an die heilenden Kräfte des Schlafs, er ist für sie Balsam für ein gebrochenes Herz, gibt neue Hoffnung, regeneriert den Geist und stärkt die Entschlusskraft. Wenn Menschen nicht schlafen können, heulen sie den Mond an und laufen umher, als könnte sie alleine ihr Wille schnell einschlafen lassen. Doch leider funktioniert das nicht.

Während Sie abwesend sind

Haben Sie sich schon einmal Gedanken darüber gemacht, was Ihr Körper und Ihr Gehirn alles leisten, während Sie schlafen? Der Schlaf ist die Zeit der Regeneration. Das Gehirn veranlasst, dass beschädigte Gewebe sich wieder erneuern oder dass das chemische Gleichgewicht im Körper wieder hergestellt wird. Auch das Immunsystem wird angekurbelt, um während des Schlafs Infektionen zu bekämpfen. Außerdem produziert die Hirnanhangdrüse in dieser Zeit Wachstumshormone. (Bei Kindern unterstützt dieses Hormon das Wachstum, bei Erwachsenen hilft es, Gewebe zu erneuern.) Und Sie dachten, während Sie schlafen, passiert nichts!

Auch wenn Ihr Körper im Schlaf ruht, Ihr Gehirn ist sehr aktiv. Es durchläuft während des Nachtschlafs mehrfach fünf Schlafstadien (siehe Kasten »Schlafstadien«). Außerdem verarbeitet und speichert das Gehirn im Schlaf Informationen, die Sie im Laufe des Tages aufgenommen haben. Ein Schlafstadium, der sogenannte REM-Schlaf (REM = Rapid Eye Movement), wird von schnellen Augenbewegungen begleitet. In dieser Schlafphase träumen Sie häufig. Allerdings werden Sie sich nicht an diese Träume erinnern können, es sei denn, Sie werden in dieser Phase geweckt und bleiben lange genug wach, um sich zu erinnern.

Trotz all dieser Aktivitäten kann sich das Gehirn während eines guten Nachtschlafs auch erholen, sodass Sie nach dem Aufwachen voller Energie in den Tag starten. Schlafen Sie dagegen schlecht, fühlen Sie sich kaputt und reizbar.

Ihre innere Uhr

Wenn Sie alle Schlafzyklen mehrfach durchlaufen haben, wachen Sie auf. Für gewöhnlich ist das gegen Morgen. Wir erwachen aus zwei Gründen. Erstens ist der Drang zu schlafen im Laufe der Nacht verschwunden. Zweitens sagt eine biologische Uhr dem Gehirn, dass die Nacht vorbei ist. Diese innere Uhr und der fehlende Schlafdrang bestimmen den Zeitpunkt des Erwachens – es sein denn, Sie leiden unter einer Schlafstörung.

Ihr persönlicher Biorhythmus und die innere Uhr, die sich in Ihrem Gehirn im sogenannten Nucleus suprachiasmaticus befinden, bestimmen auch, wann Sie einschlafen. Der Nucleus suprachiasmaticus reagiert auf Licht und Dunkelheit und kann Ihren Schlaf-Wach-Rhythmus anpassen. Zusätzlich zu Ihrer inneren Uhr ist die *Homöostase* ein weiterer Faktor, der den Schlaf-Wach-Rhythmus beeinflusst. Die Homöostase ist die Kraft, die versucht, ein Gleichgewicht zwischen Schlaf und Wachheit zu schaffen. Wenn Sie wach bleiben, obwohl Ihr Gehirn Ihnen längst signalisiert, dass es Zeit wäre zu schlafen, beginnen Sie, ein Schlafdefizit aufzubauen. Das *Schlafdefizit* ist die Differenz zwischen der Anzahl der Stunden, die Sie geschlafen haben, und der Stunden, die Sie schlafen sollten (siehe Kapitel 2).

Schlafstadien

Falls Sie glauben, dass Sie ins Bett fallen, das Licht löschen, einschlafen und dann den Rest der Nacht nicht mehr aktiv sind, müssen wir Sie enttäuschen. Schlaf ist für Ihr Gehirn eine sehr aktive Phase.

Vielleicht überrascht es Sie, dass der Schlaf fünf Stadien durchläuft. Die verschiedenen Stadien haben unterschiedliche Ziele. Die Stadien eins bis vier sind als Non-REM-Schlaf bekannt. Die fünfte Phase ist der REM-Schlaf, auch Traumschlaf genannt. Das Gehirn durchläuft diese fünf Phasen fünf bis sechs Mal pro Nacht. Während des ersten Schlafzyklus ist die Tiefschlafphase (Stadium drei und vier) relativ lang und der REM-Schlaf recht kurz. Im Laufe der Nacht werden in den folgenden Schlafzyklen die REM-Schlaf-Phasen jedoch immer länger und die Tiefschlafphasen kürzer. Gegen Morgen gibt es dann fast keine Tiefschlafphasen mehr, und der Schlafzyklus bewegt sich zwischen den Stadien eins, zwei und dem REM-Schlaf.

✔ **Stadium eins** ist ein leichter Schlaf am Übergang vom Wachsein zum Schlafen. Gehirn und Körper entspannen sich. Die Atmung wird regelmäßiger, und die Muskelspannung lässt nach. Während Sie immer ruhiger werden, bewegen sich die Augen langsam hinter den geschlossenen Lidern.

Da das erste Schlafstadium nur ein sehr leichter Schlaf ist, können Sie leicht geweckt werden. Sie erschrecken vielleicht oder glauben gar nicht, dass Sie bereits geschlafen haben. Während des ersten Schlafstadiums haben Schlafende manchmal plötzlich das Gefühl, als würden sie fallen, oder sie bewegen ihren Körper ruckartig. Sie können traumartige Bilder sehen und laute Geräusche oder unklare Stimmen hören. Das ist in diesem Schlafstadium ganz normal und kein Grund zur Besorgnis. Normalerweise bleiben die meisten Menschen für etwa fünf Minuten oder weniger im ersten Stadium, aber bei Menschen mit Schlafproblemen kann es sehr viel länger dauern.

✔ Währen des **zweiten Schlafstadiums** verlangsamen sich Herzschlag und Atmung und werden sehr gleichmäßig. Der Körper entspannt sich noch mehr. Die Schlafenden können immer noch geweckt werden, aber nicht mehr so leicht wie in Stadium eins. Bei den meisten dauern die Stadien eins und zwei etwa 30 Minuten. Das zweite Schlafstadium macht etwa 50 Prozent des gesamten Schlafs aus.

✔ Die **Stadien drei und vier** sind die Stadien des Tiefschlafs. Sie werden wegen der Hirnströme, die man in diesen beiden Schlafstadien mit einem EEG messen kann, auch Slow-Wave-Schlaf (SWS) genannt. Die Schlafenden sind sehr entspannt, Herzschlag und Atmung sind langsam und regelmäßig. Während des Tiefschlafs kann man einen Schlafenden nur sehr schwer wecken. Gelingt das Wecken, sind die Betroffenen total schlaftrunken und reagieren nur sehr langsam auf äußere Reize. Im Tiefschlaf gibt es keine erkennbaren Augen-oder Muskelbewegungen. Die Schlafenden sind ganz ruhig und reglos. Das gilt vor allem für das vierte Schlafstadium, denn das ist das tiefste und erholsamste.

Bei jungen Erwachsenen dauert der erste Tiefschlaf etwa eine Stunde, bevor danach der erste REM-Schlaf einsetzt. Mit zunehmendem Alter verkürzen sich die Tiefschlafphasen.

✔ Während des **REM-Schlafs** haben Sie die meisten Träume. In diesem Schlaf-stadium bewegen sich Ihre Augen sehr schnell. Außerdem sind Sie wie gelähmt. Das hat die Natur vermutlich so eingerichtet, damit Sie nicht Ihre Träume in die Tat umsetzen. Wissenschaftler haben herausgefunden, dass während des REM-Schlafs die Durchblutung des Gehirns und Herz- und Atemfrequenz zunehmen. Man kann allerdings noch nicht erklären, warum das geschieht. Erst nach etwa 90 Minuten, die der Schlafende in den ersten vier Schlafstadien verbringt, beginnt die erste REM-Schlaf-Phase der Nacht. Sie dauert etwa zehn Minuten. Im Laufe der Nacht, wenn der Mensch die verschiedenen Schlafzyklen durchläuft, werden die REM-Schlaf-Phasen immer länger. Der letzte REM-Schlaf kann dann bis zu einer Stunde dauern. Der REM-Schlaf macht bei einem normalen Erwachsenen 20 bis 25 Prozent des gesamten Schlafs aus.

Ihr Gehirn ist ein gewissenhafter Buchhalter, wenn es darum geht, wie lange Sie schlafen. Glauben Sie nicht, dass Sie mit einem zu hohen Schlafdefizit einfach durchkommen könnten. Ihr Gehirn findet einen Weg, damit Sie Ihre Schlafschulden begleichen, und wenn es Sie mit einer Erkältung ans Bett fesseln muss.

Wie viel Schlaf genug ist

Wie viel Schlaf jeder benötigt, ist unterschiedlich. Doch Studien haben ergeben, dass die meisten Menschen mindestens sieben Stunden Schlaf pro Nacht brauchen, um gesund zu sein. Idealerweise sollten Sie sieben oder acht Stunden pro Nacht schlafen. Diese Schlafmenge ist keine Empfehlung, sondern eine gesundheitliche Notwendigkeit. Wenn Sie regelmäßig weniger Schlaf bekommen, gefährden Sie Ihre körperliche und geistige Gesundheit. Es sei denn, Sie gehören zu den wenigen Kurzschläfern, über die wir noch genauer im Kasten »Nein, wirklich, ich bin nicht müde ... z-z-z-z-z« sprechen werden.

Sparen Sie auch am Schlaf, wenn Sie unter Zeitdruck stehen? Sie denken, dass Sie schon mit ein bisschen weniger Schlaf auskommen werden, und ehe Sie sich versehen, treffen Sie im Job eine falsche Entscheidung, vergessen ein wichtiges Meeting, streiten sich mit Ihren Kindern oder Ihrem Partner oder schlafen schlimmstenfalls am Steuer Ihres Autos ein. Das ist lebensgefährlich.

Warum hat Schlafmangel so viele negative Auswirkungen? Weil Sie Ihren Schlafbedarf nicht verändern können. Gehirn und Körper brauchen jeden Tag eine Ruhephase, um

✔ einen hohen Energielevel zu erreichen,

✔ die geistigen Fähigkeiten und die Konzentration zu stärken,

✔ das Gedächtnis zu verbessern,

✔ eine positive Einstellung zu erhalten und besser mit Stress umzugehen,

✔ das Immunsystem zu stärken und gesund zu bleiben.

Wenn Sie ausgeruht sind, sind Sie geistig und körperlich fit. Ihr Körper und Ihr Gehirn können sich regenerieren, bleiben gesund und voll funktionsfähig.

Menschen mit Schlafmangel sind häufiger krank. In einer Studie wurden beispielsweise 71.000 Frauen mehr als zehn Jahre lang beobachtet. Ein unerwartetes Ergebnis dieser Studie (zumindest für die Wissenschaftler) war, dass ein konkreter Zusammenhang zwischen Schlafmangel und der Entstehung von Herzerkrankungen nachgewiesen werden konnte. Frauen, die durchschnittlich fünf Stunden pro Nacht schliefen, hatten im Gegensatz zu denen, die sieben bis acht Stunden schliefen, ein 39 Prozent höheres Risiko, eine Herzerkrankung zu bekommen.

Doch Sie werden überrascht sein zu hören, dass auch Menschen, die neun Stunden oder länger schlafen, mehr gesundheitliche Probleme haben. Die Wissenschaftler sind sich noch nicht sicher, ob diese Personen so viel schlafen, weil sie so krank sind, oder ob sie krank sind, weil sie so viel schlafen.

Nein, wirklich, ich bin nicht müde ... z-z-z-z-z

Einige Menschen, die man auch _Kurzschläfer_ nennt, scheinen tatsächlich mit fünf Stunden Schlaf pro Nacht oder weniger auszukommen, ohne gesundheitlich beeinträchtigt oder müde zu sein. **Aber beachten Sie:** Wenn Sie davon überzeugt sind, dass Sie nicht so viel Schlaf wie andere brauchen, weil Sie schon seit Jahren nur vier oder fünf Stunden Schlafen, aber vor jeden Pfosten laufen, in jedem Meeting fast einschlafen und ständig vergessen, wo Sie Ihr Auto geparkt haben, dann sind Sie kein Kurzschläfer. Ein Kurzschläfer schläft nur vier oder fünf Stunden pro Nacht, hat aber keine Anzeichen von Schlafmangel. Echte Kurzschläfer sind selten. Wir haben die Erfahrung gemacht, dass die meisten, die sich für Kurzschläfer halten, eigentlich unter Schlafmangel leiden, das aber leugnen.

Warum schlafen wir nicht genug

Einige Schlafexperten sind der Meinung, dass die USA das Land mit dem größten Schlafmangel auf der ganzen Welt ist. Wie kaum in einem anderen Land wurde dort der natürliche Rhythmus von Licht und Dunkelheit durch künstliche Beleuchtung verändert. Viele Geschäfte sind 24 Stunden am Tag geöffnet. Viele Jobs verlangen Nachtschichten. Wenn die aktive Zeit des Tages nicht mehr an das Tageslicht gebunden ist, sondern jetzt 24 Stunden dauern kann, verringern sich die kostbaren Stunden, die dem Schlaf vorbehalten waren. Um mit diesem Leben mithalten zu können, sparen viele Menschen einfach an ihrem Schlaf. Doch ganz egal, wie viele Lichter Sie einschalten und wie lange Sie versuchen, ohne Pausen zu arbeiten – das Gehirn hat sein Schlafbedürfnis in Tausenden von Jahren nicht verändert. Wenn Sie wirklich gesund bleiben wollen, sollte die Liste der Dinge, wegen denen Sie wach bleiben, obwohl Sie eigentlich schlafen sollten, kurz und sehr angenehm sein.

Schlafmangel ist gefährlich

Wenn Sie regelmäßig weniger schlafen als nötig, haben Sie laut Definition ein Schlafdefizit. Jedes Jahr sind Tausende Menschen, die unter einem Schlafdefizit leiden, in Auto- oder Arbeitsunfälle verwickelt. Doch ein höheres Unfallrisiko ist nur eine Folge von zu wenig Schlaf.

Folgen von Schlafmangel

Wenn Sie meist schlecht schlafen, müssen wir Ihnen an dieser Stelle sicherlich nichts darüber erzählen, wie miserabel Sie sich dadurch fühlen. Lesen Sie in der nachfolgenden Liste, welche weiteren Konsequenzen ein chronisches Schlafdefizit hat.

Wenn Sie ein Schlafdefizit haben, können Sie:

✔ schneller altern,

✔ anfälliger für Erkältungen oder andere Infektionen sein,

✔ aufgrund Ihrer Müdigkeit und schlechten Koordination ein erhöhtes Unfallrisiko besitzen,

✔ mehr psychische Probleme wie Depressionen oder Ängste aufweisen,

✔ reizbar sein und unter Stimmungsschwankungen leiden,

✔ vergesslich sein,

✔ schlechter mit stressigen Situationen umgehen,

✔ ein höheres Risiko für Übergewicht, Herzerkrankungen und Diabetes haben und
  sogar eher sterben,

✔ Probleme mit Ihrem Urteilsvermögen und Ihrer Konzentration haben und
  Schwierigkeiten haben, Entscheidungen zu treffen.

Wenn Sie nur noch wie ein Zombie durch den Tag stolpern, weil Sie nicht genug
schlafen, wird Ihr Schlafmangel für Sie und Ihre Mitmenschen wirklich zu einer
Gefahr. Wie wir schon erwähnten, haben müde Menschen eine schlechte Koordination, das Urteilsvermögen ist eingeschränkt, und die Reaktionszeiten nehmen ab.

Müdigkeit und Autofahren

Immer wieder hört man von betrunkenen und müden Autofahrern und deren Opfern.
In den USA haben Untersuchungen ergeben, dass Müdigkeit mindesten genauso oft
die Unfallursache ist wie Alkohol am Steuer. Meist sind die durch ein Schlafdefizit ver-
ursachten Unfälle sogar schlimmer, da auch der betrunkenste Autofahrer oft noch
irgendwie auf eine Notsituation reagiert, auch wenn diese Fähigkeit durch den Alkohol sehr eingeschränkt ist. Ein Fahrer, der am Steuer einschläft, kann dagegen überhaupt nichts mehr machen, da er nichts mehr wahrnimmt.

Den Menschen ist sehr wohl bewusst, wie gefährlich Alkohol am Steuer ist, doch die
Gefahren der Müdigkeit werden bei Weitem unterschätzt. Laut ADAC werden etwa ein
Viertel aller Autobahnunfälle mit Todesfolge durch übermüdete Fahrer verursacht. All
diese Unfälle könnten verhindert werden, wenn jeder, der sich hinter ein Steuer setzt,
genug geschlafen hätte. Müde Autofahrer gefährden nicht nur sich selbst, sondern
auch alle anderen Verkehrsteilnehmer.

Berufskraftfahrer haben ein höheres Unfallrisiko. Etwa 47 Prozent der LKW-Fahrer
gaben an, dass sie mindestens schon einmal am Steuer eingenickt sind.

Müdigkeit und Arbeitsunfälle

Die Liste von Unfällen im Job, die durch Müdigkeit verursacht wurden, liest sich zum
Teil wie die Aufzählung der größten Katastrophen der letzten Jahrzehnte.

So wird auch der Absturz der American Airlines Maschine 1999 in Little Rock, Arkan-
sas, zum Teil der Müdigkeit des Piloten und seinem dadurch eingeschränkten Urteilsvermögen zugeschrieben. Auch bei dem Fährunglück 2003, bei dem die Staten Island
Fähre mit voller Geschwindigkeit in die Kaianlagen raste, spielte Schlafmangel eine
Rolle. Der verantwortliche Kapitän, der die Fähre steuerte, gab keinen Befehl, das
Tempo zu drosseln, weil er eingeschlafen war. Und noch viele andere schwere Unfälle
sind passiert, weil die Verantwortlichen trotz Schlafmangels ihren Dienst angetreten
haben.

Achtung! Gleich schlafen Sie ein!

Bitte ignorieren Sie nicht die Warnzeichen Ihres Gehirns, dass Sie kurz vor dem Einschlafen sind. Wenn Sie beim Autofahren eines der folgenden Müdigkeitssymptome feststellen, fahren Sie sofort an die Seite, denn Sie können jede Sekunde einschlafen.

- ✔ Sie haben Schwierigkeiten, die Augen offen zu halten, und zwinkern sehr häufig.

- ✔ Ihr Kopf wird schwer.

- ✔ Sie überfahren die Fahrbahnmarkierungen.

- ✔ Sie müssen sich dauernd die Augen reiben.

- ✔ Sie verpassen die Abfahrt oder übersehen Verkehrsschilder.

- ✔ Sie können sich nicht an die letzten Kilometer erinnern.

- ✔ Sie schrecken auf und merken, dass Sie kurz weggenickt waren.

Können Sie irgendeinen vernünftigen Grund nennen, trotz Müdigkeit weiterzufahren? Wir nicht.

Viele Branchen erkennen gerade erst, wie gefährlich es ist, übermüdetes Personal zu beschäftigen. Doch viele ignorieren weiterhin die Tatsache, dass Menschen einfach genug Schlaf brauchen, um richtig zu funktionieren. Auch Ärzte bekommen im Dienst häufig nicht mehr als ein bis zwei Stunden Schlaf. Dieser Schlafmangel kann dann zu schwerwiegenden Fehlentscheidungen führen.

Wenn Sie ständig Probleme haben einzuschlafen, durchzuschlafen oder immer völlig gerädert aufwachen, haben Sie sehr wahrscheinlich eine Schlafstörung. Natürlich kann nur Ihr Arzt untersuchen, um welches Problem es sich konkret handelt, aber Sie können ihm helfen, indem Sie ein Schlaftagebuch führen (mehr darüber in Kapitel 2).

Sie müssen sich nicht jede Nacht quälen, weil Sie nicht schlafen können oder im Halbschlaf durch den Tag stolpern. *Besser schlafen für Dummies* kann Ihnen dabei helfen, einen Arzt zu finden, die richtige Diagnose und Therapie zu bekommen und ein paar Strategien zu erlernen, mit denen Sie Ihren Tag so gestalten können, dass Sie bald wieder gut und erholsam schlafen.

Sind Sie jetzt bereit, etwas gegen Ihre Schlaflosigkeit zu unternehmen?

Schlafstörungen ruinieren die Nacht

Wenn Sie unter mehreren Symptomen des chronischen Schlafmangels leiden, die wir in den vorangegangenen Abschnitten besprochen haben, fühlen Sie sich wahrscheinlich schrecklich _und_ leiden unter einer Schlafstörung. Eine _Schlafstörung_ ist alles, was zu einem anhaltenden Schlafmangel, einer schlechten Schlafqualität oder zu einer Störung des Schlaf-Wach-Rhythmus führt. Bei einigen Schlafstörungen wird das normale Schlafmuster unterbrochen oder gestört. Andere Schlafstörungen sind gekennzeichnet durch merkwürdige Verhaltensweisen während des Schlafs (beispielsweise das Schlafwandeln) oder während des Übergangs vom Schlaf zum Wachsein (beispielsweise die Schlaflähmung). Die internationale Klassifikation der Schlafstörungen beschreibt mehr als 80 Umstände, die den Schlaf beeinträchtigen. Die häufigsten davon haben wir in unser Buch aufgenommen.

Nicht hinter jeder schlechten Nacht steckt eine Schlafstörung. Wir möchten Ihnen mit unserem Buch helfen herauszufinden, ob Sie unter einer Schlafstörung leiden oder nicht. Ein guter Anfang dafür ist ein Schlaftagebuch. Danach können Sie entscheiden, ob Sie zu einem Arzt gehen sollten. Er kann herausfinden, ob Sie unter einer Schlafstörung leiden.

Brauchen Sie Hilfe? Prüfen Sie Ihre Symptome

Bevor Sie einen Arzt aufsuchen, sollten Sie erst einmal Ihre Symptome genauer unter die Lupe nehmen und schauen, was Sie während des Schlafes vielleicht tun, und überlegen, welche Auswirkungen die schlechte Schlafqualität hat. Niemand weiß besser als Sie (oder Ihr Partner), was geschieht, wenn Sie ins Bett gehen. Schnarchen Sie? (Sie wissen das vielleicht nicht, aber Ihr Partner bestimmt.) Wachen Sie mitten in der Nacht mehrmals auf? Sind Sie ängstlich oder unruhig? Haben Sie Albträume? Fühlen Sie sich gerädert, wenn Sie aufwachen? Wachen Sie mit Kopfschmerzen, unerklärlichen Blutergüssen oder anderen Verletzungen auf? All das sind wichtige Anhaltspunkte für Ihren Arzt, um die richtige Diagnose zu stellen.

Sammeln Sie für Ihren Arzt so viele Informationen wie möglich, denn wenn Sie Ihre Schlafprobleme nicht genau beschreiben können, muss Ihr Arzt viel länger nach der Ursache forschen. Führen Sie für mindestens zwei (besser vier) aufeinanderfolgende Wochen ein Schlaftagebuch, bevor Sie zum Arzt gehen. Geben Sie Ihrem Arzt eine Kopie dieser Aufzeichnungen. (Wir haben für Sie in Kapitel 2 eine gute Vorlage für ein Schlaftagebuch zusammengestellt.) Informationen darüber, wann Sie zu Bett gehen, wann Sie aufwachen, wie lange und wie gut Sie geschlafen haben und wie Sie sich nach dem Aufwachen fühlen, helfen Ihnen nicht nur bei der Entscheidung, ob Sie einen Arzt aufsuchen sollten, sondern sind auch wichtige Anhaltspunkte für den Arzt, wenn er mit der Diagnostik beginnt.

Ein Schlaflosigkeits-Quiz

Die Epworth-Schläfrigkeits-Skala wurde von dem Australier Dr. Murray Johns entwickelt und ist ein Fragebogen, der Ihre Einschlafneigung am Tage erfasst. Antworten Sie wahrheitsgemäß und folgen Sie bei der Antwort Ihrem ersten Impuls. Mit dem Test wird lediglich bestimmt, wie schläfrig Sie wirklich sind.

Wie hoch ist die Wahrscheinlichkeit, dass Sie in folgenden Situationen einnicken?

Im Sitzen lesen

0 würde niemals einnicken

1 geringe Wahrscheinlichkeit einzunicken

2 mittlere Wahrscheinlichkeit einzunicken

3 hohe Wahrscheinlichkeit einzunicken

Beim Fernsehen

0 würde niemals einnicken

1 geringe Wahrscheinlichkeit einzunicken

2 mittlere Wahrscheinlichkeit einzunicken

3 hohe Wahrscheinlichkeit einzunicken

Wenn Sie passiv (als Zuhörer) in der Öffentlichkeit sitzen (zum Beispiel im Theater oder in einem Meeting)

0 würde niemals einnicken

1 geringe Wahrscheinlichkeit einzunicken

2 mittlere Wahrscheinlichkeit einzunicken

3 hohe Wahrscheinlichkeit einzunicken

Als Beifahrer im Auto während einer einstündigen Fahrt ohne Pause

0 würde niemals einnicken

1 geringe Wahrscheinlichkeit einzunicken

2 mittlere Wahrscheinlichkeit einzunicken

3 hohe Wahrscheinlichkeit einzunicken

Wenn Sie sich am Nachmittag hingelegt haben, um sich auszuruhen

0 würde niemals einnicken

1 geringe Wahrscheinlichkeit einzunicken

2 mittlere Wahrscheinlichkeit einzunicken

3 hohe Wahrscheinlichkeit einzunicken

Wenn Sie sitzen und sich mit jemandem unterhalten

0 würde niemals einnicken

1 geringe Wahrscheinlichkeit einzunicken

2 mittlere Wahrscheinlichkeit einzunicken

3 hohe Wahrscheinlichkeit einzunicken

Wenn Sie nach dem Mittagessen (ohne Alkohol) ruhig dasitzen

0 würde niemals einnicken

1 geringe Wahrscheinlichkeit einzunicken

2 mittlere Wahrscheinlichkeit einzunicken

3 hohe Wahrscheinlichkeit einzunicken

Wenn Sie als Fahrer eines Autos verkehrsbedingt einige Minuten halten müssen

0 würde niemals einnicken

1 geringe Wahrscheinlichkeit einzunicken

2 mittlere Wahrscheinlichkeit einzunicken

3 hohe Wahrscheinlichkeit einzunicken

Addieren Sie Ihre Punkte und vergleichen Sie Ihre Gesamtpunktzahl mit dem hier angegebenen Punkteschlüssel.

- Ein Wert kleiner acht Punkte spricht für eine normale Wachheit am Tage.

- 8-11 Punkte: Sie leiden unter einer leichten Schläfrigkeit.

- 12-15 Punkte: Sie leiden unter einer mittleren Schläfrigkeit.

- 16-24 Punkte: Sie leiden unter einer schweren Schläfrigkeit.

Ist Ihre Punktzahl größer 16, stellt Ihre Müdigkeit eine Gefahr dar, und Sie könnten einen Unfall verursachen. Gehen Sie zum Arzt, um herauszufinden, warum Sie so schläfrig sind. Doch auch wenn Ihr Wert kleiner als 16 ist, Sie aber häufig einnicken wenn Sie lesen, sitzen oder etwas anderes Ruhiges machen, sind Sie zu schläfrig und brauchen auf jeden Fall mehr Schlaf oder eine medizinische Diagnostik, um herauszufinden, warum Sie so wenig schlafen.

Wenn dieser Test bei Ihnen eine hohe Punktzahl ergibt, sollten Sie das mit Ihrem Arzt besprechen. Ihre starke Müdigkeit kann ein Anzeichen für eine Schlafstörung sein.

© *M.W. Johns, 1991-97*

Doch wir haben eine gute Nachricht für Sie. Egal, was Ihre Schlafprobleme verursacht, es gibt eine wirkungsvolle Behandlungsmöglichkeit. Sie müssen nicht länger so schlecht schlafen. In Kapitel 2 erfahren Sie alles Nötige, um Ihre Schlafgewohnheiten zu beurteilen. So können Sie gut mit Ihrem Arzt zusammenarbeiten, um die Ursache Ihrer Schlafstörung herauszufinden und aus der Welt zu schaffen.

Diagnostik von Schlafstörungen

Wenn Sie sich entschlossen haben, wegen Ihrer Schlafprobleme zum Arzt zu gehen, möchten Sie bestimmt wissen, wie es mit Ihnen weitergeht. Nachdem Ihr Arzt Sie zu Beginn ganz allgemein untersucht hat, wird er Sie vielleicht über Nacht in einem Schlaflabor beobachten wollen, um ganz objektive Informationen über Ihren Schlaf zu bekommen. Oft reicht das schon aus, um die Ursache für Ihre gestörte Nachtruhe zu finden. Manchmal sind allerdings weitere Untersuchungen notwendig.

In Kapitel 3 werden Sie Schritt für Schritt durch die Diagnostik begleitet. Wir erklären, welche Untersuchungen Sie erwarten und wie Sie sich auf eine Nacht im Schlaflabor vorbereiten. Außerdem stellen wir Ihnen die verschiedenen Fachrichtungen vor, die Schlafstörungen behandeln, und sprechen über die Vor- und Nachteile, die ein Besuch bei diesen Fachärzten mit sich bringt.

Der frühe Vogel kann mich mal – Ein kleiner Überblick über Schlaf und Schlafstörungen

Schlafstörungen werden auf ganz unterschiedliche Weise klassifiziert. In diesem Buch unterteilen wir sie nach der Art der Schlafstörung oder nach den Symptomen, die sie aufweisen. Dadurch können wir Ihnen das Thema Schlafstörungen auf eine logische und leicht verständliche Weise näher bringen. Die folgenden Abschnitte bieten Ihnen einen Überblick über die Schlafstörungen, auf die wir in unserem Buch eingehen.

Insomnie

Bei der *Insomnie*, der häufigsten Schlafstörung, handelt es sich um Ein- und Durchschlafstörungen. Der Versuch einzuschlafen wird jede Nacht zum Kampf zwischen dem Teil von Gehirn und Körper, der sich danach sehnt, endlich einzuschlafen, und dem Teil, der dazu nicht bereit ist.

Im Teil II dieses Buches beleuchten wir die verschiedenen Arten der Insomnie und beschäftigen uns damit, was alles dafür verantwortlich sein kann, nicht ein- oder durchzuschlafen. Das reicht von ganz einfachen Dingen wie zu viel Koffein bis zu schwierigeren Problemen wie Ängsten oder zu viel Stress. Sie erfahren, wie die Insomnie diagnostiziert wird, und wir erläutern wirkungsvolle Behandlungsmöglichkeiten. Außerdem warnen wir Sie vor ungeeigneten Selbsttherapien.

Schlafstörungen sind nicht der einzige Grund, warum Menschen schlecht schlafen. Ein großes Spektrum von medizinischen, neurologischen und psychiatrischen Erkrankungen, die von Schmerzen bis zu Depressionen und von Atemstörungen bis zu Panikattacken reichen, können Ihnen den Schlaf rauben. Etwas scheinbar so Belangloses wie eine Verdauungsstörung kann Sie genauso wach halten wie etwas so Ernstes wie eine Herzerkrankung. Wir stellen in Kapitel 5 körperliche und psychische Störungen vor, die Ihren Schlaf beeinträchtigen, und verraten einige Tipps, wie Sie damit umgehen können, um wieder besser zu schlafen.

Zum Schluss haben wir noch einige Vorschläge, wie Sie durch einfache (und manchmal auch nicht so einfache) Veränderungen in Ihrem Lebensstil (siehe Kapitel 6) und in Ihrer Schlafumgebung (siehe Kapitel 7) wieder besser schlafen können. Ganz egal, welche Ursache Ihre Schlafstörung hat. Die beste Therapie kann nichts bewirken, wenn Sie nicht auch Ihren Anteil leisten, um wieder gut zu schlafen. Auch wenn es Ursachen für Schlafstörungen gibt, auf die Sie keinen Einfluss haben, wie Schlafapnoe oder das Restless-Legs-Syndrom, so sind oft schlechte Schlafgewohnheiten verantwortlich für einen gestörten Schlaf. Eine schlechte Schlafgewohnheit ist beispielsweise, wenn Sie dauernd zu unterschiedlichen Zeiten schlafen gehen, zu lange wach bleiben oder Ihr Nervensystem mit zu viel Koffein stimulieren.

Wir geben Ihnen einige Tipps, wie Sie positive Schlafgewohnheiten in Ihr Leben integrieren können. Außerdem erklären wir, was Schlafhygiene bedeutet, und zeigen Ihnen, wie Sie durch ein paar kleine Veränderungen Ihrer Schlafumgebung wieder jede Nacht besser schlafen können.

Gut zu schlafen, muss für Sie an erster Stelle stehen. Sie können herausfinden, zu welcher Zeit Sie am besten zu Bett gehen und wie Sie es schaffen, diese regelmäßige Schlafenszeit beizubehalten. Wir helfen Ihnen dabei, eine angenehme Schlafroutine zu finden, und geben Ihnen Hinweise, wie Sie am besten mit Stress umgehen, damit er nicht Ihren Schlaf beeinträchtigt. Sie werden sehen, dass Sie sich entspannen können, egal wie angespannt Sie sind. Und zum Schluss sprechen wir noch über verschiedene andere Dinge, die Sie vor dem Schlafengehen vermeiden sollten, weil sie mit Sicherheit Ihren Schlaf beeinträchtigen werden.

Andere lästige Schlafstörungen

Ein- oder Durchschlafstörungen sind nicht der einzige Grund, weshalb Sie vielleicht nachts durch die Wohnung wandern. Bei *zirkadianen Schlafstörungen*, die in Kapitel 8 besprochen werden, ist der Tagesrhythmus gestört. Die bekannteste Störung des Tagesrhythmus, die sicherlich viele von Ihnen schon selbst erlebt haben, ist der Jetlag. Auch Schichtarbeiter sind von zirkadianen Schlafstörungen betroffen, denn sie müssen oft wach sein und arbeiten, wenn die meisten Menschen schlafen. Menschen, deren biologische Uhr aus dem Takt gekommen ist, können ein verzögertes Schlafphasensyndrom entwickeln. Zusätzlich besprechen wir drei weitere, etwas seltenere zirkadiane Schlafstörungen und deren Behandlungsmöglichkeiten und haben einige Tipps, wie Betroffene wieder besser schlafen können.

Auch Schnarchen, das Thema von Kapitel 9, kann einem den Schlaf rauben. Besonders dem Partner, der dem Gesäge die ganze Nacht zuhören muss. Viele Menschen sind überrascht, wenn sie erfahren, dass eine Schlafstörung (*Schlafapnoe*), die häufig zusammen mit dem Schnarchen auftritt, sogar lebensbedrohlich sein kann. Wir untersuchen das Schnarchen genauer und helfen herauszufinden, ob Sie schnarchen, ob Ihr Schnarchen harmlos ist oder ob es sich um den gefährlicheren Typ der Schlafapnoe handelt. Sie erfahren, wie das diagnostiziert wird und welche Vor- und Nachteile die verschiedenen Behandlungsmöglichkeiten haben. Außerdem haben wir ein paar clevere Schlafstrategien, mit denen einfach jeder besser schlafen kann.

Parasomnien

Das Thema von Teil IV sind die *Parasomnien*. Das sind Schlafstörungen, die merkwürdige Verhaltensweisen im Schlaf oder in der Schlaf-Wach-Übergangsphase hervorrufen. Parasomnien sind nicht ungefährlich, denn die Betroffenen tun im Schlaf Dinge (wie beispielsweise im Haus herumlaufen und essen), die man normalerweise nur in wachem Zustand macht. Das kann sowohl für den Betroffenen als auch für ihre Mitbewohner gefährlich sein. Wir erklären die häufigsten Parasomnien (einige davon sind wirklich beängstigend) und geben ein paar simple Tipps, wie das Leben der Betroffenen und ihrer Familien sicherer wird.

Beurteilen Sie Ihren Schlaf

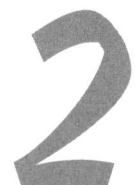

In diesem Kapitel

✔ Warum Sie nicht schlafen können

✔ Eine Diagnose erhalten

✔ Professionelle Hilfe suchen

Jeder, der in seinem ganzen Leben noch keine schlaflose Nacht hatte, soll jetzt bitte die Hand heben. Niemand? Das haben wir nicht anders erwartet. Gelegentliche Probleme beim Ein- oder Durchschlafen scheinen einfach zu uns Menschen dazuzugehören. Aber nur weil Sie ein paar unruhige Nächte hatten, müssen Sie nicht gleich zum Arzt gehen.

Doch wenn Sie jede Nacht an die Decke starren und sich müde durch den Tag schleppen – worauf warten Sie dann noch? Dass eine Nachricht vom Himmel flattert, auf der »Sie haben vielleicht eine Schlafstörung« steht?

In diesem Kapitel erfahren Sie, wie Sie Ihre Schlafqualität einschätzen. Dadurch können Sie beurteilen, ob Sie Hilfe brauchen, oder dieses Problem ganz alleine in den Griff bekommen. In einigen Fällen reicht schon ein wenig Geduld. Oder Sie verzichten auf die Riesenpizza am Abend, und Ihre Schlafprobleme gehören der Vergangenheit an. Es kann aber auch sein, dass Sie zum Arzt müssen, damit er herausfindet, warum Sie so schlecht schlafen.

In diesem Kapitel beschäftigen wir uns mit den möglichen Ursachen für chronische Schlaflosigkeit und erläutern, was ein Schlafdefizit ist. (Jetzt nur so viel: Ein Schlafdefizit ist nichts, was sich mit Geld ausgleichen lässt.) Und damit Sie sehen, dass Sie mit Ihrem Problem nicht alleine sind, haben wir noch einige interessante Schlafstatistiken eingefügt. Außerdem erfahren Sie, wie wichtig die frühzeitige Diagnose und Therapie bei einer Schlafstörung ist. Egal ob Sie unter chronischen oder nur vorübergehenden Schlafproblemen leiden, wir geben Ihnen alle notwendigen Informationen, damit Sie entscheiden können, was Sie als Nächstes tun müssen. Hören Sie also auf zu gähnen und lesen Sie weiter, bevor Sie wieder einschlafen.

Sie schlafen schlecht – Ist Ihr Problem chronisch oder nur vorübergehend?

Auch wenn Sie schon seit einer Woche jede Nacht an die Decke starren, anstatt zu schlafen, heißt das nicht, dass Sie unter einer Schlafstörung leiden. Wenn Sie sich gerade in einer kleineren (oder größeren) Krise befinden, die das Leben für uns bereithält – das Kind schreibt schlechte Noten, Ihr Partner hat Sie verlassen, ein Elternteil ist verstorben, die Rechnungen stapeln sich, die Firma zieht ohne Sie um – sind Sie sicherlich unruhig und schlafen schlecht. Doch Sie schlafen nicht wegen einer Schlafstörung schlecht, sondern Ihre Schlafprobleme beruhen auf bestimmten, leicht zu erkennenden Stressfaktoren. Wenn der Stress verschwunden ist, werden Sie wieder von ganz alleine besser schlafen. Aber manchmal kommt es vor, dass die Schlafprobleme weiterbestehen, obwohl der Auslöser längst verschwunden ist. Dann sollten Sie herausfinden, ob es sich um eine Schlafstörung handelt.

Viele Menschen jagen im Laufschritt durchs Leben. Wenn Ihr Leben genauso stressig und durchgeplant ist wie bei den meisten, sparen Sie vermutlich auch am Schlaf, wenn Sie unter Zeitdruck stehen. Das beginnt zum Teil schon in der Schule. Sie können sich natürlich selbst etwas vormachen, indem Sie sich immer wieder sagen, dass Sie auch mit etwas weniger Schlaf auskommen, doch wenn Sie wieder eine ganze Nacht schlafen wollen und auch könnten, klappt das plötzlich nicht mehr. Je mehr Sie darüber nachdenken, dass Sie nicht einschlafen können, desto frustrierter werden Sie, und je frustrierter Sie werden, desto unwahrscheinlicher ist es, dass Sie einschlafen. Und je mehr Nächte Sie ohne genug Schlaf verbringen, desto weniger Spaß werden Sie tagsüber haben.

Wenn Ihnen dieses Szenario bekannt vorkommt, sollten Sie zuerst überlegen, ob es sich bei Ihnen über kurzzeitige oder andauernde Schlafprobleme handelt. Dann können Sie entscheiden, ob Sie die Hilfe eines Spezialisten suchen sollten, um dieses Problem zu lösen.

Die meisten Schlafprobleme treten nur vorübergehend auf. Sobald Sie den Grund dafür herausgefunden haben, können Sie das Problem am Schopfe packen und bald wieder gut schlafen. In Kapitel 6 und 7 finden Sie einige Tipps, wie Sie wieder besser schlafen.

 Machen Sie sich keine Sorgen, wenn Sie gelegentlich schlecht schlafen. Jeder hat mal ein paar unruhige Nächte – die hochschwangere Frau, die nicht mehr weiß, wie sie liegen soll, der Schüler, der morgen einen wichtigen Test schreibt, und der Geschäftsmann, der kurz vor einem wichtigen Vertragsabschluss steht. Doch wenn die Schlafprobleme nicht mehr die Ausnahme, sondern die Regel sind, sollten Sie sich ein wenig Zeit nehmen und Ihre Schlafgewohnheiten genauer unter die Lupe nehmen. Nur so können Sie entscheiden, ob sich nur ein paar schlechte Gewohnheiten eingeschlichen oder ob Sie wirklich ein Problem haben. Lesen Sie dazu auch den Abschnitt »Der erste Schritt in Richtung Diagnose« später in diesem Kapitel.

Wenn Sie allerdings nicht ein- oder durchschlafen können oder wenn Sie zwar die ganze Nacht schlafen, aber am nächsten Morgen völlig gerädert aufwachen, dann haben Sie möglicherweise ein ernsteres Problem. Chronischer Schlafmangel ist schlecht für Ihre Gesundheit. Lassen Sie sich deshalb sobald wie möglich untersuchen, um die Ursache für Ihre Schlafprobleme zu finden. In Kapitel 3 bekommen Sie Hinweise, um einen Arzt zu finden, der eine Diagnose stellen kann. Wenn die Diagnose feststeht, können Sie im Inhaltsverzeichnis nachschauen, welches Kapitel zu Ihren Schlafproblemen passt.

Ursachen vorübergehender Schlafprobleme

Viele Faktoren können eine Rolle spielen, wenn Sie schlecht ein- oder durchschlafen. Nur einige davon haben wirklich etwas mit Schlafstörungen zu tun. Überlegen Sie, was im Laufe des Tages alles passiert. Haben Sie sich mit Ihrem Partner gestritten? Oder haben Sie abends noch das dritte Stück Pizza gegessen, weil es so gut geschmeckt hat?

Sie sollen Ihre Schlafprobleme nicht ignorieren. Eine schlechte Schlafqualität ist ein medizinisches Problem, egal wodurch es verursacht wird oder wie lange es dauert. Auch wenn es nur vorübergehend auftritt (und vor allem, wenn es immer wiederkehrt), kann Ihnen der Arzt dabei helfen, wieder besser zu schlafen. Doch im Gegensatz zur Schlafapnoe (siehe Kapitel 9) muss bei vorübergehenden Schlafproblemen nicht die gesamte Palette der diagnostischen Möglichkeiten ausgeschöpft werden.

Sie können auf ganz unterschiedliche Weise schlecht schlafen. Vielleicht schlafen Sie problemlos ein, wachen aber mitten in der Nacht auf und finden nicht mehr in den Schlaf. Oder Sie gehen zu Bett und starren stundenlang an die Decke, weil Sie einfach nicht einschlafen können. Es kann aber auch sein, dass Sie gut einschlafen, aber viel eher aufwachen, als Sie eigentlich wollen und müssen. Vielleicht ist Ihr Schlaf auch scheinbar sehr gut, aber Sie erwachen jeden Morgen und fühlen sich kaputt und gar nicht erholt. Ganz egal wie Ihr Schlafproblem auch aussieht, Sie bekommen nicht genug Schlaf, und das bedeutet, dass Gehirn und Körper sich nicht genug regenerieren.

In der nachfolgenden Liste haben wir die häufigsten Ursachen für vorübergehende Schlafprobleme aufgeführt. Doch denken Sie daran, dass auch die simpelsten Ursachen zu einem ernsteren Schlafproblem führen können, wenn Sie sie ignorieren. (In den Kapiteln 5, 6 und 7 finden Sie noch mehr Informationen zu diesen Schlafstörern und erfahren, wie Sie am besten mit ihnen umgehen.)

✔ Eine verstopfte Nase

✔ Koffein, besonders kurz vor dem Schlafen

✔ Laute Nachbarn

✔ Zu viel Sport vor dem Schlafengehen

✔ Schmerzen

✔ Eine unbequeme Matratze oder ein ungeeignetes Kissen

✔ Zu viel fettes oder stark gewürztes Essen, besonders, wenn Sie es kurz vorm Schlafengehen zu sich genommen haben

✔ Sie teilen Ihr Bett mit Kindern und/oder Haustieren.

✔ Sie schlafen in einem vollgestopften Schlafzimmer.

✔ Die Schlafumgebung ist zu warm oder zu kalt.

✔ Rauchen und/oder Alkohol kurz vor dem Schlafengehen

✔ Anspannung wegen der Schule oder Aufregung wegen einer bevorstehenden Reise oder eines Wettkampfes

✔ Sie nehmen stimulierende pflanzliche Nahrungsergänzungsmittel.

Kleine verschlafene Städtchen

Viele Städte im amerikanischen Süden werden als »kleine verschlafene Städtchen« beschrieben. Das klingt doch eher beschönigend, wenn man weiß, wie es dort aussieht. Doch überlegen Sie einmal, was eine Stadt wie Houston im Sommer ohne Klimaanlagen machen würde. Die Bewohner würden wegen der Hitze mindestens ein halbes Jahr schlecht schlafen und wären am nächsten Tag hundemüde. Dann wäre der Ausdruck »kleine verschlafene Städtchen« wohl eher wörtlich zu verstehen. Vor einigen Jahren musste ich am eigenen Leib erfahren, was es heißt, in heißen Sommertagen ohne Klimaanlage auszukommen. Meine Klimaanlage ging im Sommer an einem Feiertag vor einem Wochenende kaputt und konnte deshalb drei Tage lang nicht wieder repariert werden. Ich muss wohl nicht sagen, welche Folgen das hatte. Keiner konnte richtig schlafen, und die ganze Familie war das gesamte Wochenende schlecht gelaunt und gereizt.

Sie sind nicht alleine

Wenn Sie sich im Bett hin und her wälzen und keinen Schlaf finden, denken Sie sicherlich, Sie sind der einzige Mensch auf der ganzen Welt, der mal wieder kein Auge zu macht. Doch das ist nicht so.

Die amerikanische Schlafgesellschaft führt jährlich eine Umfrage durch, bei der deutlich wird, welche Ausmaße Schlafstörungen in den USA haben. Wir haben an dieser Stelle einige Ergebnisse der Umfragen von 2002 und 2003 zusammengestellt. In diesen Umfragen wurden Erwachsene im Alter von 18 bis 54 Jahren als jüngere Erwachsene und Menschen im Alter von 55 bis 84 Jahren als ältere Erwachsene eingestuft.

✔ Es berichteten mehr Frauen als Männer, schlecht einzuschlafen – 21 Prozent der Frauen im Vergleich zu 14 Prozent der Männer.

✔ Männer führten dagegen eindeutig in der Kategorie Schnarchen – es schnarchten 40 Prozent der Männer und nur 26 Prozent der Frauen.

✔ Ältere Erwachsene wachen nachts am häufigsten deswegen auf, weil sie zur Toilette müssen. Bei den 55- bis 64-Jährigen stehen 59 Prozent mindestens einmal pro Nacht aus diesem Grund auf. Das steigt dann auf 66 Prozent bei den 65- bis 74-Jährigen und auf 76 Prozent bei den 75- bis 84-Jährigen.

✔ 58 Prozent der amerikanischen Erwachsenen gaben an, dass sie jede Woche mindestens ein paar Tage nicht ein- oder durchschlafen können.

✔ Nur 30 Prozent der Befragten bekamen an Wochentagen die empfohlenen acht Stunden Schlaf. Diese Zahl stieg an den Wochenenden, wenn alle ausschlafen können, auf 52 Prozent.

✔ 60 Prozent der Kinder gaben an, tagsüber müde zu sein. Diese Tagesmüdigkeit ist besonders häufig unter Jugendlichen, die meist lange wach bleiben und dann früh am Morgen aufstehen müssen, um zur Schule zu gehen.

Chronische Schlafstörungen erkennen

Haben Sie schon einmal jemanden getroffen, der immer hundemüde ist, ständig gähnt und so aussieht, als würde er gerne jede Gelegenheit für ein kleines Nickerchen nutzen? Willkommen in der Welt der chronisch Müden. Menschen, die tagsüber ständig müde sind, bekommen selten genügend erholsamen Schlaf in der Nacht.

Wenn Sie sich vorm Zubettgehen fürchten, anstatt sich darauf zu freuen, ist das ein Hinweis auf eine chronische Schlafstörung. Ein weiteres Alarmzeichen ist, wenn Sie tagsüber immer wieder einnicken, ganz egal was Sie gerade machen. Und falls Ihr Partner Ihnen sagt, dass Sie lauter schnarchen als eine Kreissäge, dann kann auch das Schnarchen der Grund für Ihre Müdigkeit sein. Wenn Sie nachts immer wieder aufwachen und am Morgen kaum aus dem Bett kommen, ist das ein weiterer Anhaltspunkt dafür, dass Sie nicht nur unter vorübergehenden Schlafstörungen leiden.

Chronische Schlaflosigkeit kann viele Ursachen haben. Wenn Sie am Tage häufig schläfrig sind oder oft nicht ein- oder durchschlafen können, haben Sie mit Sicherheit keine einfache Schlafstörung. Sie bekommen das Problem nicht mehr in den Griff, indem Sie nur Ihre Schlafumgebung etwas verändern oder weniger Kaffee trinken. Sie leiden wahrscheinlich unter einer noch nicht diagnostizierten Schlafstörung. Sie müssen einen Arzt aufsuchen. Er kann eine genaue Diagnose stellen und die Beschwerden behandeln.

Verschiedene Studien haben gezeigt, dass Menschen, die regelmäßig weniger als sechs Stunden pro Nacht schlafen und tagsüber chronisch müde sind, eine geringere Lebenserwartung als Raucher oder Menschen mit Herzerkrankungen oder hohem Blutdruck haben. Außerdem kann chronischer Schlafmangel Übergewicht begünstigen.

Chronische Schlaflosigkeit kann zu körperlichen, emotionalen und geistigen Beeinträchtigungen führen. Dazu gehören:

✔ Herzinsuffizienz

✔ Verminderte Fähigkeiten, Informationen zu verarbeiten

✔ Depressionen

✔ Herzinfarkt

✔ Bluthochdruck

✔ Schlechte Lebensqualität

✔ Erhöhtes Unfallrisiko

✔ Insulinresistenz

✔ Nachlassende Gedächtnisleistung

✔ Niedergeschlagenheit und Reizbarkeit

✔ Übergewicht

✔ Verminderte Aufmerksamkeit und Arbeitsleistung

✔ Schlaganfall

Wie Sie sehen können, hat chronischer Schlafmangel ernste Folgen. Einige davon können unbehandelt zum Tode führen. Lassen Sie sich unbedingt untersuchen, wenn Sie sich mit einem oder mehreren dieser Symptome herumschlagen, damit man die Ursache Ihrer Schlafstörung aufdecken kann. Nachdem Sie untersucht und behandelt wurden und wieder gut schlafen, sieht die Welt für Sie wieder ganz anders aus.

Der erste Schritt in Richtung Diagnose

Wenn Ihre Schlaflosigkeit nur vorübergehend ist, bekommen Sie dieses Problem sicherlich alleine wieder in den Griff. (Lesen Sie dazu die Kapitel 6 und 7. Dort erfahren Sie, wie Sie wieder besser schlafen können.) Sind Ihre Schlafprobleme aber chronisch, sollten Sie Ihren Hausarzt aufsuchen. Er wird Sie zu einem Schlafspezialisten überweisen, der die Ursache Ihrer Schlafstörung herausfinden kann. (In Kapitel 3 erfahren Sie mehr über die Diagnostik.)

Bevor Sie zum Arzt gehen, sollten Sie einige Informationen über Ihren Schlaf sammeln, was Ihrem Arzt bei der Diagnostik hilft. Mehr dazu in den folgenden Abschnitten.

Führen Sie ein Schlaftagebuch

Das Schlaftagebuch gehört für Ihren Arzt zu den wichtigsten Hilfsmitteln. Die Informationen aus diesem Schlaftagebuch geben ihm wichtige Anhaltspunkte. Außerdem nimmt Ihr Arzt Ihre Schlafprobleme dadurch ernst, da er genau sieht, wie häufig Sie aufwachen oder wie schwierig das Einschlafen für Sie ist.

Führen Sie dieses Schlaftagebuch vor Ihrem ersten Arztbesuch mindestens zwei aufeinanderfolgende Wochen (ein Monat wäre noch besser). In Abbildung 2.1 finden Sie ein Beispiel für ein Schlaftagebuch. Sie können es kopieren oder mithilfe dieser Vorlage ein eigenes Schlaftagebuch erstellen.

 Stellen Sie einen Teller mit Cent-Stücken auf den Nachttisch. Wenn Sie nachts aufwachen, nehmen Sie jedes Mal einen Cent und legen ihn neben den Teller. Am Morgen zählen Sie nach und wissen ganz genau, wie oft Sie wach waren.

 An alle gewissenhaften Tagebuchschreiber (Sie wissen, ob Sie dazugehören): Seien Sie nicht zu besessen davon, das perfekte Schlaftagebuch zu führen, denn sonst können Sie gerade deshalb nicht schlafen, weil Sie das kleinste Kribbeln in Ihrem großen Zeh notieren. Schreiben Sie auf, wann Sie zu Bett gegangen sind und was Sie vorher gegessen oder getrunken haben. Mit allen anderen Antworten können Sie bis zum nächsten Morgen warten.

Schreiben Sie morgens noch vor dem Aufstehen alles auf, was Sie nachts beobachtet haben. Wenn Sie zu lange damit warten, vergessen Sie es oder erinnern sich an manches nicht mehr so genau. Schlaftagebücher helfen nur, wenn sie gewissenhaft geführt werden. Es dauert ja nur zwei Wochen!

In einem Schlaftagebuch müssen Sie verschiedene Beobachtungen notieren. Dazu zählen unter anderem:

✔ Die Zeit, zu der Sie ins Bett gehen und aufwachen

✔ Wie häufig Sie nachts wach geworden sind, ob Sie danach leicht wieder einschlafen konnten oder ob Sie wach geblieben sind

✔ Wie viel Kaffee Sie seit Mittag getrunken haben

✔ Medikamente, die Sie eingenommen haben

Am Abend ausfüllen, bevor Sie zu Bett gehen	Ich habe heute tagsüber geschlafen	Wie lange haben Sie geschlafen	Ich bin heute versehentlich tagsüber eingeschlafen	Wo und wann bin ich eingenickt	Ich habe mich tagsüber müde gefühlt	Ich habe mich tagsüber erfrischt und erholt gefühlt	Ich habe innerhalb der letzten 6 Stunden vor dem Schlafengehen Koffein zu mir genommen	Ich habe in der Stunde vor dem Schlafengehen Alkohol getrunken	Ich habe heute folgende Medikamente eingenommen
Tag 1 Datum:	Ja/Nein	_____ Minuten	Ja/Nein		Ja/Nein	Ja/Nein	Ja/Nein	Ja/Nein	
Tag 2 Datum:	Ja/Nein	_____ Minuten	Ja/Nein		Ja/Nein	Ja/Nein	Ja/Nein	Ja/Nein	
Tag 3 Datum:	Ja/Nein	_____ Minuten	Ja/Nein		Ja/Nein	Ja/Nein	Ja/Nein	Ja/Nein	
Tag 4 Datum:	Ja/Nein	_____ Minuten	Ja/Nein		Ja/Nein	Ja/Nein	Ja/Nein	Ja/Nein	
Tag 5 Datum:	Ja/Nein	_____ Minuten	Ja/Nein		Ja/Nein	Ja/Nein	Ja/Nein	Ja/Nein	
Tag 6 Datum:	Ja/Nein	_____ Minuten	Ja/Nein		Ja/Nein	Ja/Nein	Ja/Nein	Ja/Nein	
Tag 7 Datum:	Ja/Nein	_____ Minuten	Ja/Nein		Ja/Nein	Ja/Nein	Ja/Nein	Ja/Nein	
Tag 8 Datum:	Ja/Nein	_____ Minuten	Ja/Nein		Ja/Nein	Ja/Nein	Ja/Nein	Ja/Nein	
Tag 9 Datum:	Ja/Nein	_____ Minuten	Ja/Nein		Ja/Nein	Ja/Nein	Ja/Nein	Ja/Nein	
Tag 10 Datum:	Ja/Nein	_____ Minuten	Ja/Nein		Ja/Nein	Ja/Nein	Ja/Nein	Ja/Nein	
Tag 11 Datum:	Ja/Nein	_____ Minuten	Ja/Nein		Ja/Nein	Ja/Nein	Ja/Nein	Ja/Nein	
Tag 12 Datum:	Ja/Nein	_____ Minuten	Ja/Nein		Ja/Nein	Ja/Nein	Ja/Nein	Ja/Nein	
Tag 13 Datum:	Ja/Nein	_____ Minuten	Ja/Nein		Ja/Nein	Ja/Nein	Ja/Nein	Ja/Nein	
Tag 14 Datum:	Ja/Nein	_____ Minuten	Ja/Nein		Ja/Nein	Ja/Nein	Ja/Nein	Ja/Nein	

Am Morgen nach dem Aufwachen ausfüllen	Wann bin ich gestern zu Bett gegangen	Wie lange habe ich zum Einschlafen gebraucht	Wie oft bin ich nachts aufgewacht	Wenn ich nachts aufgewacht bin, konnte ich wieder einschlafen	Wann bin ich heute Morgen aufgewacht	Mein Schlaf letzte Nacht war:	Wie viele Stunden habe ich insgesamt geschlafen	Nach dem Aufwachen habe ich mich gefühlt:	Andere Beobachtungen
Tag 1 Datum:		____ Minuten		Ja/Nein		gut mittelmäßig schlecht	____ Stunden	erholt erschöpft	
Tag 2 Datum:		____ Minuten		Ja/Nein		gut mittelmäßig schlecht	____ Stunden	erholt erschöpft	
Tag 3 Datum:		____ Minuten		Ja/Nein		gut mittelmäßig schlecht	____ Stunden	erholt erschöpft	
Tag 4 Datum:		____ Minuten		Ja/Nein		gut mittelmäßig schlecht	____ Stunden	erholt erschöpft	
Tag 5 Datum:		____ Minuten		Ja/Nein		gut mittelmäßig schlecht	____ Stunden	erholt erschöpft	
Tag 6 Datum:		____ Minuten		Ja/Nein		gut mittelmäßig schlecht	____ Stunden	erholt erschöpft	
Tag 7 Datum:		____ Minuten		Ja/Nein		gut mittelmäßig schlecht	____ Stunden	erholt erschöpft	
Tag 8 Datum:		____ Minuten		Ja/Nein		gut mittelmäßig schlecht	____ Stunden	erholt erschöpft	
Tag 9 Datum:		____ Minuten		Ja/Nein		gut mittelmäßig schlecht	____ Stunden	erholt erschöpft	
Tag 10 Datum:		____ Minuten		Ja/Nein		gut mittelmäßig schlecht	____ Stunden	erholt erschöpft	
Tag 11 Datum:		____ Minuten		Ja/Nein		gut mittelmäßig schlecht	____ Stunden	erholt erschöpft	
Tag 12 Datum:		____ Minuten		Ja/Nein		gut mittelmäßig schlecht	____ Stunden	erholt erschöpft	
Tag 13 Datum:		____ Minuten		Ja/Nein		gut mittelmäßig schlecht	____ Stunden	erholt erschöpft	
Tag 14 Datum:		____ Minuten		Ja/Nein		gut mittelmäßig schlecht	____ Stunden	erholt erschöpft	

Abbildung 2.1: Wenn Sie vermuten, dass Sie eine Schlafstörung haben, führen Sie vor Ihrem Arztbesuch für mindestens zwei Wochen ein Schlaftagebuch.

✔ Alle emotionalen, körperlichen oder Umweltfaktoren, die Ihren Schlaf gestört haben könnten, z.B. Stress, Schnarchen oder ein zu warmes Zimmer

✔ Essen, besonders das Abendessen, und alles, was Sie später noch genascht haben

✔ Nickerchen, die Sie am Tage gemacht haben

✔ Grad der Müdigkeit

✔ Schlafqualität

✔ Ob Sie Sport getrieben haben

Am einfachsten ist es, wenn Sie Ihr Schlaftagebuch und einen Stift auf Ihren Nachttisch legen. So haben Sie immer alles griffbereit.

 Leider können Sie sich nicht selber schnarchen hören. Bitten Sie deshalb Ihren Partner, diesen Teil des Schlaftagebuches auszufüllen. Wenn Sie alleine leben, können Sie sich ein Diktiergerät kaufen, das durch Geräusche aktiviert wird. Es wird sich immer einschalten, wenn Sie schnarchen.

Durch das Schlaftagebuch kann Ihr Arzt manchmal ganz schnell den Grund für Ihre Schlaflosigkeit erkennen, wenn Sie zum Beispiel zu viel Koffein zu sich nehmen oder zu spät noch Sport treiben. Oder wenn Sie schnarchen, oft nachts aufwachen, während der Nacht husten und schnaufen und sich am Morgen abgeschlagen und kaputt fühlen, könnten Sie unter einer Schlafapnoe leiden (siehe Kapitel 9). Vielleicht sieht Ihr Arzt auch, dass Sie Medikamente nehmen, die nicht zusammenpassen und Sie deswegen nicht schlafen lassen.

Außerdem zeigt Ihr Schlaftagebuch Ihrem Arzt, dass Sie wirklich Hilfe brauchen (siehe Kapitel 3), und es kostet nur ein wenig Zeit.

Falls Ihr Kind unter Schlafproblemen leidet, führen Sie ein Schlaftagebuch für Ihr Kind. So kann der Kinderarzt leichter erkennen, ob ein Problem vorliegt. Außerdem erleichtert ein Schlaftagebuch auch hier die Diagnostik.

Errechnen Sie Ihr Schlafdefizit

Wissen Sie genau, was der Begriff Schlafdefizit bedeutet? Nein? Wir haben die Antwort.

Schlafdefizit ist die Differenz zwischen der Anzahl der Stunden, die Sie jede Nacht schlafen sollten (etwa sieben bis acht) und der Anzahl der Stunden, die Sie tatsächlich schlafen. Dazu ein Beispiel:

Anzahl der Stunden, die Sie schlafen sollten:	8 Stunden
Anzahl der Stunden, die Sie geschlafen haben:	6 Stunden
Schlafdefizit	2 Stunden

Wenn Sie also in einer Nacht zwei Stunden weniger geschlafen haben, weil Sie für eine Prüfung lernen mussten, »schulden« Sie Ihrem Gehirn diese zwei Stunden. Das ist Ihr Schlafdefizit.

Natürlich ist das Schlafbedürfnis aller Menschen individuell verschieden. Nicht jeder braucht acht Stunden Schlaf. Manche Menschen schlafen nur sieben Stunden pro Nacht und zeigen dabei keinerlei Anzeichen für ein Schlafdefizit. Sie wissen selbst am besten, wie viel Schlaf Sie benötigen. Wenn Sie sich nach sieben Stunden fit fühlen, dann »schulden« Sie Ihrem Gehirn anscheinend keine Stunde mehr. Doch wenn Sie nach sieben Stunden am nächsten Tag abgeschlagen und müde sind, brauchen Sie offensichtlich mehr Schlaf. Sie sollten Ihrem Gehirn mehr Schlaf gönnen, um gesund zu bleiben.

 Ihr Schlafdefizit wächst! Wenn Sie jede Nacht zwei Stunden zu wenig schlafen, sind es nach einer Woche schon 14 Stunden, und nach vier Wochen beläuft sich Ihr Schlafdefizit schon auf 56 Stunden.

Wenn Ihr Schlafdefizit Woche um Woche wächst, wird Ihre Arbeit darunter leiden, Sie haben ein erhöhtes Unfallrisiko, und Sie fühlen sich ganz benebelt. Setzen Sie Ihre Gesundheit an erste Stelle. Lassen Sie alles fallen, ganz egal, was Sie gerade tun, und fangen Sie damit an, Ihr Schlafdefizit abzubauen!

 Die Amerikanische Schlafgesellschaft berichtet, dass die Amerikaner heute etwa 20 Prozent weniger schlafen als vor 100 Jahren. Als Hauptverantwortliche dafür sieht sie das Fernsehen und das Internet, die dazu führen, dass die Menschen länger wach bleiben, als sie eigentlich sollten. Andererseits stehen die Menschen heute auch früher auf, hauptsächlich wegen der Arbeit. 31 Prozent der Befragten gab an, um fünf Uhr morgens aufzustehen, um es pünktlich zur Arbeit zu schaffen.

Sie irren sich, wenn Sie darauf hoffen, dass Ihr Gehirn die fehlenden Stunden Schlaf einfach vergisst. Bei denen, die weniger als 5 Stunden pro Tag schlafen, vermindern sich die geistigen Fähigkeiten. Sie wollen sicherlich nicht müde und dumm sein, nicht wahr?

Was bedeutet Schlafmangel genau? Fragen Sie doch die Opfer der größten ökologischen Katastrophe der USA. Der dritte Offizier der Exxon Valdez hatte ein Schlafdefizit, als er das Schiff in Alaska auf Grund steuerte und das ausgetretene Öl Tausende Tiere tötete. Schlafmangel ist auch für den Chemieunfall in Bhopal, für zahlreiche Tanker- und unzählige Eisenbahnunglücke verantwortlich.

Und wie wirkt sich Schlafmangel auf Sie aus? Wenn Sie Auto fahren, könnten Sie zu den Unglücksfahrern gehören, die einen Unfall verursachen, weil sie zu müde und unaufmerksam sind.

Nehmen Sie einen Stift und ein Blatt Papier und rechnen Sie aus, wie groß Ihr persönliches Schlafdefizit ist. Wenn sich herausstellt, dass Sie ein Schlafdefizit haben, schauen Sie sich in Kapitel 6 einige Vorschläge an, wie dieses Defizit und die Tagesmüdigkeit wieder zu verringern ist.

Ein Termin beim Sandmann – Suchen Sie sich professionelle Hilfe

Wenn alle Versuche, Ihre Schlafprobleme selbst in den Griff zu bekommen, gescheitert sind, sollten Sie zum Arzt gehen. Auch wenn Sie glauben, dass Sie einfach nur zu spät ins Bett gehen – anhaltende Müdigkeit am Tage, die Sie beeinträchtigt, ist nicht normal. Ein Arzt, am besten ein Schlafspezialist, sollte Sie gründlich untersuchen.

Sie haben festgestellt, dass Sie tagsüber sehr müde sind, kennen aber die Ursachen dafür nicht. Suchen Sie nach Anzeichen und Symptomen, die Ihnen bei der Entscheidung helfen, ob Sie wegen Schlaflosigkeit einen Arzt aufsuchen sollten.

Ein Arztbesuch ist notwendig, wenn

✔ Sie Ihre Müdigkeit bei der Arbeit beeinträchtigt,

✔ Sie schwerfälliger und reizbarer als normalerweise sind,

✔ Sie viele Fehler oder Fehleinschätzungen begehen,

✔ Sie sich nicht lange konzentrieren können,

✔ Sie ungeduldig sind und sich schnell ärgern,

✔ Sie schnell einnicken, sogar in wichtigen Meetings,

✔ Sie sich depressiv fühlen und ständig schwarzsehen,

✔ Sie sich Neues schlecht merken können.

 Immer, wenn Schlaflosigkeit mehr als ein paar Nächte anhält, sollten Sie zum Arzt gehen.

Zögern Sie den Arztbesuch nicht hinaus. Kaum etwas ist für Ihre Gesundheit so wichtig wie ein erholsamer Schlaf. Eine Schlafstörung verschwindet nicht wieder von alleine und kann unbehandelt schlimmer werden. Anhaltende Schlafprobleme beeinträchtigen Ihre geistigen Fähigkeiten und gefährden Ihre körperliche Gesundheit, indem sie Auslöser für Diabetes, Bluthochdruck oder Übergewicht sein können. Chronischer Schlafmangel macht Sie zu einem gefährlichen Autofahrer, zu einem schlechten Arbeiter, einem gleichgültigen Elternteil und einem reizbaren Ehepartner.

Eine korrekte Diagnose gibt Ihnen die Möglichkeit, sich Ihrer Schlafstörung zu stellen und sie zu bekämpfen. Hören Sie damit auf, wie ein Zombie durch den Tag zu wanken. Lesen Sie Kapitel 3 und holen Sie sich Hilfe, um Ihre Schlafprobleme wieder in den Griff zu bekommen.

Was ist los mit mir, Herr Doktor?

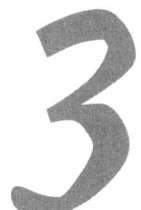

In diesem Kapitel

▶ Die Wahl Ihres Arztes

▶ Welche Untersuchungen vorgenommen werden

*W*enn Menschen glauben, dass sie unter einer Schlafstörung leiden, gehen sie manchmal trotzdem nicht zum Arzt, weil sie Angst vor den anstehenden Untersuchungen haben. Oder sie sind sich unsicher, was sie zuerst unternehmen oder zu welchem Arzt sie gehen sollen.

Oft ist den Betroffenen allerdings gar nicht bewusst, dass sie unter einer Schlafstörung leiden. Sie denken, dass es in ihrem Alter ganz normal sei, sich nach dem Aufwachen nicht so toll zu fühlen. Ihnen ist nicht klar, wie wichtig genug Schlaf ist, damit Körper und Geist sich erholen können.

Manchmal ist es Betroffenen auch peinlich, dass sie schnarchen, oder sie haben Angst, dass ihr Arzt sie für einen Hypochonder hält, nur weil sie Schlafprobleme haben. Wenn Sie unter Schlafproblemen leiden, sollten Sie sich durch nichts vom Gang zum Arzt abhalten lassen. Nur so können Sie irgendwann wieder gut schlafen und gesund bleiben.

In diesem Kapitel erfahren Sie, welche Ärzte sich mit Schlafstörungen beschäftigen und wie sie Ihnen helfen können. Außerdem erklären wir die Diagnostik und erläutern Schritt für Schritt, welche Untersuchungen Ihr Arzt veranlassen wird, um die Ursache Ihres gestörten Schlafs aufzudecken.

Am schwierigsten ist es, den ersten Schritt zu unternehmen. Nutzen Sie die Informationen, die Sie in diesem Kapitel bekommen, bauen Sie damit genügend Selbstvertrauen auf und geben Sie sich einen Ruck: Gehen Sie zum Arzt. Was haben Sie zu verlieren?

Der Besuch beim Arzt

Es ist noch gar nicht so lange her, da hielt man Ärzte, die auf die Diagnostik und Therapie von Schlafstörungen spezialisiert waren, etwa für genauso mysteriös wie Houdini. Niemand, nicht einmal ihre ärztlichen Kollegen, konnten erklären, was sie genau machten.

Ähnlich war es, wenn man den Begriff Schlafstörung verwendete. Man wurde angeschaut, als würde man Chinesisch sprechen.

Heute ist das zum Glück alles anders. Fast jeder hat schon einmal etwas von Ein- oder Durchschlafstörungen (siehe Kapitel 4) oder Schlafapnoe (siehe Kapitel 9) gehört, und es gibt ausgebildete _Schlafspezialisten_, die Schlafstörungen behandeln.

Trotzdem gehen Sie sicherlich nicht gleich zu einem Schlafspezialisten, wenn Sie sich entscheiden, wegen Ihrer Schlafprobleme einen Arzt aufzusuchen. Ihr erster Weg wird Sie zum Hausarzt führen. Er wird Sie einer allgemeinen Untersuchung unterziehen und danach entscheiden, ob Ihre Symptome weiter bei einem Schlafspezialisten abgeklärt werden sollten.

 Egal zu welchem Arzt Sie gehen, Sie sollten sich auf Ihren ersten Arztbesuch gut vorbereiten, indem Sie mindestens zwei Wochen (besser sind vier) ein Schlaftagebuch führen. Geben Sie Ihrem Arzt eine Kopie davon. Außerdem sollten Sie Ihre Krankengeschichte parat haben. Werden Sie zu einem Spezialisten überwiesen, lassen Sie sich eine Kopie Ihrer Unterlagen mitgeben. Dann müssen Sie Ihre Vorgeschichte nicht immer wieder erzählen. Manche Ärzte lassen Sie allerdings spezielle Formulare ausfüllen, die für Schlafstörungen entwickelt wurden.

Zuerst zum Hausarzt

Ihr Hausarzt ist die beste Adresse, wenn Sie den ersten Schritt gehen und sich professionelle Hilfe holen möchten.

Nachdem der Hausarzt Ihr Schlaftagebuch studiert hat, wird er Sie untersuchen, um einige Erkrankungen auszuschließen, die Ihre Schlafstörungen verursachen könnten. Wenn Sie beispielsweise unter Arthrose leiden, können Schmerzen Ihren Schlaf stören. Oder vielleicht weckt Sie auch eine Refluxerkrankung (Sodbrennen). In Kapitel 5 erfahren Sie noch mehr darüber, wie Schmerzen und Verdauungsstörungen Ihren Schlaf beeinträchtigen.

 Je mehr Informationen Sie Ihrem Arzt geben, desto leichter kann er eine genaue Diagnose stellen.

Informieren Sie Ihren Arzt, wenn Sie gerade besonders viel Stress oder emotionale Probleme haben, denn diese können zu Ihren Schlafproblemen beitragen:

✔ Ihre Firma hat Entlassungen angekündigt.

✔ Sie lassen sich gerade scheiden.

✔ Ein Familienmitglied ist schwer krank.

Wenn Ihr Arzt darüber Bescheid weiß, kann er die Gründe für Ihre Schlaflosigkeit oder für Ihre Müdigkeit leichter herausfinden.

Nimmt Ihr Arzt Ihre Beschwerden nicht ernst, kennt er sich mit Schlafstörungen vielleicht nicht so gut aus. Ein Grund dafür ist, dass die Thematik der Schlafstörungen im Medizinstudium immer noch nicht den gebührenden Platz hat.

 So verwunderlich es klingen mag, aber die Schlafmedizin ist einer der jüngsten Bereiche der modernen Medizin. In der ärztlichen Ausbildung kommt das Thema Schlafstörungen kaum vor. Außerdem leiden Ärzte durch ihre langen Arbeitszeiten und Bereitschaftsdienste häufig selbst unter einem enormen Schlafdefizit. Oft sind sie auch noch besonders stolz darauf und sehen die Tatsache, mit wie wenig Schlaf sie auskommen, eher als ein Zeichen von Stärke und Leistungsfähigkeit. Kein Wunder also, dass viele Ärzte dann wenig Mitgefühl für Patienten haben, die unter Schlafmangel leiden.

Einige Hausärzte können dadurch auch eine Schlafapnoe übersehen und versäumen, den dringend behandlungsbedürftigen Betroffenen zu einem Spezialisten zu überweisen. In einem wissenschaftlichen Artikel, der 1999 in der Zeitschrift *Medical Clinics of North America* erschienen ist, wurde darüber berichtet, dass 90 bis 95 Prozent aller Schlafapnoe-Erkrankungen nicht erkannt werden. Und ganz aktuelle Studien deuten darauf hin, dass solche Atemstörungen weiter verbreitet sind und gravierendere Folgen haben, als bisher angenommen. Diese neuen Erkenntnisse gab es noch nicht, als Ihr Arzt studiert hat, selbst wenn die Schlafmedizin schon Teil seiner Ausbildung war.

 Wenn Sie damit unzufrieden sind, wie Ihr Arzt auf Ihre Beschwerden reagiert, sollten Sie einen anderen Arzt aufsuchen oder sich zu einem Spezialisten überweisen lassen, über die Sie später in diesem Kapitel noch mehr erfahren. Akzeptieren Sie kein Nein, denn Ihre Gesundheit hängt davon ab.

Nicht nur Schlafspezialisten oder Hausärzte behandeln Patienten, die unter Schlafstörungen leiden. Wenn Ihr Arzt die ersten allgemeinen Untersuchungen abgeschlossen hat und der Meinung ist, dass Sie noch genauer untersucht werden müssen, kann er Sie zu einem anderen Facharzt überweisen. Das können Ärzte der folgenden Disziplinen sein:

✔ Neurologen

✔ Psychologen oder Psychiater

✔ Lungenspezialisten oder Internisten

✔ Kinderärzte

✔ Hals-Nasen-Ohren-Ärzte

✔ Zahnärzte

Sie werden zum Schlafspezialisten überwiesen

Ihr Hausarzt wird Sie zu einem Schlafspezialisten überweisen, wenn er der Meinung ist, dass Sie noch genauer untersucht werden müssen. Wie wir schon erwähnt haben, können viele unterschiedliche Fachärzte Patienten mit Schlafstörungen behandeln. Die Schlafmedizin ist ein Bereich, der sich gerade sehr entwickelt, und immer mehr Ärzte spezialisieren sich darauf. Doch Schlafmedizin ist weiterhin eine Zusatzausbildung, die Ärzte zusätzlich zu ihrer Facharztausbildung machen können. Ein Arzt kann beispielsweise Neurologe oder Neurologe und Schlafspezialist, aber niemals nur ein Schlafspezialist sein.

Schlafmediziner lernen, die Symptome aller bekannten Schlafstörungen zu erkennen. Dazu gehören die Schlafapnoe, Parasomnien, Narkolepsie, verschiedene primäre und sekundäre Insomnien, das Restless-Legs-Syndrom und periodische Bewegungen der Gliedmaßen (PLMD = Periodic Limb Movement Disorder). Weitere Aufgaben:

✔ Sie führen Schlafuntersuchungen durch und werten die Ergebnisse aus. Dazu gehört die Polysomnographie und auch der Multiple Schlaflatenztest (MSLT).

✔ Sie stellen Behandlungspläne für Patienten auf, die eine länger andauernde medizinische Betreuung benötigen.

✔ Sie ermitteln die verschiedenen Schlafphasen einschließlich der Weckreaktionen, abnormer Atmungsmuster, der Bewegungen im Schlaf, Schnarchen und epileptiforme Hirnströme (Hirnströme, die bei einer Epilepsie auftreten).

Die Schlafmedizin ist noch ein sehr junger Bereich der Medizin. Wenn Sie in einer ländlichen Gegend wohnen, ist es deshalb nicht so leicht, in Ihrer Nähe einen Schlafspezialisten zu finden. Doch in großen Städten oder in der Nähe von Hochschulen und Universitäten werden Sie schnell fündig.

Neurologen

Wenn Sie unter einer Schlafstörung wie *Narkolepsie* (plötzliches Einschlafen am Tage ohne vorherige Warnzeichen), idiopathischer Hypersomnie (Sie schlafen zu viel), dem Restless-Legs-Syndrom (unwillkürliche Bewegungen der Beine) oder unter einer Schlafstörung leiden, die in Zusammenhang mit einer Parkinsonschen Erkrankung oder einer Multiplen Sklerose auftritt, wird Ihr Hausarzt Sie zu einem Neurologen überweisen, der Erfahrungen mit der Diagnostik und Therapie dieser Schlafstörungen hat. Diese Schlafstörungen hängen mit Störungen im Gehirn oder des Nervensystems zusammen. Viele Vorreiter in der Schlafmedizin waren Neurologen, die sich damit beschäftig haben, wie die Regeneration des Nervensystems während des Schlafs den Schlaf stören kann. Da Neurologen auf Erkrankungen des zentralen Nervensystems spezialisiert sind, behandeln sie auch Schlafstörungen wie die Narkolepsie.

Psychologen und Psychiater

Schon lange bevor sich das Fachgebiet der Schlafmedizin etabliert hat, haben Psychologen und Psychiater die Zusammenhänge zwischen Schlafen und Träumen erkannt. Einige wissenschaftlich arbeitende Psychologen und Psychiater, die heute zu den Koryphäen der Schlafmedizin gehören, ebneten diesem Fachgebiet mit ihrer Schlafforschung in den 50er, 60er und 70er Jahren den Weg.

Heute finden Sie unter Schlafmedizinern Psychologen und Psychiater mit Erfahrungen in der Verhaltensmedizin. Diese Ausbildung hilft ihnen dabei, Verhaltenstherapien zu entwickeln, durch die Patienten ihre Therapiepläne besser einhalten können. Sie sind außerdem nicht nur dazu in der Lage, Schlafuntersuchungen richtig zu interpretieren, sondern können gleichzeitig emotionale Probleme wie Stress, Ängste oder Gemütsschwankungen behandeln, die möglicherweise zu den bestehenden Schlafproblemen beitragen.

Psychologen und Psychiater setzen häufig die kognitive Verhaltenstherapie, die Stimuluskontrolltherapie, Entspannungstechniken oder eine allgemeine Veränderung der Schlafhygiene ein, um ihren Patienten dabei zu helfen, wieder günstigere Schlafgewohnheiten zu entwickeln und besser zu schlafen. (In Kapitel 4 erfahren Sie mehr zur kognitiven Verhaltenstherapie und Stimuluskontrolle und in Kapitel 6 zu Entspannungstechniken und Schlafhygiene.)

Da Psychologen keine Ärzte sind, dürfen sie keine Medikamente verordnen. Doch die meisten Psychologen arbeiten mit Psychiatern oder anderen Ärzten zusammen, die sich dann Ihren Fall genauer anschauen und bei Bedarf bestimmte Präparate verordnen.

Wenn Sie zu einem Spezialisten gehen, der sich mit Ihrer Psyche beschäftigt, kann es vorkommen, dass Sie auch über andere psychische »Erkrankungen« befragt werden, die Ihrer Meinung nach nichts oder nur wenig mit Ihren Schlafstörungen zu tun haben. Falls Ihr Psychologe oder Psychiater dabei zu sehr abschweift, erinnern Sie ihn daran, dass Sie sich im Augenblick nur um Ihre Schlafprobleme kümmern und andere Dinge lieber später in Angriff nehmen möchten. Vergessen Sie dabei jedoch nicht, dass viele psychische Probleme wie Stress und Ängste direkt mit Schlafstörungen in Zusammenhang stehen.

Pulmonologen und Internisten

Falls Ihr Hausarzt vermutet, dass Sie unter einer Atemstörung wie der Schlafapnoe leiden, wird er Sie zum Pulmonologen oder Internisten überweisen.

Pulmonologen sind Spezialisten für Lungenerkrankungen. Sie wundern sich vielleicht, warum sich ausgerechnet ein auf die Lunge spezialisierter Arzt auch um Schlafstörungen kümmert. Bei der Schlafapnoe kommt es zu Atemaussetzern. Und die Atmung ist nun einmal das Spezialgebiet der Pulmonologen.

Internisten kümmern sich um Erkrankungen der inneren Organe. Sie operieren nicht, aber sie behandeln ihre Patienten mit Medikamenten, geben Ernährungshinweise und beraten Patienten bezüglich ihrer Lebensweise.

Pulmonologen und Internisten befassen sich besonders mit der Schlafapnoe und ihrer Auswirkung auf Herz und Lunge. Außerdem können Internisten Patienten behandeln, deren Schlafstörungen durch eine Reflux- oder Gallenblasenerkrankung oder durch andere Krankheiten hervorgerufen werden, die so starke Beschwerden hervorrufen, dass sie den Schlaf stören. Und Pulmonologen sehen sicherlich häufiger Asthmapatienten, deren Atemprobleme ihren Schlaf beeinträchtigen.

Pulmonologen befassen sich Erkrankungen, die häufig auch den Schlaf beeinträchtigen. Dazu gehören beispielsweise die obstruktive Schlafapnoe, die zentrale Schlafapnoe oder nächtliches Asthma. Wenn Ihr Hausarzt den Verdacht hat, dass Sie an einer schweren, lebensbedrohlichen Erkrankung wie der obstruktiven Schlafapnoe leiden, wird er Sie zu einem Internisten oder Pulmonologen schicken. Sofern diese Fachärzte keine ausgewiesenen Schlafspezialisten sind, werden sie sich mit anderen Schlafstörungen, die häufig zusätzlich zu Ihrer Schlafapnoe bestehen, vermutlich nicht genauso gut auskennen.

Hals-Nasen-Ohren-Ärzte

Hals-Nasen-Ohren-Ärzte sind, wie der Name schon verrät, auf die Diagnostik und Therapie von Erkrankungen der Ohren, der Nase und des Halses spezialisiert. Ihr Hausarzt wird Sie zu einem HNO-Arzt überweisen, wenn Veränderungen in der Nase, im Mund oder im Hals für Ihr Schnarchen oder für die Schlafapnoe mitverantwortlich sind. HNO-Ärzte können das Schnarchen auch durch chirurgische Eingriffe verringern.

Allerdings haben nur wenige HNO-Ärzte auch Erfahrungen mit Schlafstörungen. Deshalb ist die Wahrscheinlichkeit nicht so groß, einen HNO-Arzt zu finden, der auch auf die Therapie von Schlafstörungen spezialisiert ist. Das gilt besonders, wenn Sie nicht in einer größeren Stadt, sondern eher auf dem Lande wohnen.

Kinderärzte

Wenn Ihr Kind schlecht schläft, gehen Sie zuerst zum Kinderarzt. Er kann Ihr Kind gründlich untersuchen und herausfinden, was der Grund für den gestörten Schlaf ist. Danach wird er Sie mit Ihrem Kind, wenn nötig, zu einem Spezialisten überweisen, damit er weitere Untersuchungen vornimmt und die Therapie festlegt.

Denken Sie jetzt vielleicht:»Kinder haben doch keine Schlafstörungen!« Oh doch, das haben sie. Kommt Ihnen das bekannt vor? Bettnässen, Albträume, Schlafwandeln, Zähneknirschen, Reden im Schlaf, schreiend erwachen, Einschlafprobleme? Wenn Sie ein kleines Kind haben, können Sie sicher ein Lied davon singen. Außerdem gibt es auch Kinder, die laut schnarchen oder nachts von Husten geplagt werden. Das können Schlafstörungen sein oder diese Störungen führen dazu, dass die Schlafqualität der Kinder sehr schlecht ist.

Manche Kinderärzte werden Ihre Bedenken zerstreuen und Ihnen sagen, dass sich diese Probleme mit der Zeit schon wieder geben werden. Doch wenn der gestörte Schlaf dazu führt, dass die Kinder tagsüber müde und unleidlich sind oder in der Schule schlechte Leistungen bringen, sollten Sie den Ursachen dieser Schlafstörungen wirklich auf den Grund gehen. Wenn der Kinderarzt Ihre Sorgen nicht ernst nimmt, suchen Sie einen der anderen Spezialisten auf, die wir in diesem Kapitel vorgestellt haben.

Zahnärzte

Auf Schlafmedizin spezialisierte Zahnärzte behandeln Patienten, die schnarchen oder unter Schlafapnoe leiden. Sie führen keine Diagnostik durch, sondern fertigen spezielle Zahnschienen an, die das Schnarchen reduzieren und die Atemwege bei Schlafapnoe-Patienten frei halten. Diese Zahnärzte arbeiten mit anderen Ärzten zusammen, die sich auf die Diagnostik und Therapie von Schlafstörungen spezialisiert haben.

Die zahnärztliche Schlafmedizin ist noch eine recht junge Spezialisierung. Deshalb ist es manchmal nicht so leicht, einen Zahnarzt zu finden, der diese Ausbildung hat. Die Zahnschienen sind nicht billig, und manche Patienten finden sie so unbequem, dass sie sie nicht die ganze Nacht tragen können.

Untersuchung im Schlaflabor

Sie waren bei einem Arzt, der Ihre Schlafprobleme ernst nimmt. Jetzt soll eine Untersuchung im Schlaflabor zeigen, ob Sie unter einer Schlafstörung leiden und welche Schlafstörung Sie möglicherweise haben. Was ist ein Schlaflabor? Wie untersucht ein Arzt die Schlafqualität? All diese Fragen werden wir Ihnen beantworten. Wir nehmen Sie in den folgenden Abschnitten mit auf eine Reise durch ein Schlaflabor, damit Sie wissen, was Sie dort erwartet.

Ein anerkanntes Schlaflabor finden

Ganz allgemein werden *Schlaflabore*, die in erster Linie Atemstörungen wie die Schlafapnoe untersuchen, von *Schlafzentren* unterschieden, die das gesamte Spektrum an Schlafstörungen diagnostizieren. Der Einfachheit halber verwenden wir in unserem Buch den Begriff Schlaflabor ganz allgemein für alle Einrichtungen, die Schlafstörungen untersuchen. Sie brauchen sich um diesen Unterschied keine Gedanken zu machen. Wenn Ihr Arzt Sie zur weiteren Diagnostik Ihrer Schlafstörungen überweist, wird er eine Einrichtung auswählen, die alle bei Ihnen notwendigen Tests anbietet.

Seit sich das Fachgebiet der Schlafmedizin etabliert hat, sind immer mehr Schlaflabore entstanden. Manche gehören zu Kliniken, andere arbeiten eigenständig. Der Vorteil eines Schlaflabors ist, dass Sie dort Spezialisten der verschiedensten Fachrichtungen finden. Die gesamte notwendige Ausrüstung, um die verschiedensten Test durchzuführen, befindet sich in einer Einrichtung. So müssen Sie nicht von Test zu Test und von Praxis zu Praxis reisen, um Ihren Schlafstörungen auf den Grund zu gehen.

 Bitten Sie Ihren Arzt um eine Überweisung in ein Schlaflabor, das von der Deutsche Gesellschaft für Schlafforschung und Schlafmedizin (DGSM) zertifiziert wurde. Das garantiert Ihnen, dass Sie nach den neuesten internationalen Standards behandelt werden. Auf der Website der DGSM können Sie unter www.dgsm.de nach einem zertifizierten Schlaflabor in Ihrer Nähe suchen.

Reise durch ein Schlaflabor

Sie glauben vielleicht, dass ein Schlaflabor ein futuristisch anmutender Ort ist, an dem mysteriöse Dinge vor sich gehen. Doch keine Sorge, der Raum, in dem Sie untersucht werden, sieht in Wirklichkeit eher wie ein gemütliches Hotelzimmer aus. In einem Nebenraum stehen Computer und Messgeräte, mit denen verschiedenste Körperfunktionen wie Atmung, Herzfrequenz oder Gehirnströme aufgezeichnet werden. Außerdem ist der Überwachungsraum per Video und Mikrofon mit Ihnen verbunden, damit man alles hören oder sehen kann, was Sie im Schlaf tun. Ein ausgebildeter Techniker überwacht die Geräte und Aufzeichnung.

Doch von all dem sehen Sie nichts außer einem Kabel mit einigen Sensoren, die an Ihrem Körper befestigt werden.

Fragen Sie sich, wozu das alles nötig ist? In den nächsten Abschnitten erfahren Sie mehr.

Untersuchung im Schlaflabor

Untersuchungen im Schlaflabor sind völlig schmerzfrei. Sie gehen einfach in ein Schlaflabor, werden dort an eine Reihe von Kabeln und Sensoren angeschlossen, legen sich in ein bequemes Bett und schlafen ein. (Wenn Sie möchten, können Sie sogar Ihr eigenes Kissen und Ihr Lieblingskuscheltier mitbringen.) Während Sie schlafen, sind Techniker damit beschäftigt, alle möglichen Körperfunktionen aufzuzeichnen, damit man feststellen kann, ob Sie unter einer Schlafstörung leiden.

Die Vorbereitungen

Treffen Sie alle Vorbereitungen, um eine Nacht im Schlaflabor zu verbringen. (Meist müssen Sie so gegen acht oder neun Uhr abends dort sein.) Packen Sie eine kleine Tasche mit allem, was Sie für eine Nacht außer Haus benötigen – Zahnbürste, Deo, vielleicht Ihr Kissen oder Ihre Decke und ein paar frischen Sachen für den nächsten Tag.

Wenn auch ein Multipler Schlaflatenztest (MSLT) durchgeführt wird, dürfen Sie an diesem Tag kein Haargel oder Haarspray verwenden und kein Make-up tragen, denn diese Kosmetikprodukte erschweren es, die Sensoren an Kopf und Gesicht zu befestigen.

Essen oder trinken Sie am Tag der Untersuchung nichts Koffeinhaltiges, trinken Sie keinen Alkohol. Machen Sie auch kein kurzes Nickerchen. Dadurch werden Sie Schwierigkeiten haben einzuschlafen. Verbringen Sie den Tag einfach so wie immer, auch was die Ernährung und den Sport betrifft. Falls Sie regelmäßig Medikamente einnehmen müssen, fragen Sie Ihren Arzt, ob Sie sie auch vor dem Test nehmen sollen. Er wird Ihnen sagen, worauf Sie vielleicht noch achten müssen.

Ihr Arzt wird sich die Ergebnisse der Schlaflabortests erst genau anschauen wollen, bevor er mit Ihnen einen geeigneten Therapieplan bespricht. Vereinbaren Sie dazu mit ihm einen Termin, der etwa eine Woche nach der Untersuchung im Schlaflabor stattfinden sollte.

Die Polysomnographie

Im Schlaflabor werden Sie einen gemütlich eingerichteten Schlafraum vorfinden. Wenn Sie sich etwas Bequemes angezogen haben, wird Ihnen ein Mitarbeiter am Kopf, in der Nähe von Augen, Nase und Mund und am Kinn, auf der Brust und an den Beinen verschiedene Sensoren anlegen. Vorher wird auf diese Hautstellen noch ein Gel aufgetragen. Das verringert den elektrischen Widerstand und verbessert die Signalqualität. Hinweis: Das Gel kann *kalt* sein! Manchmal werden die Sensoren zusätzlich noch mit einen Pflaster befestigt. Außerdem wird am Ohrläppchen oder an einem Finger noch ein *Pulsoxymeter* angebracht. Dafür wird allerdings kein Gel benötigt.

Bei einer Polysomnographie werden Schlafmuster und Körperreaktionen während des Schlafs aufgezeichnet. So erfährt Ihr Arzt sehr genau, was während des Schlafs in Ihrem Gehirn und Körper vor sich geht. Geräte zeichnen die Informationen auf, ein Computer rechnet sie um, stellt sie grafisch dar und liefert dem Arzt zusammenfassende Statistiken, die er dann nur noch auswerten muss.

Bei der Polysomnographie werden folgende Körperfunktionen protokolliert:

✔ Atemfluss von Mund und Nase

✔ Sauerstoffgehalt des Blutes

✔ Gehirnströme (Elektroenzephalogramm oder EEG)

✔ Augenbewegung (Elektrookulogramm oder EOG)

✔ Herzrhythmus (Elektrokardiogramm oder EKG)

✔ Muskelspannung (Elektromyographie oder EMG)

✔ Atmungsbewegungen im Bauch- und Brustbereich

Jeder Sensor misst etwas anderes. In Tabelle 3.1 wird erklärt, wo die Sensoren lokalisiert sind und was sie messen.

Lokalisation des Sensors	Was misst er
Kopf	Gehirnströme
Gesicht, Nähe der Augen	Augenbewegungen
Nähe von Mund und Nase	Atemfluss
Ohrläppchen oder Fingerkuppe	Sauerstoffsättigung
Kinn	Muskelspannung
Brust	Herzschlag
Brust und Bauch	Atmungsbewegungen
Beine	Beinbewegungen

Tabelle 3.1: Lokalisation und Aufgabe der Sensoren

Der Arzt kann anhand der Polysomnographiedaten sagen,

✔ wann Sie eingeschlafen sind,

✔ wann Sie in den REM-Schlaf eingetreten sind (siehe Kapitel 1),

✔ wann und für wie lange Sie aufgewacht sind,

✔ ob und wann Sie nicht geatmet haben (Schlafapnoe),

✔ wie lange die Atemaussetzer gedauert haben.

Außerdem sieht der Arzt, ob die Sauerstoffsättigung während Ihres Schlafs ausreichend ist, ob Ihr Herz richtig arbeitet oder ob die Gehirnströme unauffällig sind. Alle Daten helfen dem Arzt herauszufinden, warum Sie so schlecht schlafen.

Nachdem alle Sensoren angeschlossen sind, werden noch eine Videokamera (die Sie im Schlaf filmt) und ein Mikrofon (mit dem man alle Geräusche hören kann, die Sie im Schlaf machen) eingeschaltet. Alle Geräte werden gestartet, die Sensoren übermitteln die Daten an den Computer. Dort werden sie aufgezeichnet und dargestellt.

Wenn Sie am nächsten Morgen zur Arbeit müssen, sollten Sie vorher Bescheid sagen, wann Sie geweckt werden möchten, damit Sie noch genug Zeit zum Duschen und Anziehen haben, bevor Sie das Labor verlassen.

Vielleicht können Sie sich nicht vorstellen, wie Sie derart verkabelt einschlafen sollen. Aber das bereitet nur ganz selten Probleme. Überraschenderweise können die meisten Patienten gut einschlafen, obwohl sie nicht in ihrer gewohnten Umgebung sind und an so viele Kabel angeschlossen werden.

Wenn Sie sehr laut schnarchen, könnten Sie unter einer *obstruktiven Schlafapnoe* (OSA) leiden. Bei der OSA dauern die Atemaussetzer zehn Sekunden oder länger, da das Weichteilgewebe in Mund und Hals kollabiert und die Atemwege blockiert. Wenn Sie während der Untersuchung im Schlaflabor Anzeichen einer OSA aufweisen, kann es sein, dass Sie geweckt werden und man Ihnen eine Atemmaske aufsetzt, um einen positiven Atemwegsdruck (PAP = Positive Airway Pressure) zu erreichen. Die PAP-Therapie ist eine der wichtigsten Therapiemöglichkeiten der OSA. Wenn Sie schon während des Tests im Schlaflabor eine Atemmaske tragen, kann man gleich erkennen, ob sie Ihnen hilft oder nicht und, was noch wichtiger ist, man kann feststellen, wie hoch der Druck sein muss, um Ihre Atemwege offen zu halten.

Der Multiple Schlaflatenztest

Bei einem multiplen Schlaflatenztest (MSLT) wird eine Aufnahmereihe durchgeführt, die ein vollständiges Bild Ihres Schlafmusters zeigt. Ihr Arzt verwendet für den MSLT dieselben Geräte wie für die Polysomnographie. Er misst beim MSLT, wie lange es bei Ihnen tagsüber dauert, zu unterschiedlichen Zeiten einzuschlafen.

Ein MSLT wird meist nach einer Nacht im Schlaflabor durchgeführt. Mit einem MSLT kann man feststellen, ob Sie unter exzessiver Tagesmüdigkeit oder Narkolepsie leiden und man kann eine echte Schläfrigkeit von rein körperlicher Erschöpfung unterscheiden. Aus diesem Grund wird ein MSLT tagsüber durchgeführt. Ihr Arzt kann einen MSLT anordnen, um die obstruktive Schlafapnoe, Ein- und Durchschlafstörungen, zirkadiane Schlafstörungen und andere Ursachen exzessiver Müdigkeit zu beurteilen und die Effektivität einer Therapie zu kontrollieren. Ein MSLT dauert etwa acht bis zehn Stunden.

Auch bei einem MSLT werden am Kopf und im Gesicht Sensoren angebracht, um die Augenbewegungen, die Muskelspannung und die Gehirnströme aufzuzeichnen. Das Licht wird gelöscht, und Sie werden im Laufe der Untersuchung mehrmals in bestimmten zeitlichen Abständen dazu aufgefordert, sich hinzulegen und zu versuchen, einzuschlafen. Falls Sie wirklich einschlafen, dürfen Sie während des MSLT etwa 15 Minuten schlafen, bevor Sie wieder geweckt werden. In dieser Zeit zeichnen die Geräte alle Daten der Sensoren auf. Sollten Sie nicht einschlafen, wird nach etwa zwei Stunden ein neuer Versuch gestartet (bringen Sie sich besser ein spannendes Buch mit, damit Ihnen die Zeit nicht zu lang wird). Auch wenn Sie bei einem MSLT nicht einschlafen können, ist das für Ihren Arzt sehr aufschlussreich. Beim MSLT werden im Laufe von acht Stunden etwa vier bis fünf solcher Testzyklen durchgeführt.

Die Testergebnisse

Ihr Arzt wird Ihre Testergebnisse etwa ein bis zwei Wochen nach der Untersuchung im Schlaflabor erhalten. Dann können Sie mit ihm über Ihren Behandlungsplan sprechen. Manchmal wird er noch weitere Untersuchungen wie beispielsweise Urin- oder Bluttests, Tests zur Bestimmung der Schilddrüsenfunktion oder sogar eine Magnetresonanztomographie anordnen, um die Diagnose weiter abzuklären.

Die Therapie Ihrer Schlafstörung kann ganz unterschiedlich sein. Möglicherweise werden Medikamente verordnet oder Sie müssen eine sogenannte Schnarchschiene oder eine Atemmaske tragen, um die Atemwege im Schlaf freizuhalten, oder Sie müssen Ihre Ernährung und Ihren Lebensstil umstellen, bekommen Ratschläge für eine bessere Schlafhygiene oder sollen operiert werden. Ihr Arzt wird alle Behandlungsmöglichkeiten mit Ihnen besprechen. Vielleicht müssen Sie einige davon ausprobieren, bevor Sie etwas finden, das Ihnen dauerhaft hilft. Es kann zum Beispiel passieren, dass eine Atemmaske so unbequem ist, dass Sie damit einfach nicht einschlafen können, während eine andere so bequem ist, dass Sie sie überhaupt nicht spüren.

Wenn Sie erfahren möchten, wie eine bestimmte Schlafstörung behandelt wird, suchen Sie im Inhaltsverzeichnis nach dieser Schlafstörung und lesen im dazugehörigen Kapitel weiter.

Teil II

Schlaflosigkeit – Die bekannteste Schlafstörung

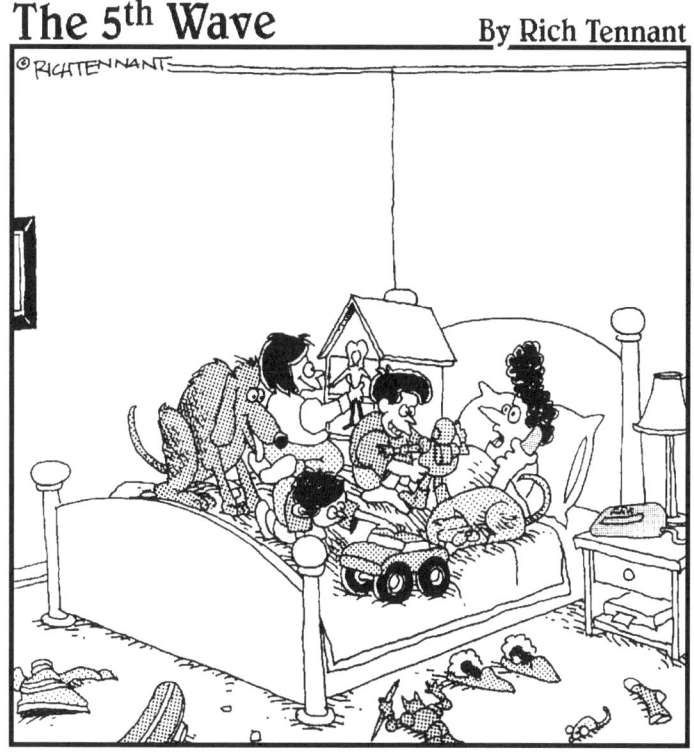

»Alles ist da, was ich liebe, aber ich kann trotzdem nicht einschlafen.«

In diesem Teil ...

Die häufigste Schlafstörung ist die Insomnie. Und das bedeutet ganz einfach, dass Sie nicht schlafen können.

In Teil II dieses Buches erfahren Sie alles über Insomnie und noch einiges mehr, von dem Sie noch nicht einmal wussten, dass Sie das wissen wollten. Wir erklären alles zu Ursachen, Diagnostik und Therapie und widmen uns auch einigen körperlichen und psychischen Erkrankungen, die Schlaflosigkeit als Symptom aufweisen. Außerdem möchten wir Ihnen zeigen, wie Sie durch ein paar kleine Veränderungen in Ihrem Lebensstil oder Ihrer Umgebung wieder besser schlafen können.

Ich habe wieder kein Auge zugemacht: Die Insomnie

4

In diesem Kapitel

▶ Was Insomnie wirklich ist

▶ Wer am häufigsten betroffen ist

▶ Ursachen erkennen

▶ Die Symptome der Insomnie auflisten

▶ Den Arzt konsultieren

▶ Behandelt werden

▶ Bewegungsstörungen und Insomnie

*W*enn Sie gelegentlich nicht einschlafen können, ist das ganz normal. Sollten Sie aber Nacht für Nacht wach liegen, müssen Sie etwas dagegen unternehmen, auch wenn sich Johnny Cash in »I see the darkness« wünschte niemals zu schlafen.

Laut eines Berichts des Robert Koch-Instituts klagen etwa 25 Prozent der Bevölkerung über Schlafstörungen, und elf Prozent finden ihren Schlaf »häufig nicht erholsam«. Dabei ist die Insomnie die häufigste Schlafstörung. Eine Umfrage hat ergeben, dass sich lediglich sieben Prozent der Menschen, die unter einer *chronischen Insomnie* leiden (also einer Ein- oder Durchschlafstörung, die für einen Monat oder länger besteht), speziell wegen ihrer Schlafstörung an einen Arzt wenden. Weitere 26 Prozent erwähnen ihre Schlafstörungen bei einem Arztbesuch, der aus einem anderen Grund stattfindet. Doch die Mehrheit der Betroffenen berichtet ihrem Arzt nichts von ihren Schlafproblemen.

Viele Menschen, die unter Ein- oder Durchschlafstörungen leiden, suchen keine Hilfe. Sie bauen ein immer größeres *Schlafdefizit* auf, können im Job immer weniger leisten, haben ein höheres Unfallrisiko und werden auch zu Hause immer unerträglicher. (Mehr zum Thema Schlafdefizit erfahren Sie in Kapitel 2.) Wenn Sie also nicht möchten, dass Ihr gesamtes Umfeld Sie auf die Liste der unbeliebtesten Zeitgenossen setzt, sollten Sie etwas gegen Ihre Schlafstörungen unternehmen.

In diesem Kapitel verschaffen wir Ihnen einen Überblick über Ein- und Durchschlafstörungen und alles über die verschiedenen Arten der Insomnie und ihre Ursachen. Sie erfahren, wie man die Insomnie diagnostiziert und mit welchen Methoden man sie am besten behandelt. Außerdem werfen wir einen Blick auf den Nutzen, aber auch auf die Risiken von rezeptfreien und rezeptpflichtigen Schlafmitteln.

Die meisten Menschen, die unter Ein- oder Durchschlafstörungen leiden, sprechen sehr gut auf eine Therapie an. Sie müssen also nicht weiter leiden! Wenn Sie diese unruhigen Nächte endlich hinter sich lassen wollen, lesen Sie einfach weiter.

Was ist eine Insomnie?

Bei einer Insomnie haben Sie Probleme, ein- oder durchzuschlafen. Auch wenn Sie mitten in der Nacht oder viel zu früh am Morgen aufwachen und nicht wieder in Schlaf kommen oder wenn Sie eine ganze Nacht geschlafen haben, aber am nächsten Morgen nicht erholt aufwachen, ist das eine Art der Insomnie.

Die Insomnie ist die häufigste Dyssomnie. Deshalb widmen wir ihr einen ganzen Teil dieses Buches. Die Vorsilbe _dys_ kommt aus dem Griechischen und bedeutet, dass etwas gestört ist. _Somnie_ stammt von dem lateinischen Wort _somnus_ ab und bedeutet Schlaf. _Dyssomnien_ sind also Schlafstörungen. (Andere Schlafstörungen wie Jetlag, Narkolepsie oder Schlafapnoe werden in Teil III dieses Buches behandelt.)

Es gibt drei Kategorien von Schlafstörungen:

✔ **Intrinsische Schlafstörungen:** Sie werden durch Faktoren hervorgerufen, die im Körper oder Nervensystem der Betroffenen zu suchen sind. Dazu zählt die obstruktive Schlafapnoe.

✔ **Extrinsische Schlafstörungen:** Sie haben äußere Ursachen wie beispielsweise eine ungeeignete Schlafhygiene.

✔ **Störungen des zirkadianen Rhythmus:** Sie entstehen, wenn der Schlaf-Wach-Rhythmus einer Person nicht mit seiner inneren Uhr übereinstimmt, wie beispielsweise beim Jetlag.

Was Sie gegen Ihre Schlafprobleme tun, hängt von deren Häufigkeit und Schweregrad ab. Wenn Sie nur gelegentlich schlecht schlafen und die Ursache dafür leicht erkennen können – vielleicht heiratet Ihre Tochter oder morgen steht ein schweres Meeting an –, brauchen Sie sich keine Sorgen zu machen.

Doch wenn es Ihnen schon davor graut, zu Bett zu gehen, weil Sie wissen, dass Sie sich wieder schlaflos von einer Seite auf die andere wälzen, haben Sie ein ernsteres Problem und sollten sich ärztlichen Rat holen.

Wer bekommt Ein- oder Durchschlafstörungen?

Jeder kann gelegentlich einmal schlecht schlafen, doch rein statistisch gesehen gibt es einige Risikogruppen, die davon häufiger betroffen sind. Dazu gehören Frauen, ältere Menschen oder Menschen, die unter einer Depression leiden. In den folgenden Abschnitten erklären wir, warum das so ist.

Insomnie – Ein paar Fakten

✔ Es sind mehr Frauen als Männer betroffen.

✔ Ältere Menschen (60+) leiden von allen Altersgruppen am häufigsten unter Ein- und Durchschlafstörungen.

✔ Insomnie ist das dritthäufigste Beschwerdebild (an erster Stelle stehen Schmerzen allgemein, an zweiter Stelle stehen Kopfschmerzen).

✔ Menschen mit chronischen Ein- oder Durchschlafstörungen haben ein höheres Sterblichkeitsrisiko.

✔ Betroffene haben nachts eine höhere Herzfrequenz als Menschen, die gut schlafen können.

✔ Menschen mit Ein- oder Durchschlafstörungen haben ein größeres Risiko, an einer Depression zu erkranken.

✔ Betroffene mit einer chronischen Insomnie entwickeln eher eine Alkohol- und/oder Drogen- oder Nikotinabhängigkeit.

✔ Menschen, die an Insomnie leiden, haben schnellere Gehirnwellen als normale Schläfer. Das deutet auf eine höhere nächtliche Hirnaktivität hin.

Warum Frauen häufiger als Männer betroffen sind

Wissenschaftliche Untersuchungen haben gezeigt, dass Frauen, nachdem sie ein Kind bekommen haben, sensibler auf Geräusche reagieren, damit sie schnell aufwachen, wenn ihr Kind weint oder hustet. Leider bleibt diese erhöhte Empfindlichkeit auf nächtliche Geräusche häufig weiter bestehen, selbst wenn die Kinder längst aus dem Haus sind. Weitere Untersuchungen haben ergeben, dass Frauen, die nie Kinder hatten, besser schlafen (auch wenn sie älter sind).

Zusätzlich zu dieser erhöhten Empfindlichkeit kommen noch die normalen, monatlichen hormonellen Schwankungen, denen der weibliche Körper ausgesetzt ist. Frauen, die am prämenstruellen Syndrom leiden, schlafen oft schlecht, wenn ihr Körper mit Hormonen überflutet wird. Und während der Periode machen es Bauch-, Rücken oder Brustschmerzen oft nicht leicht, eine geeignete Schlafposition zu finden.

Auch bei Frauen in den Wechseljahren wird der Schlaf häufig gestört, denn sie kämpfen mit nächtlichen Schweißausbrüchen oder Herzrasen. Doch in einem Alter, in dem die Wechseljahre überstanden und die Hormonschwankungen und Hitzewellen endlich vorüber sind, holen die Männer in punkto Schlaflosigkeit häufig alles nach. Deshalb ist es so, dass Frauen, die die Wechseljahre überstanden haben und nicht unter

Schlafstörungen leiden, trotzdem insgesamt länger und besser schlafen als gleichaltrige Männer.

Schlafstörungen und älter werden

Mit zunehmendem Alter nimmt sowohl die Qualität als auch die Schlafdauer ab. Man weiß noch nicht genau, warum das so ist, doch Wissenschaftler vermuten, dass altersabhängige Veränderungen der Schlafphasen und des Schlafmusters die Gründe dafür sind. Bekannt ist, dass die leichten Schlafphasen im Alter zunehmen. Außerdem können Erkrankungen oder Schmerzen den Schlaf stören. Eine andere Erklärung ist, dass das biologische Schlaf-Wach-Kontrollsystem nicht mehr so gut funktioniert, weil Gehirnzellen abgestorben sind oder umgewandelt wurden. Das beeinträchtigt auch das Gedächtnis oder bestimmte körperliche Fähigkeiten.

 Eine Studie, in der leider nur Männer untersucht wurden, kam zu dem Ergebnis, dass sich bei den Studienteilnehmern vom 16. bis zum 50. Lebensjahr ihre tiefste und erholsamste Schlafphase um 80 Prozent verkürzte. Andere Studien ergaben, dass sich nach dem 44. Lebensjahr sowohl der REM-Schlaf als auch die gesamte Schlafphase verkürzte. Das nächtliche Erwachen nahm dagegen zu. Außerdem war mit zunehmendem Alter der Schlaf-Wach-Rhythmus gestört.

 Es gibt Schlafmittel, die für ältere Menschen ungeeignet sind, weil sie die Tagesmüdigkeit verstärken. Dadurch steigt das Risiko von Stürzen und Knochenbrüchen. Das gilt vor allem für Schlafmittel mit *verlängerter Wirkdauer* (das bedeutet, dass das Medikament länger im Körper und im Gehirn bleibt). Selbst wenn diese Medikamente vor dem Zubettgehen eingenommen werden, können sie noch am nächsten Morgen oder sogar am nächsten Nachmittag wirken. Wenn ein älterer Mensch, der solch ein Medikament eingenommen hat, nachts einmal zur Toilette muss, kann seine Koordination beeinträchtigt sein, und er kann stürzen. Fragen Sie deshalb Ihren Arzt, welches Schlafmittel für Sie das richtige ist.

Auch einige neurologische Erkrankungen wie Alzheimer, Parkinson oder verschiedene Demenzarten können den Schlaf stören. Außerdem nehmen ältere Menschen häufig Medikamente ein. Einzelne davon oder eine bestimmte Medikamentenkombination können zu Schlaflosigkeit führen. Ältere Menschen leiden auch häufiger an Depressionen oder anderen emotionalen Problemen. Auch das trägt zur Schlaflosigkeit bei.

Doch Sie müssen sich nicht mit Ihrem schlechten Schlaf abfinden, nur weil Sie älter werden. Gehen Sie zu Ihrem Arzt. Es gibt viele sehr wirkungsvolle Behandlungsmöglichkeiten, die Ihnen dabei helfen können, wieder besser und länger zu schlafen. Sie können auch selbst etwas dafür tun, um wieder gut zu schlafen, indem Sie sich ein paar unserer Tipps in den Kapiteln 6 und 7 zu Herzen nehmen.

Eine Umfrage der amerikanischen National Sleep Foundation ergab, dass Patienten und Ärzte das Ausmaß von Schlafstörungen, insbesondere der Insomnie, sehr unterschiedlich einschätzen. So gaben 62 Prozent der Befragten an, dass sie mehrere Tage pro Woche Schlafprobleme haben, und 58 Prozent sagten, dass sie unter Ein- oder Durchschlafstörungen leiden. Ärzte, die befragt wurden, berichteten, dass lediglich 16 Prozent ihrer Patienten unter Schlafstörungen leiden und nur 14 Prozent eine Ein- oder Durchschlafstörung haben. Außerdem gaben die Ärzte an, dass sie die Diagnostik und Therapie einer Insomnie für nicht so dringlich erachten.

Insomnie und Depression

Ein- und Durchschlafstörungen gehören zu den Hauptsymptomen der Depression. Mehr als 90 Prozent der Patienten mit einer Depression geben an, dass sie schlecht ein- und/oder durchschlafen. Besonders problematisch ist das bei Patienten mit einer immer wiederkehrenden Depression.

Bei einer Depression ist es wichtig, die Schlafstörungen frühzeitig zu erkennen und zu behandeln, denn wenn die Betroffenen wieder besser schlafen, nutzt das auch der Depressionstherapie. Außerdem bessert sich das allgemeine Wohlbefinden, wenn die Betroffenen wieder schlafen können.

Sprechen Sie mit Ihrem Arzt, wenn Sie depressiv sind und schlecht schlafen. Dann sollten Sie einige gängige Antidepressiva wie selektive Serotonin-Wiederaufnahmehemmer (SSRI) und Serotonin-Noradrenalin-Wiederaufnahmehemmer meiden, denn sie stimulieren die Serotoninrezeptoren im Gehirn, verändern das Schlafmuster und führen zu Ein- und Durchschlafstörungen. Antidepressiva wie Mirtazapin und Nefazodon, die die Stimulierung der Serotoninrezeptoren blockieren, sind für Patienten mit einer Depression wirklich besser geeignet, denn sie helfen ihnen, wieder besser und länger zu schlafen.

Die Arten der Insomnie

Sie denken vielleicht:»Okay, ich kann nicht schlafen, also leide ich unter Schlaflosigkeit … und nehme einfach ein paar Schlaftabletten.« Doch so einfach ist es nicht. Insomnie ist ein allgemeiner Begriff, hinter dem sich viele verschiedene Formen der Schlaflosigkeit verbergen. Achten Sie deshalb darauf, dass Ihr Arzt untersucht, unter welcher Form der Insomnie Sie leiden, damit Sie optimal therapiert werden.

Die Insomnie kann unterschiedlich eingeteilt werden. Es kommt darauf an,

✔ welche Phase des Nachtschlafes gestört ist,

✔ wie lange die Schlaflosigkeit dauert,

✔ was die Schlaflosigkeit verursacht.

In den folgenden Abschnitten betrachten wir die Insomnie entsprechend der oben genannten Gliederung.

Einteilung nach Art der Schlafstörung

Wenn Sie sich die Insomnie bildlich vorstellen sollen, dann sehen Sie bestimmt vor Ihrem inneren Auge jemanden, der wach im Bett liegt, Schäfchen zählt und trotzdem nicht einschlafen kann. Doch dieses Bild ist irreführend, denn es gibt ganz unterschiedliche Möglichkeiten, warum Sie nicht gut schlafen.

Ich kann nicht einschlafen

Wenn Sie nicht einschlafen können, kann das an verschiedenen Störfaktoren liegen. Dazu gehören Stress, Umgebungsfaktoren wie beispielsweise ein zu warmes Zimmer oder Erkrankungen wie Depressionen. Eine häufige Ursache für Einschlafstörungen ist das verzögerte Schlafphasensyndrom, eine Störung des zirkadianen Rhythmus. (In Kapitel 8 wird dieses Syndrom ausführlicher behandelt.) Doch ganz egal, warum Sie nicht einschlafen können, je länger dieser Zustand andauert, desto wahrscheinlicher ist es, dass diese Störung chronisch wird.

Menschen, die nach dem Zubettgehen nicht einschlafen können, leiden unter einer *Einschlafstörung*. Etwa die Hälfte aller gesunden Erwachsenen schläft innerhalb von fünf Minuten oder weniger ein, die andere Hälfte braucht dazu mindestens zehn Minuten. Menschen mit einer Einschlafstörung schlafen dagegen im Durchschnitt erst nach 60 bis 90 Minuten.

Ich kann nicht durchschlafen

Wachen Sie nachts häufig ohne erkennbaren Grund auf, leiden Sie unter einer *Durchschlafstörung*. Wenn Sie problemlos einschlafen, aber nicht durchschlafen können, oder wenn Sie nachts aufwachen und für mindestens 30 Minuten wach liegen oder überhaupt keinen erholsamen Schlaf mehr finden, leiden Sie ganz allgemein unter einer Durchschlafstörung. Diese Schlafstörung führt zu einer sehr schlechten Schlafqualität. Die Betroffenen fühlen sich morgens nach dem Aufwachen müde und kaputt.

Ich wache zu früh auf und kann nicht wieder einschlafen

Wenn Sie zu früh aufwachen (manchmal schon gegen drei oder vier Uhr nachts) und Schwierigkeiten haben, wieder einzuschlafen, leiden Sie an *vorzeitigem Erwachen*. Sie können gut einschlafen, doch nicht die gesamte Nacht durchschlafen. Wenn Sie aufwachen, sind Sie ärgerlich und frustriert. Das hat zur Folge, dass Sie nicht wieder einschlafen können, egal was Sie auch versuchen. Also schlafen Sie viel weniger, als eigentlich nötig wäre. Und statt morgens erholt aufzustehen, sind Sie wieder müde und abgeschlagen.

Einteilung nach der Symptomdauer

Die Insomnie wird ebenfalls nach der Dauer ihres Bestehens unterteilt. Dabei unterscheidet man die *chronische Insomnie* (sie dauert Monate oder länger) von einer *kurzzeitigen Insomnie* (sie dauert eine bis vier Wochen) und von der *transienten Insomnie* (sie dauert nur zwei bis drei Tage). Verglichen mit der kurzzeitigen und transienten Insomnie ist die chronische Insomnie natürlich eine schwerwiegendere Schlafstörung. Was nicht bedeutet, dass wir diese Schlafstörungen verharmlosen möchten, denn auch kurzzeitigere Schlafstörungen erhöhen beispielsweise Ihr Unfallrisiko. Doch wenn eine Schlafstörung anhält und die Betroffenen ein deutliches Schlafdefizit aufbauen, kann das verheerende Auswirkungen auf ihr Leben und die privaten und beruflichen Beziehungen haben. In den folgenden Abschnitten werden mögliche Ursachen der verschiedenen Insomnie-Arten besprochen.

Transiente Insomnie

Die transiente Insomnie hat meist einen klar erkennbaren Grund. Aufregungen wie die bevorstehende Geburt eines Babys, eine anstehende Prüfung, eine neue Umgebung, ein Autounfall oder eine unerwartete Rechnung können Ihnen den Schlaf rauben. Eine transiente Insomnie ist immer auf ein paar Nächte rund um dieses Ereignis begrenzt und dauert nie länger als ein paar Tage, höchstens eine Woche. Sie verschwindet normalerweise auch wieder von ganz alleine. Wenn Sie allerdings immer wieder unter einer transienten Insomnie leiden oder wenn Ihre Schlafstörung länger als zwei Tage besteht, sollten Sie einen Arzt aufsuchen.

Kurzzeitige Insomnie

Eine kurzzeitige Insomnie kann mehrere Wochen andauern und wird meist durch eine anhaltende Stresssituation wie den Verlust des Arbeitsplatzes, finanzielle Probleme, eine Scheidung oder den Tod einer nahestehenden Person verursacht.

Da die kurzzeitige Insomnie mehr als nur ein paar Tage bestehen bleibt, kann sie einen deutlichen Einfluss auf Ihre Aufmerksamkeit und Wachheit haben und sich negativ auf Ihre Persönlichkeit und Ihr Verhalten auswirken. Eine Insomnie, die eine Woche oder länger anhält, kann so viel Stress verursachen, dass Ihre Probleme verschärft werden. Die Angst davor, ins Bett zu gehen und wieder keinen Schlaf zu finden, kann zum eigenständigen Stressfaktor werden. Sprechen Sie mit Ihrem Hausarzt über Ihre Schlafprobleme. Er kann einschätzen, ob Ihre kurzzeitige Insomnie genauer untersucht und behandelt werden sollte, um zu verhindern, dass sich daraus eine chronische Insomnie entwickelt.

Ist die Insomnie eine psychiatrische Erkrankung?

Viele Menschen, die unter einer Insomnie leiden, und auch einige Ärzte glauben noch immer, dass es sich dabei um eine psychiatrische Erkrankung handelt. Diese Ansicht beruht auf verschiedenen Zahlen und Fakten:

✔ Etwa 90 Prozent der Patienten mit einer Gemütserkrankung leiden unter einer Insomnie.

✔ Von den Personen, die unter einer Insomnie leiden und deswegen ein Schlaflabor aufsuchen, verursacht bei 35 Prozent eine psychiatrische Erkrankung die Schlafstörung. In der Hälfte dieser Fälle ist eine Depression dafür verantwortlich.

✔ Bei Erkrankungen wie Schizophrenie kommen ebenfalls Schlafstörungen vor.

✔ Angststörungen sind sehr häufig mit Schlafstörungen verbunden.

Sie können leicht erkennen, warum psychiatrische Erkrankungen zu oft als Ursache für eine Insomnie angenommen werden. Doch sie sind nur ein, wenn auch bedeutender, Grund für einen gestörten Schlaf. Denken Sie daran: Auch wenn eine Insomnie häufig mit einer Gemütserkrankung einhergeht, gibt es noch 37 andere Ursachen für eine Insomnie, und die meisten davon sind nicht psychiatrischer Natur.

Chronische Insomnie

Wenn Ihre Insomnie einen Monat oder länger andauert, haben Sie ein ernstes gesundheitliches Problem. Eine Insomnie kann ein Teufelskreis sein. Sie können beispielsweise eine Nacht nicht richtig schlafen, weil Ihnen am nächsten Tag eine wichtige Besprechung bevorsteht und Sie deswegen sehr aufgeregt sind. In der darauffolgenden Nacht, wenn Sie die Besprechung erfolgreich hinter sich haben, sollten Sie eigentlich wieder problemlos einschlafen. Doch stattdessen liegen Sie wach im Bett und machen sich darüber Sorgen, dass Sie letzte Nacht nicht gut geschlafen haben.

Wenn Ihre Schlaflosigkeit anhält, sollten Sie so schnell wie möglich zu Ihrem Arzt gehen, damit Sie richtig untersucht und behandelt werden. Bleibt eine chronische Insomnie unbehandelt, kann das viele gesundheitliche Probleme wie Bluthochdruck, Diabetes, Übergewicht oder eine Herzerkrankung nach sich ziehen. Leiden Sie unter einer chronischen Insomnie und haben bereits gesundheitliche Veränderungen festgestellt, sollten Sie unbedingt den Abschnitt »Die Insomnie diagnostizieren« in diesem Kapitel lesen, denn dort finden Sie Fragen, die Sie dem Arzt stellen können.

Einteilung nach Ursachen

Während der Diagnostik klassifizieren Ärzte die Insomnie auch nach ihrer Ursache, damit sie eine geeignete Therapie empfehlen können. Sie unterteilen sie in primäre und sekundäre Insomnie.

Primäre Insomnie

Jede Art der Schlaflosigkeit, die keine medizinische, psychiatrische, neurologische Ursache oder eine Ursache in der Umgebung hat, wird als *primäre Insomnie* bezeichnet. Das bedeutet, dass die Insomnie selbst die Krankheit darstellt und nicht nur ein Symptom von etwas anderem ist.

Die primäre Insomnie kann weiter in konditionierte (erlernte) Insomnie, Schlafwahrnehmungsstörung und idiopathische Insomnie unterteilt werden.

✔ **Konditionierte Insomnie:** Die konditionierte Insomnie, die auch *psychophysiologische Insomnie* genannt wird, entsteht, wenn eine Person einer chronischen Belastung ausgesetzt ist und dadurch ein schlechtes Schlafverhalten entwickelt. Diese Menschen sind in einen Teufelskreis geraten. Nach ein paar schlaflosen Nächten verbinden sie das Zubettgehen mit Nicht-Schlafen-Können. Je näher die Schlafenszeit rückt, desto mehr Angst bekommen sie und desto mehr konzentrieren sie sich auf ihre Schlaflosigkeit. Sie befürchten, dass sie nie mehr einschlafen können, und ihre Angst und Frustration machen das zu einer sich selbst erfüllenden Prophezeiung. Interessanterweise können diese Personen problemlos auf der Couch einschlafen, sie schlafen in Hotels besser als zu Hause, und auch im Schlaflabor schlafen sie gut. Das geschieht, weil

- das Signal fehlt, auf das sie gelernt haben, mit Schlaflosigkeit zu reagieren – ihr eigenes Bett und Schlafzimmer,

- sie nicht *versuchen*, einzuschlafen,

- ihr schlechtes Schlafverhalten an Orten, die sie nicht mit Schlaflosigkeit verbinden, gestoppt wird.

 Sie können dieses Problem leicht verstehen, wenn Sie es als Leistungsangst betrachten, und die Leistung ist in diesem Fall das Einschlafen.

✔ **Schlafwahrnehmungsstörung:** Bei dieser Störung nehmen Sie selbst Ihren Schlaf als schlecht und nicht erholsam wahr, obwohl bei einer Untersuchung keinerlei Schlafstörungen feststellbar sind. Betroffene haben das Gefühl, dass sie nicht einschlafen können oder dass sie sich die ganze Nacht unruhig umherwälzen. Aber ein Test im Schlaflabor zeigt, dass sie die ganze Nacht geschlafen haben. Einige Wissenschaftler sind der Ansicht, dass die Technik noch nicht ausgereift genug ist, um die Wachzustände zu erkennen, die bei einer Schlafwahrnehmungsstörung auftreten. Vielleicht werden Ärzte eines Tages besser verstehen, warum diese Patienten das Gefühl haben, wach zu sein. Ängste verstärken häufig den Grad der Schlafwahrnehmungsstörung.

✔ **Idiopathische Insomnie:** Hierbei handelt es sich um eine Schlafstörung, bei der der Patient schon fast sein gesamtes Leben lang schlecht schläft, ohne dass es dafür einen erkennbaren Grund gibt. Diese Störung beginnt bereits im Kindesalter und tritt in bestimmten Familien gehäuft auf. Deshalb glauben viele Wissenschaftler, dass eine bisher unerkannte Störung im Gehirn dafür verantwortlich ist.

Was hat Pawlows Hund mit Ihrem Schlafzimmer zu tun?

Der wohl bekannteste Versuch zu erlerntem Verhalten wurde von dem russischen Wissenschaftler Iwan Pawlow durchgeführt. Immer, wenn er seinen Hunden Futter anbot, klingelte er mit einer Glocke. Zu Beginn löste der Anblick des Futters bei den Hunden erhöhten Speichelfluss aus. Doch nach einiger Zeit brachten die Hunde das Klingeln der Glocke mit dem Futter in Verbindung, und der Speichelfluss setzte schon ein, wenn sie die Glocke hörten, ohne dass sie Futter bekamen.

Genauso haben Sie gelernt, Ihr Bett oder Ihr Schlafzimmer mit Ihrer Schlaflosigkeit in Verbindung zu bringen. Sie haben eine Reaktion erlernt, die Sie daran hindert, in Ihrem eigenen Bett einzuschlafen. Doch es gibt eine gute Nachricht: Sie können wieder umlernen. Ein Arzt, der die Stimuluskontrolltherapie anwendet, kann Ihnen dabei helfen, Ihr Bett wieder mit Schlafen anstatt mit Schlaflosigkeit zu assoziieren.

Sekundäre Insomnie

Bei der sekundären Insomnie ist eine andere Erkrankung wie beispielsweise die Schlafapnoe, das Restless-Legs-Syndrom oder eine Depression für die Schlafstörung verantwortlich. Die Schlaflosigkeit ist in diesem Fall ein Symptom und keine eigenständige Erkrankung. Wenn Sie unter einer sekundären Insomnie leiden, sollte Ihr Arzt nach der auslösenden Erkrankung suchen und sie behandeln. Es wäre ein Fehler, nur die Symptome zu therapieren. Stellen Sie sich beispielsweise vor, ein Patient, der unter Durchblutungsstörungen des Herzens leidet, kommt mit Brustschmerzen in die Notaufnahme und erhält lediglich ein Schmerzmittel. Die Erkrankung wird ungehindert fortschreiten und vielleicht fatale Folgen haben.

Das Gleiche gilt für eine Person, die wegen einer *Schlafapnoe* unter Durchschlafstörungen leidet (siehe Kapitel 9). Wenn ein Arzt dann lediglich ein Schlafmittel verordnet, bleibt die Schlafapnoe unentdeckt und wird immer schlimmer werden, weil

✔ Schlaftabletten meist die Atmung dämpfen,

✔ Schlaftabletten meist die Kollapsneigung der Atemwege erhöhen, da sie die Muskeln im Hals, der Zunge und des weichen Gaumens entspannen,

✔ Schlaftabletten die Grenze erhöhen, ab der das Gehirn bei einer Schlafapnoe eine Weckreaktion auslöst und dadurch die Apnoe-Episoden immer länger werden.

Andererseits sollte ein Betroffener nicht unnötig leiden, wenn die Ursache der Schlafstörung zwar behandelt wird, der Schlaf aber immer noch beeinträchtigt ist. Werden Sie beispielsweise gegen Arthritis behandelt, aber Ihre Schmerzen sind nachts trotzdem so stark sind, dass Sie nicht schlafen können, ist eine Schlaftablette nicht nur eine Gnade, sondern eine adäquate medizinische Therapie.

Alle Erkrankungen von Depressionen über Arthritis, Kopfschmerzen oder Verdauungsstörungen können eine sekundäre Insomnie verursachen. (In Kapitel 5 erfahren Sie noch mehr zur sekundären Insomnie.) Probleme und Schmerzen oder körperliche Beschwerden können eine sekundäre Insomnie als Symptom aufweisen. Die Behandlung der zugrundeliegenden Erkrankung behebt dann in den meisten Fällen auch die Schlafstörung.

Der Schlafmechanismus läuft schief

Sie fragen sich vielleicht »Warum schlafe ich ein?« und »Warum wache ich wieder auf?«. Schlaf- und Wachzustand stehen in einem dynamischen Gleichgewicht. Sie folgen einer exakten Choreographie, die von zwei Schlafmechanismen, dem *homöostatischen Prozess* und der *Weckreizschwelle* und von zwei Wachmechanismen, dem *zirkadianen Rhythmus* und der *Aktivierung des vegetativen Nervensystems*, gesteuert werden. Für einen guten Schlaf müssen diese Mechanismen im Gleichgewicht sein.

Zu Ein- und Durchschlafstörungen kann es schon durch eine einfache Störung des Schlaf-Wach-Rhythmus kommen. Eigentlich hat die Natur es so eingerichtet, dass der Körper so eine Störung selbst wieder reguliert, denn das ist wichtig, um zu überleben. Doch das funktioniert nicht immer. Natürlich gibt es Situationen, in denen Menschen auf Schlaf verzichten (beispielsweise bei Naturkatastrophen). Oder der Schlaf-Wach-Rhythmus gerät wegen einer Flugreise durcheinander, weil sie sich an eine andere Zeitzone anpassen müssen. Doch egal, was die Ursache ist, wenn auch nur ein Regulationsmechanismus gestört ist, ist auch der Schlaf instabil, und es kann passieren, dass er sich ohne etwas Hilfe nicht wieder normalisiert. (In Kapitel 8 können Sie noch mehr über Schlafstörungen erfahren, die durch eine Störung des zirkadianen Rhythmus entstanden sind.)

Der homöostatische Schlafprozess

Der grundlegendste aller Schlafmechanismen wird *homöostatischer Prozess* genannt. Das heißt, je länger Sie wach sind, desto müder werden Sie. Wenn Sie nicht schlafen, wird der Druck immer größer, bis der Schlaf unvermeidlich wird. An diesem Punkt ergreift der Schlaf einfach von Ihnen Besitz. Es gibt keine Vorwarnung. Deshalb kann das gefährlich werden.

Die Weckreizschwelle

Nachdem eine Person eingeschlafen ist, wird ein biologischer Mechanismus aktiviert, die sogenannte *Weckreizschwelle*. Sie hilft dabei, den Schlaf zu erhalten. Dieser Schlafschutz, der wahrscheinlich im Mittelhirn oder im Thalamus sitzt, filtert eingehende Reize und schirmt das Gehirn davor ab, damit es weiter schlafen kann. Wenn ein äußerer Reiz (ein Geräusch) oder ein innerer Reiz (ein Schmerz) diese Weckreizschwelle überschreitet, wachen Sie auf.

Der zirkadiane Rhythmus

Jeder besitzt eine innere Uhr, die etwa 24 Stunden entspricht. Diese Uhr scheint ein Wecker zu sein. Jeder, der schon einmal eine Nacht lang wachgeblieben ist, weiß, dass die Müdigkeit zwischen drei und fünf Uhr morgens am größten ist. Gegen acht oder neun Uhr lässt die Müdigkeit wieder nach, obwohl Sie schon so lange wach sind, denn Ihre innere Uhr ist für diese Zeit auf Wachsein programmiert.

Aktivierung des vegetativen Nervensystems

Das vegetative Nervensystem hat entscheidenden Anteil an Ihrer Schlaflosigkeit. Die Aktivierung des sympathischen Teils des vegetativen Nervensystems kann

✔ Schlaf verhindern,

✔ Sie sehr schnell aus der Haut fahren lassen,

✔ zum Erlernen einer bestimmten Reaktion beitragen. (Mehr zu erlernten Reaktionen finden Sie im Kasten »Was hat Pawlows Hund mit Ihrem Schlafzimmer zu tun?«.)

 Wenn Sie sich nicht merken können, welche Funktion der sympathische und parasympathische Teil Ihres Nervensystems hat, hilft Ihnen dabei vielleicht folgender bildhafter Vergleich: Wenn Ihr Körper ein Auto wäre, dann wäre das sympathische Nervensystem das Gaspedal und das parasympathische Nervensystem die Bremse.

Viele Ursachen der Schlaflosigkeit wirken über diesen Mechanismus. Die Ursache für die Aktivierung des sympathischen Nervensystems kann außerhalb (extrinsisch) und innerhalb (intrinsisch) von Gehirn und Körper liegen. Zu den extrinsischen Reizen gehören Koffein, Stimulanzien, Hitze oder Geräusche. Beispiele für intrinsische Faktoren wären Angst, Sorgen, Schmerzen und Ärger. Wenn einer dieser Faktoren Oberhand gewinnt, sind Sie erst einmal aufgewühlt, und es dauert einige Zeit, bis Sie sich wieder entspannen. Wird Ihr vegetatives Nervensystem regelmäßig in Zusammenhang mit dem Zubettgehen stimuliert, kann das zu einer erlernten Reaktion führen. Wenn Sie ins Bett gehen, sich Sorgen machen und deswegen nicht schlafen können, kann das dazu führen, dass irgendwann schon das Bett die Schlaflosigkeit auslöst.

Ein Nickerchen – gut oder schlecht?

Einige Menschen, die an Ein- oder Durchschlafstörungen leiden, nicken gelegentlich tagsüber und in den frühen Abendstunden ein. Manchmal sind sie so müde, dass sie ihre Augen einfach nicht mehr offen halten können, und denken, ein kleines Nickerchen würde jetzt nicht schaden. Auch wenn sich die Betroffenen danach besser fühlen, ist ein Nickerchen keine gute Idee. Die meisten Ärzte sind der Ansicht, dass sie dadurch am Abend noch schlechter einschlafen und den Erfolg von Langzeittherapien gefährden, in denen sie lernen, Schlaf wieder mit Dunkelheit zu assoziieren und eine feste Schlafenszeit einzuhalten.

Häufige Ursachen der Insomnie

Ein- und Durchschlafstörungen können unterschiedlichste Ursachen haben. Achten Sie darauf, dass Ihr Arzt der Ursache für Ihre Schlafstörung auf den Grund geht, sonst wird die Behandlung nicht so effektiv sein, wie sie sein sollte. Dabei müssen Veranlagung, auslösende und unterhaltende Faktoren und die Mechanismen, über die sie wirken (Homöostase, Weckreizschwelle, zirkadianer Rhythmus und vegetatives Nervensystem), beachtet werden.

Zu den häufigsten Ursachen der Schlaflosigkeit zählen

✔ Ängste oder Stress

✔ Verschiedene Medikamente wie Diätpillen, Blutdruckmedikamente und Medikamente gegen Asthma und Allergien

✔ Chronische Erkrankungen wie Arthritis oder Asthma, die Schmerzen oder andere Beschwerden verursachen

✔ Depressionen oder andere emotionale Probleme

✔ Essen oder Getränke, die Koffein enthalten oder zu Verdauungsstörungen führen

✔ Schlechte Schlafgewohnheiten wie beispielsweise unregelmäßige Schlafenszeiten oder Haustiere im Bett

Arbeiten Sie gemeinsam mit Ihrem Arzt daran, die Gründe für Ihre Schlaflosigkeit aufzuspüren. Versuchen Sie herauszufinden, ob Stress, emotionale Probleme, Krankheiten, Stimulanzien (wie Koffein oder Nikotin), Medikamente, Schlafgewohnheiten oder Ihre Schlafumgebung eine Rolle spielen. Warum sollten Sie ein Schlafmittel nehmen, wenn der eigentliche Grund Ihrer Schlafstörung zu viel Koffein ist? Da wäre es doch sinnvoller, den Koffeinkonsum einzuschränken. Es ist wichtig, die genaue Ursache für Ihre Schlaflosigkeit aufzudecken. Doch ebenso wichtig ist es, Erkrankungen zu behandeln, die zusätzlich zu Ihrer Schlafstörung beitragen.

 Viele rezeptfreie und auch rezeptpflichtige Medikamente können kurzzeitige Schlafstörungen hervorrufen. Dazu gehören abschwellende oder die Bronchien erweiternde Medikamente, Antidepressiva, Diuretika, Antihistaminika und Medikamente für die Schilddrüse, den Blutdruck, gegen Epilepsie und Herzrhythmusstörungen. Lesen Sie deshalb genau den Beipackzettel. Wenn bei einem Medikament angegeben ist, dass es zu Nervosität, Zittrigkeit oder Schlaflosigkeit führen kann, sollten Sie ein Medikament auswählen, das diese Nebenwirkungen nicht besitzt.

Die Symptome der primären Insomnie

Sie wundern sich vielleicht, warum wir die Symptome der Insomnie genauer betrachten. Sie sagen: »Ich kenne die Symptome – *ich bin hellwach!*«

Auch wenn das Problem, ein- oder durchzuschlafen, das offensichtlichste Symptom der Insomnie ist, gibt es doch auch andere Symptome, die Sie bisher nicht mit Ihrer Schlafstörung in Verbindung gebracht haben. Außerdem ist nicht unbedingt die Insomnie selbst die Erkrankung, sondern sie ist nur ein Symptom einer anderen, weitaus schwerwiegenderen Krankheit. (Lesen Sie in Kapitel 5, welche Ursachen eine sekundäre Insomnie haben kann.) Ihr Arzt muss Sie gründlich untersuchen, dann kann er alle Puzzleteile zusammensetzen, die richtige Diagnose stellen und eine geeignete Therapie beginnen.

Das häufigste Symptom von Ein- oder Durchschlafstörungen ist, was ein Wunder, Schlaflosigkeit. Hätten Sie's gewusst? Wenn ja, erwartet Sie am Ende dieses Kapitels Ihre Belohnung. (Ein kleiner Tipp: Die Belohnung wird sein, dass Sie nachts wieder besser schlafen.)

Andere häufige Symptome sind

✔ Angst

✔ ein »vernebeltes Gehirn« oder Konzentrationsschwierigkeiten

✔ Schläfrigkeit

✔ Erschöpfung

✔ verminderte Gedächtnisleistung

✔ Reizbarkeit

Auch wenn Ihnen längst klar war, dass Erschöpfung und Schläfrigkeit Symptome einer Schlafstörung sind, so ist es bestimmt neu für Sie, dass auch Ängste und schlechte Laune von Ihrer Schlaflosigkeit herrühren können. Und nur wenige wissen, welch große Auswirkung eine anhaltende Insomnie auf Gedächtnis und Konzentrationsfähigkeit hat. Doch all das sind Symptome von Ein- und Durchschlafstörungen. Wenn Sie also müde, ängstlich und einfach schlecht drauf sind, wenn Sie sich nicht konzentrieren können, aber nicht wissen, warum, sollten Sie eine Insomnie als Ursache dafür in Betracht ziehen. Schlaf ist wichtig, damit sich das Gehirn regenerieren kann. Wenn sich das Gehirn nicht erholen kann, leiden Ihre geistigen und körperlichen Fähigkeiten.

Eine chronische Insomnie kann auch andere, weniger bekannte Symptome hervorrufen. Viele von ihnen würden Sie normalerweise nicht mit einer Schlafstörung in Verbindung bringen. Zu den weniger bekannten Symptomen gehören

✔ Teilnahmslosigkeit

✔ Kopfschmerzen

✔ erhöhter Blutdruck

✔ wenig Energie

✔ ein allgemeines Krankheitsgefühl

✔ Gewichtszunahme

Diagnostik der Insomnie

Wenn Sie zu Ihrem Hausarzt gehen, wird er zuerst untersuchen, ob Sie an einer primären oder sekundären Insomnie leiden (siehe Abschnitt »Einteilung nach Ursachen« etwas weiter vorne in diesem Kapitel und Kapitel 5 mit weiteren Informationen über sekundäre Insomnie). Ihr Arzt wird einige Tests durchführen, dann kann er eine genaue Diagnose stellen. (In Kapitel 3 steht mehr über Diagnostik.)

Zuerst wird er wahrscheinlich Ihre Krankengeschichte aufnehmen und viele Fragen stellen, um herauszufinden, wie Ihre Schlafqualität ist. Dazu gehören:

✔ Wie lange haben Sie schon Schlafprobleme?

✔ Hatten Sie besonderen Stress oder emotionale Probleme, als Ihre Schlafstörungen begannen?

✔ Wie gut haben Sie vorher geschlafen?

✔ Wie häufig leiden Sie unter Schlaflosigkeit?

✔ Gibt es etwas, das die Schlafstörungen bessert?

✔ Gibt es etwas, das die Schlafstörungen verschlechtert?

✔ Wie lange dauert es, nachdem Sie ins Bett gegangen sind, bis Sie einschlafen?

✔ Schlafen Sie die ganze Nacht durch, wachen Sie mehrfach auf oder erwachen Sie zu früh am Morgen?

✔ Sind Sie morgens gut erholt oder fühlen Sie sich kaputt?

✔ Wie häufig wachen Sie nachts auf?

✔ Wie lange dauert es, bis Sie nach dem Erwachen wieder einschlafen können?

✔ Sind Sie tagsüber erschöpft und schläfrig?

✔ Beeinflusst Ihre Schläfrigkeit Ihre geistige Leistungsfähigkeit und Ihre Leistungen im Job?

✔ Hat Ihre Schlafstörung negative Auswirkungen auf Ihr Leben, Ihre Stimmung und auf die zwischenmenschlichen Beziehungen im privaten und beruflichen Umfeld?

Ihr Arzt wird Sie vermutlich auch zu Ess- und Trinkgewohnheiten befragen, um auszuschließen, dass zuviel Koffein der Grund der Schlaflosigkeit ist. Er möchte auch wissen, ob Sie rezeptfreie oder rezeptpflichtige Medikamente einnehmen, denn Schlafstörungen können Nebenwirkungen dieser Medikamente sein. Außerdem ist wichtig, ob und zu welcher Tageszeit Sie Sport treiben. Und Ihr Arzt wird nach anderen körperlichen oder psychischen Erkrankungen suchen, die eine Schlafstörung auslösen können.

 Das ist eine lange Liste, doch Ihr Arzt benötigt wirklich auf alle Fragen eine Antwort, damit er Ihre Schlafstörung richtig einschätzen kann. Sie können zwei Wochen, bevor Sie zum Arzt gehen, ein Schlaftagebuch führen. So erhält Ihr Arzt aktuelle und genaue Informationen über Ihre Schlafgewohnheiten. Wenn Sie mehr über das Führen eines Schlaftagebuches erfahren möchten, lesen Sie Kapitel 2.

Die Schlafanamnese

Wenn Ihr Arzt Sie dazu befragt, wie Sie schlafen, wird ein Schlaftagebuch (siehe Kapitel 2) sehr nützlich sein. Sollten Sie kein Schlaftagebuch geführt haben, können die Erinnerungen an alle Einzelheiten und die genauen zeitlichen Zusammenhänge Ihrer Schlafstörung so ungenau sein, dass Ihr Arzt Ihnen nicht helfen kann. Er wird nicht nur Ihr Schlaftagebuch lesen, sondern auch Ihren Partner fragen, wie er Ihre Schlafprobleme beurteilt. Manchmal hat der Partner einen viel genaueren Eindruck von der Situation als der Betroffene selbst.

Ihr Arzt wird Ihr Schlaftagebuch auch nach Informationen durchforsten, die er schon in Ihrer Krankengeschichte gesammelt hat. Beispielsweise, wie lange es dauert, bis Sie einschlafen, ob Sie zu früh oder mehrfach aufwachen und wie Sie Ihre Schlafqualität einschätzen. Achten Sie darauf, all diese Dinge auch in Ihrem Schlaftagebuch zu notieren.

Ihr Arzt möchte außerdem wissen, wann Ihre Schlafprobleme begonnen haben, wie lange sie schon andauern und ob es einen leicht erkennbaren Auslöser dafür gibt, beispielsweise emotionale Probleme. Zum Schluss befragt Ihr Arzt Sie noch zu Ihren Schlafgewohnheiten. Dazu gehört, ob Sie zum Beispiel regelmäßige Schlafenszeiten, ein bequemes Bett und eine angenehme Schlafumgebung haben.

Danach werden Sie gründlich untersucht, denn nur so kann Ihr Arzt herausfinden, ob eine andere Erkrankung der Grund für Ihre Schlafstörungen ist. Deshalb werden vielleicht auch Blut- und Urintests gemacht.

Tests im Schlaflabor

Ihr Arzt wird Sie in ein Schlaflabor überweisen (siehe Kapitel 3), wenn er vermutet, dass hinter Ihrer Schlafstörung eine andere Erkrankung wie beispielsweise eine Schlafapnoe, periodische Gliedmaßenbewegungen oder eine Epilepsie steckt. Schlaflabortests sind allerdings witzlos, wenn Sie nicht schlafen können, weil Ihr Partner zu laut schnarcht oder weil der Nachbarshund laut bellt, denn diese Störfaktoren gibt es im Schlaflabor nicht mehr.

Wenn Ihr Arzt herausgefunden hat, unter welcher Art der Insomnie Sie leiden und was diese auslöst, wird er eine der Therapien vorschlagen, die wir in den folgenden Kapiteln genauer besprechen.

Die Therapie der Insomnie

Wenn die Diagnostik abgeschlossen ist, empfiehlt Ihr Arzt eine Therapie. Meist richtet er sich dabei nach den Richtlinien, die wir in der Tabelle 4-1 für Sie zusammengestellt haben (jede dieser Therapiemöglichkeiten wird in den folgenden Abschnitten noch genauer erläutert).

Wenn bei Ihnen eine sekundäre Insomnie festgestellt wurde, wird sich die Therapie in erster Linie nach der zugrundeliegenden Erkrankung richten. Wenn dieses Problem gelöst ist, sollten Sie auch wieder besser schlafen (siehe Kapitel 5).

Art der Insomnie	Therapiemöglichkeit
transiente Insomnie	Verschreibung eines Nicht-Benzodiazepins
kurzzeitige Insomnie	Verschreibung eines Nicht-Benzodiazepins und zusätzlich Verbesserung der Schlafhygiene und eventuell Stimulus-kontrolltherapie
chronische Insomnie	Verschreibung eines Nicht-Benzodiazepins und eventuelle Überweisung in ein Schlaflabor (falls der Arzt vermutet, dass es sich nicht nur um eine Insomnie handelt), Verbesserung der Schlafhygiene, Beschränkung der Schlaf-dauer, Stimuluskontrolle, Entspannungsübungen, Bio-feedback, Imaginationstraining, Schlafentzugstherapie und/oder kognitive Verhaltenstherapie

Tabelle 4.1: Therapiemöglichkeiten der Insomnie

 Wie eine Studie belegte, die 1998 in der Zeitschrift *Sleep* erschienen ist, behandeln viele Menschen ihre Ein- und Durchschlafstörungen selbst. Die Studienteilnehmer berichteten, dass sie mit Alkohol und sowohl rezept-freien als auch rezeptpflichtigen Medikamenten versuchten, ihre Schlaflo-sigkeit in den Griff zu bekommen. Sollten auch Sie Ihre Schlafstörung bis-her selbst behandelt haben, müssen Sie Ihrem Arzt unbedingt genau berichten, welche Medikamente Sie genommen und was Sie noch alles ver-sucht haben. Nur so kann er Ihnen etwas verordnen, das keine ungünstigen Wechselwirkungen damit hervorruft. Sehr wahrscheinlich wird Ihr Arzt Sie von Ihrer Eigentherapie entwöhnen, damit er mit einer Behandlung begin-nen kann, die für Sie am besten geeignet ist.

Verschreibungspflichtige Schlafmittel

Viele Ärzte glauben noch immer, dass alle Schlafmittel abhängig machen. Deshalb ist es für Menschen, die unter Ein- und/oder Durchschlafstörungen leiden, oft so schwie-rig, Hilfe zu finden. Natürlich waren diese Bedenken berechtigt, als ausschließlich Barbiturate als Schlafmittel zur Verfügung standen, denn die Patienten wurden davon abhängig, und eine Überdosierung konnte tödlich sein. Doch heute gibt es verschrei-bungspflichtige Medikamente, die diese Risiken nicht besitzen. Mit diesen Präparaten können Sie wieder gut schlafen, ohne am nächsten Morgen völlig schlaftrunken zu sein.

Es gibt folgende verschreibungspflichtige Schlafmittel:

✔ Benzodiazepine

✔ Nicht-Benzodiazepine – sie haben den Effekt der Benzodiazepine, aber nicht deren Nebenwirkungen

✔ Sedierende (beruhigende) Antidepressiva, Antikonvulsiva, Psychopharmaka werden manchmal auch zur Therapie der Insomnie eingesetzt. Sie können jedoch erhebliche Nebenwirkungen haben und zu Problemen führen, wenn der Patient sie absetzt.

Die »ideale« Schlafmedizin

Das ideale Schlafmittel wirkt schnell, wird schnell wieder aus dem Körper ausgeschieden, wirkt nicht noch am nächsten Morgen nach, verändert nicht die Schlafarchitektur, verursacht keinen morgendlichen Hangover-Effekt, hat keine Nebenwirkungen, macht nicht abhängig, verursacht keine Rebound-Insomnie (das Wiederauftreten der Schlafstörung nach Absetzen der Schlaftabletten) und besitzt ein geringes Potenzial für Missbrauch und Überdosierung. Leider muss dieses ideale Schlafmittel erst noch erfunden werden.

Benzodiazepine

Schlafmittel, die zur Gruppe der Benzodiazepine gehören, gibt es seit den 60er Jahren. Sie sind sehr wirkungsvoll und werden für die kurzzeitige Behandlung von Ein- und Durchschlafstörungen eingesetzt. Doch sie haben erhebliche Nebenwirkungen wie zum Beispiel die Tagesmüdigkeit. Bei längerem Gebrauch machen sie abhängig. Sie unterdrücken zwar die Übererregbarkeit, die mit der Schlaflosigkeit einhergeht, doch die Benzodiazepine stören auch die gesunde Schlafarchitektur.

Der Begriff *Schlafarchitektur* ist eine einfallsreiche Beschreibung für das gesamte Schlafmuster, das man in einer Nacht durchläuft, für das Verhältnis der verschiedenen REM- und Non-REM-Schlafphasen und der Schlafzyklen. Diese einzelnen Komponenten werden miteinander verglichen, um sowohl die Qualität als auch die Quantität Ihres Schlafs zu bestimmen. (In Kapitel 1 erfahren Sie mehr zum REM- und Non-REM-Schlaf.)

Nutzen

Der Nutzen der Benzodiazepine liegt darin, dass sie sehr wirkungsvoll sind.

Nachteile

Zu den Nachteilen gehören:

✔ Sie können abhängig machen.

✔ Sie können die Schlafarchitektur verändern.

✔ Sie haben eine muskelentspannende, angstlösende und krampflösende Wirkung, die der Betroffene vielleicht gar nicht benötigt.

✔ Sie können die Atmung verlangsamen. (Das kann bei einer gleichzeitig bestehenden Schlafapnoe tödlich sein.)

✔ Sie können Schwindel und Probleme beim Sprechen oder Laufen hervorrufen.

✔ Die länger wirksamen Benzodiazepine werden langsamer wieder aus dem Körper ausgeschieden. Das kann zu Tagesmüdigkeit und geistigen und körperlichen Beeinträchtigungen führen.

✔ Sie haben einen Gewöhnungseffekt. Mit der Zeit sind immer höhere Dosierungen nötig, um die gleiche Wirkung zu erzielen.

✔ Sie können eine *Rebound-Insomnie* (eine Verschlimmerung der Schlafprobleme) und Entzugssymptome verursachen, wenn der Betroffene das Medikament absetzt.

Nicht-Benzodiazepine

Die Nicht-Benzodiazepine wurden in den 80er Jahren entwickelt und zählen heute zu den bevorzugten Medikamenten, die zur Behandlung von Ein- und Durchschlafstörungen eingesetzt werden. Sie besitzen den Nutzen der Benzodiazepine, ohne dabei deren unerwünschte Nebenwirkungen aufzuweisen. Sie stellen einen großen Fortschritt für die Therapie der Insomnie dar.

Die Pharmaindustrie arbeitet ständig weiter an der Entwicklung neuer Schlafmedikamente – immer auf der Suche nach Präparaten, die gut wirken, aber wenig Nebenwirkungen haben.

Nutzen

✔ Sie helfen den Betroffenen, schneller einzuschlafen.

✔ Sie erhöhen die gesamte Schlafzeit.

✔ Sie beeinträchtigen nicht die Schlafarchitektur. Bei Patienten, die unter einer Insomnie leiden, können sie diese sogar verbessern.

✔ Sie werden schnell wieder ausgeschieden. Patienten mit Durchschlafstörungen können sie sogar noch während der Nacht einnehmen.

✔ Sie haben keinen beruhigenden Effekt, der noch im Laufe des folgenden Tages anhält.

✔ Der Arzt kann den Therapieplan besser an die individuellen Bedürfnisse des Patienten anpassen.

✔ Sie haben keine starke muskelentspannende, angstlösende und krampflösende Wirkung.

✔ Sie verursachen keine Rebound-Insomnie oder andere Entzugserscheinungen, wenn der Patient sie absetzt.

Nachteile

Auch wenn die Nicht-Benzodiazepine für die meisten Patienten sehr nützlich sind, besitzen sie einige Nachteile:

✔ Weil sie so schnell ausgeschieden werden, kann es sein, dass die Patienten weiterhin zu früh aufwachen.

✔ Bei längerem Gebrauch kann eine stärkere Dosierung nötig sein, um einen therapeutischen Nutzen zu erzielen.

✔ Die höhere Dosierung bei einer Langzeitanwendung kann einen Hangover-Effekt zur Folge haben. Das bedeutet, dass die beruhigende Wirkung des Schlafmittels auch am darauffolgenden Tag noch anhält und die Betroffenen tagsüber erschöpft und desorientiert sind.

 Sie nehmen kein Schlafmittel, weil Sie Angst haben, abhängig zu werden? Keine Sorge. Moderne Nicht-Benzodiazepine machen nicht abhängig, wenn sie in der empfohlenen Dosierung eingenommen werden. Doch wenn Sie über einen langen Zeitraum eine hohe Dosis einnehmen, können Sie ohne Ihr Schlafmittel nicht mehr einschlafen. Dann hätten Sie die gleiche Situation wie zu der Zeit, bevor Sie ein Schlafmittel genommen haben. Diese Gewöhnung ist nicht gut, doch weit weniger gefährlich als eine echte Abhängigkeit.

Beruhigende Antidepressiva, Psychopharmaka und Antikonvulsiva

Auch wenn noch nicht genau untersucht wurde, wie sicher und effektiv diese Medikamente bei der Therapie der Insomnie sind, werden sie manchmal dagegen verschrieben, denn zu ihren Nebenwirkungen gehört, dass sie müde machen.

Nutzen

Der Nutzen dieser Medikamente ist, wie Sie sicherlich schon vermuten, die Schläfrigkeit, die sie auslösen.

Nachteile

✔ Sie können Nebenwirkungen haben, die sich auf das Herz auswirken.

✔ Sie verursachen einen Hangover-Effekt.

✔ Sie können Ihre Schlafarchitektur verändern und insbesondere den REM-Schlaf unterdrücken.

✔ Sie können leicht überdosiert werden.

✔ Einige dieser Präparate haben erhebliche Nebenwirkungen.

Rezeptfreie Schlafmittel

Ein- und Durchschlafstörungen sind ein weit verbreitetes Problem, und viele Pharma-unternehmen bieten aus diesem Grunde unterschiedlichste rezeptfreie Schlafmittel an. Auch wenn diese Mittel bei einer chronischen Insomnie nur wenig nützen, können sie doch von Zeit zu Zeit für eine Nacht helfen.

Die meisten dieser Medikamente enthalten Antihistaminika. Diese Antihistaminika machen Sie müde, und sie können unerwünschte Nebenwirkungen wie Mundtrocken-heit, einen Hangover-Effekt, Übelkeit, Sehstörungen oder Darmträgheit hervorrufen.

Bevor Sie ein rezeptfreies Mittel kaufen, sollten Sie den Beipackzettel gründlich stu-dieren oder sich vom Apotheker beraten lassen. Wenn bei einem Medikament vor Ner-vosität, Zittrigkeit oder Schlaflosigkeit gewarnt wird, sollten Sie ein anderes Präparat ohne diese Nebenwirkungen auswählen.

Schlafmittel aus der Natur

Viele verschiedene natürliche Mittel oder Pflanzen werden als Schlafmittel beworben. Bei einigen wie beispielsweise Melatonin wurde die Wirksamkeit in klinischen Tests nachgewiesen. Für andere wie beispielsweise die Kamille gibt es lediglich einige Erfah-rungsberichte, die ihre Wirksamkeit unterstreichen.

 Wenn Sie sich für ein pflanzliches Arzneimittel entscheiden, sollten Sie Ihren Arzt darüber informieren, denn einige sollte man nicht zusammen mit bestimmten Medikamenten einnehmen (dazu zählen auch rezeptfreie Schlafmittel). Außerdem muss Ihr Arzt wissen, was Sie bereits einnehmen, damit man unerwünschte oder vielleicht sogar gefährliche Wechselwirkun-gen verhindern kann.

Melatonin

Melatonin ist ein Hormon, das in der Zirbeldrüse, einem Teil des Zwischenhirns, pro-duziert wird. Es steuert im Körper den Tag-Nacht-Rhythmus oder saisonale Verände-rungen. (Über die saisonal-affektive Störung oder Winterdepression erfahren Sie mehr in Kapitel 5.) Vor einigen Jahren wurde dieses Hormon in den USA als Geheimwaffe gegen Schlafstörungen sehr beliebt. Doch das ließ wieder nach, als seine Nebenwir-kungen bekannt wurden, zu denen unter anderem Depressionen und Kopfschmerzen gehören.

In den USA gelten Melatoninpräparate als Nahrungsergänzungsmittel. Doch Melatonin ist ein Hormon, und als solches wird es in Europa als Arzneimittel eingestuft. Deshalb sind in Deutschland melatoninhaltige Medikamente verschreibungspflichtig.

Melatonin hat folgenden Nutzen (denken Sie jedoch daran, dass viele Menschen keinerlei Nutzen verspüren):

✔ Es verkürzt die Zeit, die Sie zum Einschlafen brauchen.

✔ Es beeinträchtigt die Schlafarchitektur nicht.

✔ Es kann einen unregelmäßigen Schlaf-Wach-Rhythmus normalisieren.

Folgende Nachteile müssen bedacht werden:

✔ Sie fühlen sich taumelig.

✔ Kopfschmerzen

✔ verminderte Libido

✔ leichte Depression

✔ Albträume

✔ starke Stimmungsschwankungen

Baldrian

Baldrian ist schon sehr lange dafür bekannt, dass er beruhigend und schlaffördernd wirkt. Bei leichteren Fällen von Ein- oder Durchschlafstörungen kann er sehr nützlich sein.

 Baldrian kann mit einigen verschreibungspflichtigen Medikamenten in Wechselwirkung treten. Dazu gehören Antidepressiva, angstlösende Medikamente und auch einige Schlafmittel. Denken Sie deshalb daran, Ihren Arzt über die Einnahme von Baldrian zu informieren, um Probleme zu vermeiden.

Baldrian kann folgende Nebenwirkungen haben:

✔ Kopfschmerzen

✔ Verdauungsstörungen und Magenschmerzen

✔ Ruhelosigkeit

Kamillentee

Seit Jahrhunderten wird Kamillentee verwendet, um die unterschiedlichsten Beschwerden zu lindern. Auch Schlaflosigkeit gehört dazu.

Kamillentee fördert angeblich einen tiefen Schlaf und wirkt entspannend und beruhigend. Doch bevor Sie gleich losgehen und sich Kamillentee besorgen, sollten Sie folgende Nachteile bedenken:

✔ Bei empfindlichen Personen kann Kamillentee eine Kontaktdermatitis oder andere allergische Reaktionen hervorrufen.

✔ Er stört die Wirkung von Epilepsiemedikamenten.

✔ Trinken Sie keinen Kamillentee, wenn Sie regelmäßig Aspirin oder blutverdünnende Medikamente wie Warfarin oder Heparin einnehmen, sonst steigt das Blutungsrisiko.

Noch viele andere Pflanzen werden als Schlafmittel empfohlen. Sprechen Sie immer mit Ihrem Arzt, bevor Sie ein neues pflanzliches Arzneimittel einnehmen. Dann können Sie sich sicher sein, dass keine unerwünschten Wechselwirkungen mit anderen Medikamenten auftreten.

Der süße Duft des Schlafs

In einer aktuellen amerikanischen Studie haben Wissenschaftler herausgefunden, dass der Duft von Jasmin Menschen besser schlafen lässt. Sie beobachteten die Versuchspersonen über drei Nächte. Diese schliefen in Räumen, deren Luft ein Hauch von Jasmin- oder Lavendelduft hinzugefügt wurde. (Die Versuchspersonen konnten allerdings auch in einem Raum ganz ohne Duft schlafen.) Die Personen schliefen bei Jasminduft am besten. Sie berichteten, dass sie sich weniger ängstlich fühlten, wenn sie erwachten. Außerdem absolvierten sie nach dem Aufwachen einige Tests, bei denen ihre geistigen Fähigkeiten untersucht wurden, besser als die beiden anderen Gruppen. Obwohl diese Ergebnisse vielversprechend sind, müssen weitere Studien durchgeführt werden.

Wirkungsvolle Verhaltenstherapien

In den folgenden Abschnitten werden drei Behandlungsmöglichkeiten vorgestellt, die Ihr Arzt vielleicht vorschlägt, wenn Sie unter einer kurzzeitigen oder chronischen Insomnie leiden. Dabei handelt es sich um die kognitive Verhaltenstherapie, die Schlafrestriktion und die Stimuluskontrolle. Außerdem stellen wir noch zwei weitere Möglichkeiten vor, mit denen Sie Ihre Schlafstörung überwinden können.

Egal welche Therapie Ihnen Ihr Arzt verordnet, Sie können Ihre Schlafstörung besiegen. Es können mehrere Versuche notwendig sein, und vielleicht müssen verschiedene Therapien miteinander kombiniert werden, bevor sich Erfolge einstellen. Geben Sie nicht auf, und Sie werden bald wieder gut schlafen.

Die kognitive Verhaltenstherapie

Die kognitive Verhaltenstherapie wird noch nicht so lange bei Schlafstörungen ange-wendet. Sie kombiniert kognitive Techniken, die das negative Denken korrigieren, mit einer Verhaltenstherapie, die selbstzerstörerische und schädliche Verhaltensweisen korrigiert. Man hat herausgefunden, dass Patienten, die unter psychischen Erkran-kungen wie Zwangserkrankungen, Phobien, chronischen Ängsten oder Stress, Depres-sionen, Essstörungen, Medikamentenmissbrauch oder Ähnlichem leiden, mit der Kopplung von kognitiver und Verhaltenstherapie sehr gut geholfen werden kann. Mittlerweile hat sich herausgestellt, dass die kognitive Verhaltenstherapie auch bei der Behandlung verschiedener Schlafstörungen hilfreich ist.

Die kognitive Verhaltenstherapie wird bei der Behandlung der Insomnie eingesetzt, damit die Patienten schlechte Schlafgewohnheiten, die die Schlaflosigkeit unterhal-ten, verändern und durch positive Schlafgewohnheiten, die den Schlaf fördern, erset-zen. Das bedeutet, dass der Betroffene sein Schlafzimmer wieder mit Schlaf und nicht mit Schlaflosigkeit assoziiert. Die kognitive Verhaltenstherapie soll die psychischen Verknüpfungen der chronischen Schlaflosigkeit und der erlernten Reaktion darauf aufbrechen. Sie hilft den Betroffenen, schädliche Verhaltensweisen zu kontrollieren, indem sie lernen, sich selbst zu beruhigen und dadurch überlegter zu handeln.

Durch die kognitive Verhaltenstherapie können Betroffene erkennen, wie ihr Denk-muster ihnen ein verzerrtes Bild dessen liefern kann, was mit ihnen geschieht. Dieses negative Denken kann Ängste, Depressionen oder Ärger auslösen. Menschen, die in diesem negativen Denken gefangen sind, treffen häufig falsche Entscheidungen und entwickeln ein selbstzerstörerisches Verhalten, ohne zu erkennen, was sie da anrich-ten. Die kognitive Verhaltenstherapie hilft ihnen dabei, dieses Verhalten durch positive und nützlichere Verhaltensweisen zu ersetzen.

Schlafrestriktion

Die Schlafrestriktion unterstützt Menschen dabei, die an Ein- oder Durchschlafstörun-gen leiden, dass die im Bett verbrachte Zeit langsam wieder der Zeit entspricht, die sie schlafen. Zuerst müssen Sie über ein Schlaftagebuch (siehe Kapitel 2) herausfinden, wie lange Sie tatsächlich schlafen. Danach wird die Zeit, zu der Sie ins Bett gehen, an Ihre Schlafzeit angeglichen. Sie gehen jetzt nicht mehr zu Ihrer bisher gewohnten Zeit schlafen. Wenn Sie beispielsweise immer acht Stunden im Bett lagen, aber davon nur fünf Stunden geschlafen haben, wird Ihr Schlafplan jetzt auf fünf Stunden festgelegt. Sie gehen dann beispielsweise um Mitternacht ins Bett und müssen um fünf Uhr wieder aufstehen. Wenn Sie sich aber auch jetzt hin und her wälzen, werden Sie weniger schla-fen und ganz bestimmt am darauffolgenden Abend müder sein.

 Seien Sie tagsüber vorsichtig, während Sie ein Schlafdefizit wegen Insom-nie haben. Fahren Sie kein Auto und bedienen Sie keine Maschinen, wenn Sie sehr müde und erschöpft sind.

Die Schlafrestriktion wirkt, indem ein Schlafdefizit erzeugt wird. Das erhöht den Drang zu schlafen. Die Schlafrestriktion konzentriert die Schlafzeit, verringert die Schlafunterbrechungen und minimiert die Zeit, die Sie wach im Bett liegen. Wenn Sie es schaffen, einen Großteil der im Bett verbrachten Zeit (85 Prozent oder mehr) zu schlafen, können Sie die Zeit im Bett schrittweise um 15 bis 20 Minuten erhöhen, bis Sie es schaffen, wieder die ganze Nacht gut zu schlafen.

Stimuluskontrolle

Die Stimuluskontrolltherapie, die von Richard Bootzin an der Universität von Arizona entwickelt wurde, ist speziell für die Behandlung der konditionierten (erlernten) Insomnie gedacht (siehe Abschnitt »Einteilung nach Ursachen«). Bei dieser Therapie üben Sie, Ihr Schlafzimmer ausschließlich mit Schlaf zu assoziieren, damit Sie schneller einschlafen können, wenn Sie zu Bett gehen. Sie verlagern alle Tätigkeiten (außer Ihrem Liebesleben natürlich) an einen geeigneteren Ort. Sie essen zum Beispiel ausschließlich in der Küche und sehen nur im Wohnzimmer fern. Um das zu erreichen, sollten Sie im Schlafzimmer kein Telefon, kein Fernsehgerät, keine Bücher und keinen Computer haben. Außerdem richten Sie sich nach Folgendem:

✔ Gehen Sie nur zu Bett, wenn Sie müde sind.

✔ Stehen Sie auf und gehen in einen anderen Raum, wenn Sie nicht schlafen oder nicht wieder einschlafen können, und beschäftigen sich mit etwas Langweiligem. Sie gehen nicht ins Bett, bevor Sie wieder müde sind. (**Hinweis:** Es ist nicht erlaubt, auf die Uhr zu sehen. Legen Sie die Uhr unter das Bett oder drehen Sie sie zur Wand.)

✔ Stehen Sie jeden Morgen zur gleichen Zeit auf, egal wie lange Sie geschlafen haben.

✔ Fahren Sie auf keinen Fall Auto, wenn Sie müde sind!

Eine bessere Schlafhygiene erlernen

Sie haben vielleicht noch nicht erkannt, dass bestimmte Verhaltensweisen zu Ihren Schlafproblemen beitragen. Dazu zählen unter anderem das Rauchen und übermäßiger Alkoholgenuss. Zu einer guten Schlafhygiene gehört, dass Sie darauf achten, wie viel Koffein Sie zu sich nehmen und dass Sie nur zu Zeiten Sport treiben, die Ihren Schlaf nicht stören. Sie sollten lernen, wie Sie sich vor dem Schlafengehen etwas entspannen und wie Sie sich eine einladende und bequeme Schlafumgebung schaffen. In den Kapiteln 6 und 7 erfahren Sie mehr zum Thema Schlafhygiene und bekommen ein paar Tipps, wie Sie Ihr Schlafzimmer und Ihre Schlafgewohnheiten wieder »entrümpeln« können.

Andere Behandlungsmöglichkeiten der Insomnie

Ihr Arzt wird Ihnen möglicherweise eine oder mehrere der folgenden Techniken empfehlen, um Ihre Schlafprobleme wieder in den Griff zu bekommen – besonders, wenn Sie keine Schlafmittel nehmen möchten (in Kapitel 6 gehen wir noch ausführlicher auf diese Techniken ein):

✔ **Biofeedback** verwendet spezielle Geräte, mit deren Hilfe Menschen die Kontrolle über bestimmte Körperfunktionen wie Gehirnströme, den Blutdruck, die Muskelspannung oder die Atmung erlernen können, um sich besser zu entspannen.

✔ Die **Tiefenatmung** reichert Ihr Blut besser mit Sauerstoff an. Das vermindert Erschöpfung, Stress und Ängste.

✔ **Imaginationsübungen** helfen, stress- und angstverursachende Bilder, die in Ihrem Kopf kreisen, durch angenehme und entspannende Bilder zu ersetzen.

✔ Durch die **progressive Muskelentspannung** lernen die Menschen, angespannte Muskeln bewusst zu entspannen. Das erzeugt ein allgemeines Gefühl der Entspannung, und Sie können besser einschlafen.

Diese Therapieversuche sind verboten

Menschen, die seit langem verzweifelt versuchen, wieder gut zu schlafen, haben im Laufe der Jahre häufig nichts unversucht gelassen, um endlich wieder genug Schlaf zu finden. Werfen Sie einen Blick auf die folgenden Selbstversuche. Doch ganz egal, was Ihre Freunde oder Kollegen Ihnen sagen, es handelt sich allesamt um definitiv schlechte Schlafgewohnheiten. Sie können nur wieder schlafen, wenn Sie all das nicht tun.

✔ **Fernsehen oder im Bett lesen.** Ganz egal, wie gelangweilt Sie sind, wenn Sie unter Schlaflosigkeit leiden: Bücher oder Fernsehen werden Ihnen nicht dabei helfen einzuschlafen. Sie werden abgelenkt, mehr nicht. Wenn Sie lesen oder fernsehen möchten, tun Sie das in einem anderen Zimmer. Begrenzen Sie Ihre Aktivitäten im Bett auf Schlafen und Sex, damit Sie Ihr Bett mit schnellem Einschlafen assoziieren. Wenn Sie in Ihrem Schlafzimmer auch lesen, fernsehen, essen oder telefonieren, kann es sein, dass Sie auch diese Beschäftigungen mit Ihrem Bett und Schlafzimmer in Verbindung bringen (siehe Abschnitt »Einteilung nach Ursachen« weiter vorne in diesem Kapitel), und werden noch schlechter einschlafen.

✔ **Ein Nickerchen machen.** Auch wenn Sie so müde sind, dass Sie im Stehen schlafen könnten, dürfen Sie sich kein Nickerchen gestatten. Wenn Sie abends zu Bett gehen, wären Sie dann nicht müde genug, um schnell einzuschlafen.

✔ **Die Alkohol- und Zigarettenkur.** Ja, Alkohol wirkt beruhigend und könnte Ihnen vielleicht beim Einschlafen helfen. Nein, Alkohol wird Ihre Schlafprobleme nicht lösen. Sie haben nur noch ein Problem mehr, wenn Sie alkoholabhängig werden. Alkohol und extremer Schlafmangel sind ein gefährlicher Mix. Und was ist mit einer abendlichen oder nächtlichen Zigarette? Rauchen wird Ihre Schlafprobleme auch nicht lösen. Nikotin ist ein Stimulanz, und auch wenn eine Zigarette Ihre Nikotinentzugssymptome für den Augenblick lindert, werden Sie dadurch angeregt und sind putzmunter, obwohl Sie längst schlafen wollten.

✔ **Schlafen durch schiere Willenskraft.** Egal wie sehr Sie sich auch anstrengen, Sie können sich nicht dazu zwingen einzuschlafen. Sie erreichen eher das Gegenteil, denn Ihre Bemühungen aktivieren das Nervensystem, und das bringt Sie um den Schlaf.

✔ **Spät abends essen und trinken.** Weil einige Nahrungsmittel wie Putenfleisch oder Milch die schlaffördernde Aminosäure L-Tryptophan enthalten, glauben einige Menschen, dass sie besser einschlafen, wenn sie am Abend besonders viel davon zu sich nehmen. Wenn Sie allerdings kurz vor dem Schlafengehen viel essen, bewirkt das genau das Gegenteil. Wird Ihr Verdauungstrakt spät abends noch aktiviert, kann Ihr Gehirn nicht abschalten und sich auf Schlaf programmieren. Es ist einfach zu beschäftigt damit, das Putensandwich zu verdauen.

✔ **Länger im Bett bleiben als nötig.** Wenn Sie glauben, Sie können Ihren Schlafmangel am Wochenende ausgleichen, indem Sie länger im Bett bleiben, hat das seinen Preis. Sie sind dadurch nicht so lange wach wie in der Woche und werden am Abend nicht müde genug sein, um wieder gut einzuschlafen. Außerdem stört diese Veränderung Ihren zirkadianen Rhythmus, der durch die Insomnie sowieso schon aus dem Gleichgewicht geraten ist.

✔ **Sport kurz vor dem Schlafengehen.** Viele glauben, dass sie nach dem Sport so ausgepowert sind, dass sie danach schneller einschlafen und besser schlafen können. Sport kann den Körper tatsächlich erschöpfen. Trotzdem ist es ungünstig, zu spät noch Sport zu treiben, weil dadurch Stoffwechsel und Gehirnaktivität zu einem Zeitpunkt angekurbelt werden, wenn sich das Gehirn eigentlich gerade auf Schlaf einstellt.

✔ **Schlafen, während Musik oder der Fernseher läuft.** Manche glauben, dass ihnen ein paar Hintergrundgeräusche helfen können, besser einzuschlafen. Doch dem ist nicht so. Alles andere als weißes Rauschen wird Ihr Nervensystem stimulieren und Sie nicht oder nur viel später schlafen lassen.
Das *weiße Rauschen* umfasst etwa 20.000 Töne oder jede Frequenz, die vom menschlichen Ohr wahrgenommen werden kann. Es entsteht ein angeneh-

mes, beruhigendes Geräusch, das andere, störende Geräusche überlagern kann. Das funktioniert, weil im weißen Rauschen so viele Töne vereint sind, dass das Gehirn es nicht mehr schafft, sich auf ein einzelnes Geräusch zu konzentrieren. Viele Menschen schlafen gerne, wenn ein Ventilator läuft. Nicht nur, weil eine kühle Brise ganz angenehm ist, sondern weil das Geräusch eines Ventilators in etwa dem weißen Rauschen entspricht.

✔ **Wechselnde Schlafenszeiten.** Viele Menschen, die unter Schlafstörungen leiden, gehen nicht immer zur gleichen Zeit ins Bett. Diese fehlende Regelmäßigkeit ist ein Problem. Wenn Sie immer zur gleichen Zeit schlafen gehen und auch immer zur gleichen Zeit aufstehen, trainieren Sie Ihr Gehirn. Es erwartet dann den Schlaf immer zur selben Zeit. Diese Regelmäßigkeit begünstigt einen besseren Schlaf. Das bedeutet auch, dass Sie am Wochenende nicht einfach den ganzen Tag im Bett verbringen dürfen und schlafen und aufstehen, wenn Sie Lust dazu haben, denn das bringt Ihren geordneten Schlafplan wieder durcheinander.

✔ **Sich selbst diagnostizieren und behandeln.** Eine Selbsttherapie mit dem neuesten Schlaftipp, den Sie von einer netten Nachbarin bekommen haben, ist keine gute Idee. Nehmen Sie keine rezeptfreien Schlaftabletten und pflanzliche Arzneimittel gleichzeitig. Ihr Arzt ist der ideale Ansprechpartner, um Ihre Schlafstörung zu diagnostizieren, zu untersuchen, was die Probleme verursacht, und eine maßgeschneiderte Therapie zu empfehlen, bei der vielleicht Medikamente mit einer Verbesserung der Schlafhygiene und einer kognitiven Verhaltenstherapie kombiniert werden.

Zapplige Beine und unruhige Nächte – Bewegungsstörungen und Insomnie

Zu den häufigsten Ursachen der Insomnie gehören zwei Bewegungsstörungen, das Restless-Legs-Syndrom (RLS) und die periodischen Beinbewegungen (Periodic Limb Movement Disorder (PLMD). Bei diesen Bewegungsstörungen kommt es zu unfreiwilligen Bewegungen, die das Einschlafen stören und/oder es sehr schwer machen, gut zu schlafen.

Manche Menschen glauben, dass das RLS und die PLMD nur zwei Bezeichnungen für dieselbe Störung sind. Doch es handelt sich um zwei verschiedene Erkrankungen mit unterschiedlichen Symptomen. Auch wenn beide Erkrankungen miteinander verwandt sind, treten sie nicht immer gemeinsam auf.

Es kribbelt und krabbelt – RLS

Menschen, die unter dem Restless-Legs-Syndrom leiden, spüren ein Kribbeln in ihren Beinen (normalerweise in den Waden). Indem sie ihre Beine bewegen, versuchen sie, diese Missempfindung zu bekämpfen. Bei einem stark ausgeprägten RLS müssen die Betroffenen sogar aufstehen und umherlaufen, um Erleichterung zu finden.

Zwischen fünf und zehn Prozent der Deutschen sind vom RLS betroffen. Obwohl die Symptome zu jeder Zeit auftreten können, werden sie vor allem dann wahrgenommen, wenn die Betroffenen zur Ruhe kommen oder sich schlafen legen. Manche Menschen haben nur dann Symptome, wenn sie abends einzuschlafen versuchen. Bei anderen beginnt das Kribbeln und Ziehen schon am frühen Abend und verschlimmert sich im Laufe der Nacht. Wer unter RLS leidet, hat Probleme, ein- oder durchzuschlafen, wenn er denn überhaupt schlafen kann.

Die Erschöpfung, die durch den Schlafmangel entsteht, verschlechtert die Lebensqualität und wirkt sich auf Beruf und Familie aus. Da Menschen mit RLS unter chronischem Schlafmangel leiden, haben sie auch alle Symptome des Schlafentzugs wie Reizbarkeit, Stimmungsschwankungen, Konzentrationsstörungen und Gedächtnisstörungen.

In den meisten Fällen ist die Ursache des RLS *idiopatisch*, das bedeutet unbekannt. RLS tritt in manchen Familien gehäuft auf. Das betrifft etwa die Hälfte aller Betroffenen. Doch auch ein Mangel an Vitamin B12, Eisen oder Folsäure können ein RLS verursachen. Jüngste Forschungsergebnisse deuten auf einen abnormen Eisenstoffwechsel in den Basalganglien im Gehirn hin. In diesem Fall können Eisenpräparate helfen. Menschen, die unter Diabetes, Parkinson, Nierenversagen oder Nervenschädigungen in den Extremitäten leiden (auch bekannt als periphere Neuropathie), neigen eher dazu, ein RLS zu bekommen.

Die Häufigkeit dieser Erkrankung steigt mit zunehmendem Alter, und auch die Symptome verstärken sich im Laufe der Zeit. Doch es gibt auch einzelne Fälle, in denen sich die Erkrankung ohne jegliche Therapie wieder gebessert hat.

Etwas 15 Prozent der Frauen haben während der Schwangerschaft ein RLS. Dafür sind möglicherweise ein Eisen- oder Folsäuremangel oder ein Ungleichgewicht der Mineralstoffe verantwortlich. Die Symptome des RLS verschwinden nach der Geburt ganz von selbst.

Symptome

Menschen mit einem leichten RLS merken kaum etwas davon, doch die mittleren bis schweren Fälle haben wegen des RLS mit Schlafstörungen zu kämpfen.

Zu den Symptomen des RLS gehören:

✔ Sonderbare Empfindungen in den Beinen (zwischen Knie und Knöchel) und den Füßen, manchmal sogar in den Armen. Es fühlt sich fast so an, als würde etwas im oder auf dem Bein entlangkrabbeln. Manchmal ist es auch eher ein Brennen, Jucken oder Ziehen.

✔ Ruhelosigkeit

✔ Die Symptome verschlimmern sich, wenn der Betroffene still sitzt oder ruht.

✔ Ungewöhnliche Tagesmüdigkeit

Viele Ärzte führen diese Symptome des RLS noch immer auf Nervosität, Aufmerksamkeitsdefizit-Hyperaktivitäts-Störung (ADHS), Arthritis, Muskelverletzungen oder Krämpfe, Schlafstörungen oder auf das Alter zurück. Deshalb vermeiden es viele Betroffene lieber, mit ihrem Arzt über ihre Beschwerden zu sprechen.

Medikamente wie Kalziumkanalblocker, Antidepressiva und Tranquilizer, Medikamente gegen Erbrechen und Krampfanfälle, Psychopharmaka und einige Erkältungsmittel und Medikamente gegen Allergien können die RLS-Symptome verschlimmern.

Wenn die RLS-Symptome zum ersten Mal auftreten oder sich verstärken, nachdem Sie ein neues Medikament eingenommen haben, kann es sich um eine Nebenwirkung dieses Mittels handeln. Sprechen Sie mit Ihrem Arzt darüber. Sie können das Medikament wechseln, damit die Symptome sich wieder bessern oder vollständig verschwinden.

Therapie

Wenn eine andere Grunderkrankung wie beispielsweise Diabetes das RLS auslöst oder verschlechtert, kann die Behandlung dieser Erkrankung Besserung bringen.

 Bei Patienten, in deren Familien das RLS besonders häufig auftritt, kann ein übermäßiger Konsum von Koffein, Tabak oder Alkohol die bestehenden Symptome verschlimmern oder sogar noch neue Symptome auslösen. Achten Sie deshalb darauf, wie viel Sie davon zu sich nehmen, oder verzichten Sie besser ganz darauf. So können Sie Ihre RLS-Symptome lindern.

Wenn ein Vitamin- oder Mineralstoffmangel das RLS verursacht, wird Ihr Arzt Ihnen sicherlich ein Präparat verschreiben, mit dem Sie diesen Mangel wieder ausgleichen und die RLS-Symptome dadurch beheben können.

Leichte sportliche Betätigung wie Walking scheint die Symptome zu lindern. Intensiver Sport bewirkt allerdings bei einigen Betroffenen das Gegenteil, anderen scheint es überraschenderweise gut zu tun. Probieren Sie einfach aus, was für Sie am besten geeignet ist. Eine Beinmassage oder ein heißes Bad kurz vor dem Schlafengehen scheint auch hilfreich zu sein.

Es gibt keine speziellen RLS-Medikamente. Aber Mediziner haben herausgefunden, dass niedrig dosierte Parkinsonmedikamente (zum Beispiel Pramipexol) auch gegen RLS helfen. Auch einige Medikamente, die gegen Krampfanfälle eingesetzt werden, und sogar einige Schlafmittel wurden schon mit unterschiedlichem Erfolg getestet.

Zappelige Beine – PLMD

Bis zu 80 Prozent der Patienten mit einem Restless-Legs-Syndrom leiden auch unter periodischen Beinbewegungen. Das bedeutet, dass die Beine und oft auch die Arme im Schlaf unwillkürlich bewegt werden. Die Bewegungen sind nicht ruckartig und treten während der gesamten Nacht auf, nicht nur beim Einschlafen. Die Bewegungen kehren in regelmäßigen Abständen wieder, manchmal fast alle 20 Sekunden. Die periodischen Beinbewegungen treten hauptsächlich während der Non-REM-Schlafphasen auf. Sicherlich müssen wir nicht erwähnen, dass die Betroffenen sich nach solchen Nächten nicht erholt fühlen.

Die Ärzte wissen noch nicht genau, was diese periodischen Beinbewegungen verursacht. Deshalb zielen die derzeitigen Behandlungsmöglichkeiten eher auf die Linderung der Symptome als auf die Auslöser dieser Erkrankung. Periodische Beinbewegungen können auch in Verbindung mit einer anderen Grunderkrankung wie einem Rückenmarkstumor, Diabetes, Anämie, Urämie, Narkolepsie oder Schlafapnoe auftreten. Auch verschiedene Medikamente, beispielsweise trizyklische Antidepressiva oder Antidepressiva, die zu den Serotonin-Wiederaufnahmehemmern gehören, können periodische Beinbewegungen verursachen. Periodische Beinbewegungen treten mit zunehmendem Alter häufiger auf. Nur etwa vier Prozent der Betroffenen sind zwischen 30 und 50 Jahre alt. Bei den 50- bis 65-jährigen sind es schon 25 Prozent, und 44 Prozent der Betroffenen sind 65 Jahre und älter.

Symptome

Anders als beim RLS, bei dem die Beinbewegungen zu jeder Tages- und Nachtzeit zu beobachten sind, treten die periodischen Beinbewegungen nur während des Schlafs auf. Bei dieser Erkrankung kommt es zu deutlichen Bewegungen, die von einem Beugen der großen Zehe manchmal auch über den Knöchel und das Bein bis zur Hüfte reichen können. Jede unwillkürliche Bewegung dauert von einer halben bis zu fünf Sekunden. Da die Bewegungen sehr häufig auftreten, normalerweise in Abständen von 20 bis 90 Sekunden, können periodische Beinbewegungen den Schlaf der Betroffenen sehr stark stören. Es gibt auch Fälle, in denen die Beinbewegungen den Schlaf nicht beeinträchtigen, doch manche werden 20-, 30-, 40-mal oder häufiger pro Stunde kurz geweckt.

Menschen, die unter periodischen Beinbewegungen leiden, haben eine Durchschlafstörung oder erwachen immer völlig erschöpft. Manchmal leiden sie auch unter

Tagesmüdigkeit. Manche Menschen merken nichts von ihren nächtlichen Beinbewegungen und glauben ihrem Partner nicht, wenn er sich darüber beklagt, dass er nachts ständig getreten wird.

Therapie

Die periodischen Beinbewegungen sind erst behandlungsbedürftig, wenn sie den Schlaf stören. Wenn die Betroffenen keinen erholsamen Schlaf haben oder unter einer Durchschlafstörung und/oder Tagesmüdigkeit leiden, werden Medikamente verordnet. Manchmal sind das die gleichen Medikamente, die auch gegen das RLS verschrieben werden (niedrigdosierte Parkinsonmedikamente). Manche Ärzte haben auch schon Schlaftabletten der Gruppe der Benzodiazepine verordnet, um die Symptome der periodischen Beinbewegungen zu lindern und die Schlafqualität zu verbessern. Die Betroffenen profitieren auch von einer guten Schlafhygiene, zu der regelmäßige Schlafenszeiten und eine angenehme Schlafumgebung gehören. Auch regelmäßiger Sport wie Walking oder abendliche Stretchingübungen und wenig Kaffee und Alkohol scheinen zu helfen.

Die sekundäre Insomnie

5

In diesem Kapitel

- Wie Schmerzen den Schlaf stören
- Der Zusammenhang zwischen Atemproblemen und Schlafstörungen
- Herzerkrankungen und Schlafstörungen
- Bestimmte Nahrungsmittel vermeiden
- Psychische Erkrankungen, die den Schlaf beeinträchtigen

A uch wenn Sie nicht unter einer Schlafstörung leiden, gibt es noch viele andere Möglichkeiten, warum Sie nicht gut schlafen. Eine Vielzahl körperlicher oder psychischer Beschwerden kann Ihren Schlaf stören. Dazu gehören Schmerzen, Herz- und Lungenerkrankungen, Verdauungsstörungen oder auch Depressionen.

Bei der *primären Insomnie*, die wir in Kapitel 4 besprochen haben, haben die Betroffenen Probleme, ein- und/oder durchzuschlafen. Die primäre Insomnie ist eine Erkrankung, die nicht von einer anderen Grunderkrankung verursacht wird. Die *sekundäre Insomnie* ist dagegen ein Symptom, das durch körperliche, neurologische oder psychische Erkrankungen hervorgerufen wird.

Wenn Sie unter einer dieser Erkrankungen leiden, können Sie Schlafmittel nehmen und werden doch nicht den nötigen Schlaf bekommen, weil Sie den wahren Grund Ihres Schlafproblems nicht behandeln.

Die sekundäre Insomnie lässt sich leichter diagnostizieren, da die Erkrankung, die Ihren Schlaf stört, meist offenkundig ist. Wenn Sie jede Nacht mit einem Brennen im Hals und einem sauren Geschmack im Mund aufwachen, müssen Sie kein Mediziner sein, um zu wissen, dass Sie unter Sodbrennen leiden.

Allerdings ist es schon schwieriger, eine psychische Erkrankung zu erkennen, vor allem, wenn Sie mit Ihrem Arzt nur über Ihren gestörten Schlaf sprechen und ihm verschweigen, wie Sie sich fühlen oder unter welchen psychischen Symptomen Sie leiden.

In diesem Kapitel betrachten wir einige Erkrankungen etwas genauer, die einen um den Schlaf bringen können. Wir beschreiben die Symptome, zeigen Ihnen, was Sie zur Verbesserung des Schlafes selbst unternehmen können, und sagen Ihnen, wann Sie zum Arzt gehen sollten. Viele Erkrankungen sprechen hervorragend auf eine Behandlung an, und Sie werden schon bald wieder die ganze Nacht schlafen.

Schmerzen – Die großen Muntermacher

Mit Schmerzen kann die Nacht zum Tag werden. Aber Sie müssen Schmerzen nicht aushalten. Abhängig von ihrer Ursache gibt es viele Möglichkeiten, sie zu bekämpfen. Wir haben ein paar gute Tipps, was Sie gegen Ihre Schmerzen unternehmen können.

 Patienten mit chronischen Schmerzen klagen am häufigsten über Schlafprobleme. Eine amerikanische Studie fand im Jahr 2000 heraus, dass 20 Prozent der Amerikaner mehrfach pro Woche aufgrund von Schmerzen schlecht schlafen. Etwa 53 Prozent der Befragten gaben an, dass sie innerhalb eines Jahres manchmal unter nächtlichen Schmerzen leiden. Insgesamt waren davon mehr Frauen als Männer betroffen. Von den Befragten, die unter chronischen Schmerzen litten, wachten 70 Prozent jede Nacht davon auf.

Egal, ob Sie wegen Ihrer Schmerzen nicht einschlafen können oder nachts davon wach werden, Schmerzen sind der häufigste Grund für Schlaflosigkeit, und sie verhindern eine erholsame Nacht.

Kopfschmerzen oder schmerzhafte Muskelzerrungen können Sie ganz leicht mit einem rezeptfreien Schmerzmittel wie Ibuprofen, Acetylsalicylsäure, Paracetamol oder Naproxen selbst behandeln.

 Sie sollten jedoch wissen, dass diese nichtsteroidalen antientzündlichen Schmerzmittel bei regelmäßiger Einnahme zu Blutungen im Verdauungstrakt führen können. Bei einer Überdosierung können auch die Nieren geschädigt werden.

Bei stärkeren oder unerträglichen Schmerzen müssen Sie sich von einem Arzt untersuchen lassen. Schmerzen sind ein Symptom. Wenn Sie dieses Symptom ständig verschleiern, indem Sie Schmerzmittel schlucken, kann die Ursache nicht erkannt und bekämpft werden. Doch Sie müssen das Übel an seiner Wurzel packen, damit Sie wieder gut schlafen können.

Wie Schmerzen den Schlaf stören

Schmerzen können beim Einschlafen stören, Sie können nachts davon wach werden oder sie können Sie viel zu früh am Morgen aus dem Bett treiben. Menschen, die nachts unter Schmerzen leiden, fühlen sich morgens wie gerädert, denn chronische oder akute Schmerzen verhindern, dass sie das tiefste und erholsamste Schlafstadium erreichen. Außerdem ist die Schlafqualität schlecht, weil sie häufig aufwachen. Tagsüber sind die Betroffenen dann müde und erschöpft. Schlafmangel, der durch Schmerzen hervorgerufen wird, erhöht das Unfallrisiko und kann außerdem zu anderen physischen und psychischen Erkrankungen führen.

Schmerzen beeinträchtigen Ihren Schlaf, weil sie zu einem Übergang in ein leichteres Schlafstadium führen. Deshalb wachen die Betroffenen in der Nacht mehrfach kurz (oder nicht so kurz) auf. Das stört natürlich den Schlaf. Ihre Fähigkeit, Schmerzen zu empfinden, wird *Nozizeption* genannt. Die alte Definition, die besagt, dass »Schmerz eine körperliche Wahrnehmung ist, die von einer Verletzung oder Erkrankung verursacht wird«, geht davon aus, dass jede Schmerzempfindung eine genau bestimmbare biologische oder psychische Ursache hat. Leider reicht diese Definition nicht weit genug, um damit alle Schmerzarten zu erfassen. Eine moderne Theorie besagt, dass Schmerz eine Empfindung ist, die von Menschen stärker oder schwächer wahrgenommen wird, abhängig davon, wie sie Schmerzsignale aufnehmen und interpretieren.

Fragen Sie sich vielleicht, ob Sie nicht vor allen Reizen geschützt sind, sobald Sie schlafen? Bis zu einem gewissen Grad ja. Es gibt eine Weckreizschwelle, die Sie vor den meisten Weckreizen wie Geräuschen oder leichten Veränderungen in der Umgebungstemperatur schützt. Der Mechanismus, der die Weckreizschwelle kontrolliert, bewacht wie ein Wachhund Ihren Schlaf. Doch wenn Schmerzen andauern oder zu stark sind, werden deutliche Reize an Ihr Gehirn geschickt, und Ihr »Wachhund« kann Sie nicht länger vor dem Aufwachen beschützen.

Im Gehirn steuern die gleichen Neurotransmitter den REM-Schlaf und die Schmerzwahrnehmung. Deshalb vermuten Wissenschaftler, dass ein Zusammenhang zwischen dem REM-Schlaf und der Fähigkeit besteht, Schmerzen wahrzunehmen. Neueste Forschungsergebnisse zeigen, dass die Schmerzwahrnehmung deutlich gesenkt werden kann, wenn der Abbau des Neurotransmitters Acetylcholin in den Gehirnregionen, die den Schlaf regulieren, gehemmt wird. Diese Forschungsergebnisse ermöglichen die Entwicklung einer ganz neuen Schmerzmittelgeneration, die nicht die Schmerzwahrnehmung (wie bei Morphium) abtötet, sondern sie mithilfe des Gehirnstoffwechsels beeinflusst. Ein weiterer Vorteil wäre, dass diese neuen Schmerzmittel im Gegensatz zu Opiaten nicht abhängig machen würden.

Die häufigsten Ursachen nächtlicher Schmerzen

Nächtliche Schmerzen sind die häufigste Ursache für Ein- und Durchschlafstörungen. Der daraus entstehende Schlafmangel kann zu Depressionen, Stimmungsschwankungen und starker Reizbarkeit führen.

Zu den Schmerzen, die am häufigsten den Schlaf stören, zählen:

✔ Rückenschmerzen

✔ Kopfschmerzen

✔ Muskelschmerzen

In den folgenden Abschnitten nehmen wir diese Schmerzzustände noch einmal genauer unter die Lupe.

Rückenschmerzen

Etwa 80 Prozent der Erwachsenen haben schon einmal Rückenschmerzen gehabt. Menschen, die unter chronischen Rückenschmerzen leiden, berichten, dass sie aufgrund ihrer Schmerzen nicht gut schlafen können.

Wenn Ihre Schmerzen nicht so schlimm sind und auch nur wenige Tage anhalten, können Sie ein rezeptfreies Schmerzmittel dagegen einnehmen. Doch denken Sie daran, dass Schmerzmittel nicht nur Schmerzen bekämpfen, sondern auch Ihren Schlaf stören können. Deshalb sollten Sie sie nicht über einen längeren Zeitraum einnehmen.

Auf Dauer ist Sport sicherlich die bessere Lösung. Sprechen Sie aber mit Ihrem Arzt, bevor Sie ein Sportprogramm starten. Wenn Ihre Rückenschmerzen allerdings sehr stark sind und von einer Verletzung wie einem gebrochen Wirbel oder einer beschädigten Bandscheibe herrühren, werden Sie es mit Sport alleine nicht schaffen, dass die Schmerzen vollständig verschwinden. Im ungünstigsten Fall könnten sie sich sogar verschlimmern. Bei starken chronischen Rückenschmerzen sollten Sie versuchen, ob Ihnen die TENS (siehe Kasten »Das tragbare Schmerzmittel«) oder eine kognitive Verhaltenstherapie hilft, besser mit Ihren Schmerzen zu leben und auch wieder besser zu schlafen. Über die kognitive Verhaltenstherapie lesen Sie mehr in Kapitel 4.

Das tragbare Schmerzmittel

Ein TENS-Gerät ist ein batteriebetriebenes Gerät, das vom Patienten selbst gesteuert wird und mittels leichter Nervenstimulation arbeitet. Dabei erzeugen schwache elektrische Impulse Schmerzen. Die Abkürzung TENS steht für transkutane elektrische Nervenstimulation. Sie wirkt besonders gut bei chronischen Schmerzen im Nacken und unteren Rücken, bei schweren chronischen Kopfschmerzen wie Migräne oder Cluster-Kopfschmerzen, Arthritis und *Fibromyalgie* (muskuläre und skelettale Schmerzen mit gleichzeitigen Erschöpfungszuständen). Obwohl man nicht ganz genau weiß, wie und warum die TENS hilft, gehen einige Wissenschaftler davon aus, dass die TENS Schmerzsignale auf dem Weg zum Rückenmark blockiert. Andere sind der Meinung, dass die TENS die Ausschüttung von *Endorphinen*, den körpereigenen Schmerzkillern, stimuliert. Ein TENS-Gerät kann vom Arzt verschrieben werden. Doch bevor Sie es einsetzen, benötigen Sie eine technische Einweisung.

Kopfschmerzen

Schlafstörungen wie die Schlafapnoe, Schlafmangel oder sogar zu viel Schlaf verursachen Kopfschmerzen. Die Behandlung der Schlafstörung wird dann die Häufigkeit und die Stärke der Kopfschmerzen reduzieren. Doch Schlafstörungen sind nicht für alle Arten nächtlicher Kopfschmerzen verantwortlich. Migräne oder Cluster-Kopfschmerzen können Tag und Nacht jederzeit auftreten. Und auch Spannungskopfschmerzen können schlimmer werden, wenn Sie versuchen, sich damit schlafen zu legen.

 Cluster-Kopfschmerzen sind sehr stark und auf eine Gesichtshälfte beschränkt. Die Schmerzen sind so schlimm, dass manche Patienten lieber tot wären, als sie noch länger zu ertragen. Sie dauern von 15 Minuten bis zu drei Stunden und treten mehrmals am Tag periodisch stark gehäuft (in »Clustern«) auf.

Um Ihre Kopfschmerzen zu bekämpfen, können Sie kurzzeitig ein rezeptfreies Schmerzmittel einnehmen. Aber denken Sie daran, dass der anhaltende Gebrauch solcher Medikamente auch zu Schlafproblemen führen kann. Wenn Sie gegen Cluster-Kopfschmerzen oder Migräne ein rezeptpflichtiges Schmerzmittel einnehmen, sollten Sie Ihren Arzt fragen, ob dieses Medikament Ihren Schlaf stören kann.

Wenn Sie gegen Ihre Kopfschmerzen nicht immer ein Schmerzmittel einnehmen möchten, können Sie versuchen, ob ein Kühlpack Ihre Schmerzen lindern kann. Legen Sie das Kühlpack direkt auf die schmerzende Stelle. Bei Kopfschmerzen, die durch zu viel Stress hervorgerufen wurden, können Sie Ihren Nacken, die Stirn oder Ihre Schläfen kühlen.

Sind Ihre Kopfschmerzen stressbedingt, können Sie auch mit Wärme und Entspannungstechniken Ihre Schmerzen bekämpfen. Feuchte Wärme tut dabei besonders gut, denn die Blutgefäße werden erweitert, und die Durchblutung verbessert sich. Entspannungstechniken lassen den Stress verschwinden und helfen dabei, sich nicht auf den Schmerz zu konzentrieren. Verspannte Muskeln entspannen sich, das verbessert die Durchblutung und vermindert die Schmerzen. Wenn Sie mehr zu Entspannungstechniken erfahren möchten, können Sie in Kapitel 6 weiterlesen.

Andere muskuläre Schmerzen

Haben Sie im Fitnessstudio zu viele Gewichte gestemmt, im Garten zu viel gearbeitet oder sich einfach beim Aussteigen aus dem Auto Ihr Knie gezerrt, dann können die unterschiedlichsten Muskelschmerzen Sie nachts wachhalten.

 Wissen Sie, warum die Muskeln schmerzen? Wenn Sie intensiv Sport getrieben oder Ihre Muskeln einfach nur mehr als sonst angestrengt haben, können im Muskelgewebe kleine Risse entstehen. Außerdem reichert sich Milchsäure in den Muskeln an, und der Muskel beginnt zu schmerzen. Noch stärkere Überanstrengung der Muskulatur kann zu schmerzhaften Muskelkrämpfen und -verhärtungen führen.

Die häufigsten Ursachen von Muskelschmerzen sind Verletzungen, Überlastung oder Verspannungen mit harten Muskelknoten im Nacken- und Schulterbereich oder in tieferen Rückenpartien.

 Diffuse Muskelschmerzen oder das Gefühl, dass »einfach alles wehtut«, sind eher ein Hinweis auf eine systemische Erkrankung. Wenn Muskelschmerzen länger als drei Tage anhalten und besonders stark sind, obwohl Sie sich nicht verletzt oder überanstrengt haben, oder wenn die Muskelschmerzen von Fieber, Schwellungen oder einem Ausschlag begleitet werden, sollten Sie so schnell wie möglich einen Arzt aufsuchen. Sie könnten sich ernstlich verletzt haben oder schwer erkrankt sein.

Ihre Kopfschmerzen müssen nicht im Kopf sein

Wieso viele Menschen unter Kopfschmerzen leiden, obwohl das Gehirn gar keine Schmerzrezeptoren besitzt, ist eines der größten Rätsel der Wissenschaft. Die Kopfschmerzen entstehen also nicht innerhalb des Gehirns, sondern in den Strukturen, die das Gehirn umgeben. Dazu zählen die Hirnhäute, die Blutgefäße und die Muskulatur im Kopfbereich.

Muskelschmerzen können Sie äußerlich mit einem Kühlpack oder einem Schmerzpflaster, das kurzzeitig die Schmerzen lindert, oder innerlich mit Schmerzmitteln wie Acetylsalicylsäure, Ibuprofen oder Paracetamol behandeln. Innerhalb der ersten 24 bis 72 Stunden sollten Sie kühlen, um die Entzündung der Muskelzellen und die Schmerzen zu lindern. Danach wechseln Sie zu Wärmeanwendungen, um den Heilungsprozess fortzusetzen. Auch eine Massage und leichte Dehnungsübungen können bei Muskelschmerzen sinnvoll sein.

Arthritis

Die Schmerzen und die Gelenksteifigkeit der Arthritis können sich stark auf die Qualität und die Quantität Ihres Schlafs auswirken. In einer Studie gaben etwa ein Drittel der Arthritis-Patienten an, dass die Erkrankung ihren Schlaf beeinträchtigt. Leider wirken sich auch viele Arthritis-Medikamente ungünstig auf den Schlaf aus.

Um Arthritisschmerzen erfolgreich zu behandeln, ist eine Kombinationstherapie sinnvoll, die aus leichten Bewegungs- und Dehnungsübungen und geeigneten Medikamenten besteht. Sie hilft gegen die Gelenksteifigkeit und lindert die Schmerzen. Wenn Sie auf einer Profilschaummatratze schlafen, lindert das ebenfalls die Arthritisbeschwerden.

Fibromyalgie

Die Fibromyalgie kann den Betroffenen durch die schweren Schmerzepisoden und Muskelkrämpfe jede Nacht für viele Stunden den Schlaf rauben. Etwa 75 Prozent der Patienten, die unter einer Fibromyalgie leiden, haben Schlafprobleme.

Die besten Mittel, um die nächtlichen Schmerzen einer Fibromyalgie zu lindern, sind Entspannungstechniken, Atemübungen und geeignete Medikamente, die den Schmerz nehmen und den Schlaf fördern.

Schmerzen lindern und gut schlafen

Bis Sie herausgefunden haben, was Ihre Beschwerden verursacht, werden Ihre Schmerzen weiterhin Ihren Schlaf beeinträchtigen. Die Schmerztherapie ist keine einfache Angelegenheit. Genau die Medikamente, die Ihre Schmerzen lindern, können Ihr Schlafmuster verändern. Außerdem sinkt durch den Schlafentzug Ihre Schmerzgrenze. Doch es ist wichtig, den Schmerz wirkungsvoll zu bekämpfen, denn wenn Sie zu wenig schlafen, wird das Ihr Leben und Ihre Arbeit beeinträchtigen.

Wenn Sie all unsere Ratschläge umgesetzt haben und sich Ihr Zustand trotzdem nicht ausreichend gebessert hat, dann sollten Sie sich bei Ihrem Arzt vorstellen. Bei sehr starken oder chronischen Schmerzen sollten Sie einen Schmerzspezialisten aufsuchen. In den meisten Fällen kann Ihr Arzt Medikamente verordnen, die Ihre Schmerzen lindern und den Schlaf fördern.

Nach Luft ringen – Asthma und chronisch obstruktive Lungenerkrankung

Menschen, die an einer chronisch obstruktiven Lungenerkrankung leiden (COPD), müssen buchstäblich um jeden Atemzug kämpfen. Asthmatiker leiden dagegen unter plötzlich einsetzenden, akuten Atemproblemen. Das Schlafengehen kann bei diesen Erkrankungen noch zusätzliche Probleme bringen, denn das Liegen erschwert die Atmung bei COPD-Patienten zusätzlich, und Husten und Enge in der Brust kann Asthmatikern den Schlaf rauben.

Patienten mit einer chronisch obstruktiven Lungenerkrankung wachen immer wieder auf, was die Qualität und Quantität ihrer gesamten Schlafdauer verringert. Auch die bronchienerweiternden Medikamente und die Steroide, die sie einnehmen, um besser Luft zu bekommen, können sich auf den Schlaf auswirken. Einige COPD-Patienten leiden zusätzlich unter einer Schlafapnoe.

Asthmatiker haben andere Schlafprobleme. Sie können oft schlecht einschlafen, leiden unter nächtlichen Hustenattacken und wachen am Morgen oft zu früh auf. Asthma reagiert auf den zirkadianen Rhythmus. Das Risiko eines Asthmaanfalls ist nachts deutlich höher.

Doch die älteste aller schlafbezogenen Atemprobleme ist natürlich die Schlafapnoe. Ein Patient, der darunter leidet, kann Hunderte Mal pro Nacht aufhören zu atmen. Das stört nicht nur den Schlaf, sondern die Sauerstoffversorgung des Körpers verschlechtert sich, und das Infarktrisiko steigt. Mehr zu Schlafapnoe erfahren Sie in Kapitel 9.

Wie Atmungsprobleme den Schlaf stören

Wenn Patienten, die unter einer chronisch obstruktiven Lungenerkrankung leiden, in den REM-Schlaf eintreten, kommt es zu einem deutlichen Abfall der Sauerstoffsättigung. Da viele dieser Patienten aufgrund ihrer Erkrankung bereits an der Grenze ihrer Atemkapazität sind, kann schon ein geringer Abfall der Sauerstoffspannung zu einer verminderten Sauerstoffversorgung führen. Das kann ernste Folgen haben.

 Hypoxie bedeutet Sauerstoffmangel. Wenn eine Person hypoxisch ist, gelangt mit dem Blut zu wenig Sauerstoff in die einzelnen Gewebe. Eine Hypoxie kann durch eine verletzte oder kranke Lunge entstehen, die nicht genug Sauerstoff aufnimmt oder verteilt. Aber auch beschädigte rote Blutkörperchen können den Sauerstoff nicht mehr ausreichend im Körper transportieren. Wenn der Kreislauf zusammenbricht, entsteht ebenfalls eine Hypoxie, denn das mit Sauerstoff angereicherte Blut wird nicht mehr zu den Geweben und Zellen transportiert.

Je schwerer die Asthmaerkrankung ist, desto häufiger werden die Betroffenen von den Atemproblemen geweckt. Auch nächtliches Sodbrennen kann das Asthma verschlimmern, da es Anfälle auslösen kann.

Wenn sich Menschen, die unter Atemproblemen leiden, abends hinlegen, kann das Erstickungsgefühle auslösen. Deshalb haben Asthma- und COPD-Patienten häufig Angst davor, schlafen zu gehen.

Besser schlafen trotz Atemproblemen

Um Patienten mit Atmungserkrankungen zu einem besseren Schlaf zu verhelfen, müssen sowohl die körperlichen Symptome der Erkrankung als auch die psychischen Symptome wie beispielsweise ihre Ängste behandelt werden.

Bei Asthmatikern müssen deshalb Medikamente kombiniert werden, die gegen Entzündung der Atemwege wirken und nächtliche Asthmaanfälle reduzieren. Wenn zusätzlich Sodbrennen und Verdauungsstörungen bestehen, sollten Sie darauf achten, dass Ihr Arzt auch diese Symptome behandelt.

Es kann die Atemprobleme lindern, wenn Sie auf der Seite schlafen. Schlafen auf dem Rücken führt häufig dazu, dass Sie schnarchen.

Bei der chronisch obstruktiven Lungenerkrankung soll erreicht werden, dass die Sauerstoffsättigung konstant bleibt. Patienten, die große Angst vor dem Schlafen haben, profitieren von speziellen Rehabilitationsprogrammen, in denen sie lernen, wie sie atmen müssen, und in denen ihnen das Gefühl gegeben wird, die Kontrolle über ihre Erkrankung zu haben.

Wenn Sie unter Atemproblemen leiden, die Ihren Schlaf stören, kann auch eine bessere Schlafhygiene dazu beitragen, den Schlaf wieder zu verbessern. (Mehr zu einer besseren Schlafhygiene erfahren Sie in Kapitel 6.) Von Beruhigungsmitteln raten wir ab, weil sie die Atmung dämpfen können und die Weckreizschwelle erhöhen. Ihre Atmung wäre flacher, und Sie würden nicht so leicht aufwachen, wenn sich die Atemwege verengen.

Konsultieren Sie Ihren Arzt, wenn Sie unter Asthma oder COPD leiden und Schlafprobleme haben. Er wird Ihnen dabei helfen, wieder besser zu schlafen, ohne dabei die Therapie Ihrer Grunderkrankung zu beeinträchtigen.

Angst vor einer Herzkrankheit

Menschen, die unter einer Herzerkrankung leiden, schlafen häufig schlecht, weil sie Schmerzen haben, unter Atemproblemen leiden oder einfach Angst haben, während der Nacht zu sterben. Außerdem erhöhen chronische Schlafprobleme das Risiko, eine Herzerkrankung zu bekommen. Chronischer Schlafmangel führt zu Bluthochdruck und verändert Blutzucker- und Hormonspiegel. All das kann zur Entstehung einer Herzkrankheit beitragen. Chronischer Schlafmangel kann also eine Herzerkrankung verursachen, und genauso kann eine Herzerkrankung zu chronischem Schlafmangel führen.

Schlafapnoe und Herzkrankheit

Wissenschaftler haben längst den Zusammenhang zwischen einer Schlafapnoe und dem erhöhten Risiko, an einem Herzleiden zu erkranken, aufgedeckt. Die häufigen Atemaussetzer bei der Schlafapnoe führen zu Sauerstoffmangel in lebenswichtigen Organen wie dem Herzen. Außerdem verursachen zu niedrige Sauerstoffspiegel im Blut einen unregelmäßigen Herzschlag. Zusätzlich steigt der Druck in der Brusthöhle, wenn die Betroffenen versuchen, gegen die geschlossenen Atemwege zu atmen. Da sich auch das Herz in der Brusthöhle befindet, muss es dann stärker pumpen, um genügend Druck zu erzeugen, damit das Blut weiter im Körper zirkuliert. Das stellt für das Herz einen enormen Stressfaktor dar, es kann zu Herzrhythmusstörungen bis hin zu einer *ventrikulären Arrhythmie* kommen. Eine ventrikuläre Arrhythmie ist ein medizinischer Notfall und endet tödlich, wenn das Herz nicht rechtzeitig wieder von alleine oder durch einen Elektroschock in seinen normalen Rhythmus zurückkehrt.

Sie glauben, dass es nicht schlimm ist, etwas weniger zu schlafen, weil ... warum?

Manche Menschen sind der Ansicht, dass sie viel mehr schaffen können, wenn sie ein paar Stunden später ins Bett gehen, als sie eigentlich sollten. Sie rechtfertigen das damit, dass die Nacht ideal sei, um wichtige Aufgaben in Ruhe zu erledigen, weil sie dann nicht ständig vom Telefon, weinenden Kindern, ihrer besseren Hälfte oder ihrem Chef gestört würden.

Doch neueste Forschungsergebnisse haben bewiesen, dass Menschen, die bis nach Mitternacht wach bleiben, einen weit höheren Preis für diese Freiheit bezahlen, als bisher angenommen.

Schlafentzug kann zu folgenden Problemen führen:

✔ Erhöhung des Blutdrucks

✔ Ansteigen des Stresshormonspiegels, des *Cortisols*, im Blut

✔ Verminderung der Glukosetoleranz

✔ Herzrhythmusstörungen

Lesen Sie sich jetzt diese Symptome noch einmal durch und überlegen Sie, was sie miteinander gemeinsam haben. Hier ist ein kleiner Hinweis: Es sind alles Dinge, die sich negativ auf Ihr Herz auswirken können, wenn Sie noch länger zulassen, dass Sie zu wenig schlafen und sich Ihr Körper nicht genug erholt.

Im Laufe der Zeit wird sich ein Herz, das so schwer arbeiten muss, um den Anforderungen gerecht zu werden, vergrößern. Das kann zu einer Herzinsuffizienz führen. Das vergrößerte Herz ist dann zu schwach, um noch ausreichend Blut durch den Körper zu pumpen.

Die Atmung kann als Reaktion auf eine Kohlendioxid-Überempfindlichkeit periodisch an- und abschwellen. Dieses Atemmuster wird Cheyne-Stokes-Atmung genannt. Es hat ein hohes Sterblichkeitsrisiko und muss intensiv behandelt werden.

 Eine Studie hat ergeben, dass Personen, die weniger als fünf und mehr als neun Stunden pro Nacht schlafen, ein erhöhtes Risiko für eine Herzerkrankung besitzen.

Angst und Schlaflosigkeit bei Herzpatienten

Ängste um die eigene Gesundheit machen es schwer zu schlafen. Wenn Sie herzkrank sind, sorgen Sie sich vielleicht, dass Sie nicht wieder aufwachen, weil Sie im Schlaf einen tödlichen Herzanfall erleiden.

Herzpatienten, denen Ängste den Schlaf rauben, können von einem Angstmanagement-Training profitieren. In schweren Fällen kann vom Arzt auch ein angstlösendes Medikament und ein Schlafmittel verschrieben werden.

Ich hätte diese Pizza nicht essen sollen – Verdauungsprobleme und Schlaflosigkeit

Wir leben heute in einer schnelllebigen Zeit, und die Terminkalender quellen über. Da ist es keine Seltenheit, dass erst um neun Uhr abends oder noch später zu Abend gegessen wird. Studenten, die für eine Prüfung lernen, schieben sich schon mal nachts um drei Uhr noch eine Pizza in den Ofen. Doch unser Verdauungstrakt reagiert leider sehr empfindlich auf dieses Rund-um-die-Uhr-Essen. Und eine kleine Mahlzeit spät am Abend kann uns kostbaren Schlaf kosten.

Außerdem gibt es Menschen, die unter einem Gastro-Oesophagealen-Reflux leiden. Die Nächte können für die Betroffenen wirklich schrecklich sein. Schon gleich nach dem Hinlegen oder ganz plötzlich im Laufe der Nacht haben sie das Gefühl, als würde ein Feuer in ihrer Brust brennen, oder Magensäure steigt in ihrer Speiseröhre auf und hinterlässt einen säuerlichen Geschmack im Mund und ein Brennen im Hals.

 Auch wenn Patienten, die unter einem Gastro-Oesophagealen-Reflux leiden, eine spezielle Therapie benötigen, können sie wie jeder andere auch von folgenden Tipps profitieren:

✔ Essen Sie drei Stunden vor dem Schlafengehen nichts mehr und essen Sie abends keine großen Mengen. Große Mahlzeiten blähen Ihren Magen auf und beschäftigen Ihren Verdauungstrakt für Stunden.

✔ Meiden Sie Alkohol, denn er erhöht das Risiko für einen Säurereflux.

✔ Schlafen Sie auf dem Rücken mit leicht erhöhtem Oberkörper.

✔ Verschiedene Nahrungsmittel sind schwerer verdaulich. Meiden Sie Folgendes vor dem Schlafengehen:

- Schokolade

- Zitrusfrüchte

- Fettreiche Nahrungsmittel

- Koffeinhaltiges Essen oder Getränke

- Stark gewürzte Nahrungsmittel

In Kapitel 6 erfahren Sie noch mehr darüber, wie sich die Verdauung auf Ihren Schlaf auswirkt.

Wach bis spät in die Nacht – Schlaf und die psychische Verfassung

Menschen mit psychischen Problemen leiden häufig unter Schlafproblemen. Wenn Sie gerade etwas Einschneidendes wie den Tod eines Familienmitgliedes, einen Unfall, eine Scheidung oder etwas anderes Schlimmes erlebt haben, können Sie bestimmt nicht gut schlafen. Nach den traumatischen Erlebnissen leiden Sie jetzt vielleicht zusätzlich zur Insomnie noch unter Nachtangst, Albträumen und haben Angst vor dem Schlafen.

Depressionen, bipolare Störungen und andere psychische Erkrankungen führen ebenfalls zu Schlafproblemen. Schlafstörungen gehören zu den Hauptbeschwerden von Menschen, die mit psychischen Erkrankungen zu kämpfen haben. Chronischer Schlafmangel kann in einzelnen Fällen die Krankheitssymptome sogar noch verschlimmern. Es ist deshalb sehr wichtig, dass Sie Ihre Schlafstörungen behandeln lassen, denn ein gesunder Schlaf ist für ein besseres Wohlbefinden ausgesprochen wichtig.

 Auch wenn schlechte Schlafgewohnheiten ein Symptom von psychischen Problemen sein können, so ist es auch umgekehrt möglich, dass sie die Ursache dafür sind oder zumindest dazu beitragen.

Zum Schlafen gehört, dass die Körper- und Gehirnaktivität etwas heruntergefahren wird. Wenn Sie allerdings gerade mit einer psychischen Erkrankung wie einer Depression, Angststörung, Paranoia oder Ähnlichem zu kämpfen haben, kann es schwer sein, einzuschlafen und die ganze Nacht durchzuschlafen.

Sie haben den Blues – Schlaf und Depression

Etwa 85 bis 90 Prozent aller Menschen mit einer Depression leiden auch unter Ein- oder Durchschlafstörungen. Und wenn sie endlich schlafen, ist ihre Schlafqualität so schlecht, dass sie am nächsten Morgen nicht erholt sind.

Auch wenn die Depression bereits vorüber ist, haben die Betroffenen häufig noch mit Schlafstörungen zu kämpfen, weil sich ungünstige Schlafgewohnheiten eingeschlichen haben. Die Depression ist eine oft wiederkehrende Erkrankung. Wenn Sie plötzlich wieder schlechter schlafen, kann das ein Hinweis auf einen bevorstehenden Rückfall sein. Wissenschaftler erforschen gerade, ob man mit einer aggressiven Insomnie-Therapie möglicherweise neue depressive Schübe verhindern kann. In Zeiten schwerer Schlafstörungen haben depressive Patienten ein besonders hohes Suizidrisiko. Deshalb sollten Ärzte und Angehörige bei diesen Patienten ganz genau auf Veränderungen des Schlafmusters achten.

Abhängig von der Art der Schlafstörung verordnet Ihr Arzt eventuell eine Verhaltenstherapie, die Ihnen dabei hilft, wieder gute Schlafgewohnheiten zu entwickeln, oder Entspannungstechniken, um vor dem Schlafengehen ruhiger zu werden. (In Kapitel 6 lesen Sie mehr zur Verhaltenstherapie und zu verschiedenen Entspannungstechniken.) Hat Ihre Schlaflosigkeit Ihre innere Uhr aus dem Gleichgewicht gebracht, wird Ihr Arzt Ihnen vielleicht zu einer Lichttherapie raten, um die innere Uhr wieder neu einzustellen und einen besseren Schlaf-Wach-Rhythmus zu erreichen. (In Kapitel 8 wird die Lichttherapie noch einmal näher erläutert.)

Weil Ihr Arzt weiß, dass Antidepressiva die Schlafarchitektur beeinflussen, wird er vielleicht die Dosierung anpassen oder ein anderes Medikament ausprobieren, das sich nicht so stark auf Ihren Schlaf auswirkt. (Mehr zur Schlafarchitektur lesen Sie in Kapitel 4.) Es kann auch sein, dass Ihnen Ihr Arzt ein Schlafmittel verschreibt.

Aufreibende Nächte – Angststörungen

Menschen, die unter Angststörungen leiden, fühlen sich ständig angespannt oder nervös. Sie machen sich um alles Sorgen und leiden häufig unter Schlafstörungen, weil ihnen die Angst den Schlaf raubt. Ihre Ängste bestehen unabhängig von anderen psychischen Erkrankungen und sind nicht die Folge eines Medikamentenmissbrauchs oder einer anderen Erkrankung.

Wenn Sie unter einer Angststörung leiden, sollten Sie den Ratschlägen Ihres Arztes folgen. Sie finden dann vielleicht heraus, dass Ihnen eine gewisse Regelmäßigkeit und Routine beim Schlafengehen hilft, sich zu beruhigen und einzuschlafen. Sie können auch die Methode der gelenkten Imagination einsetzen, um Ihre Ängste und Sorgen aus dem Kopf zu vertreiben. (In Kapitel 6 erfahren Sie auch, wie Sie mithilfe der Imagination Stress besser bewältigen können.) Vielleicht brauchen Sie aber auch zusätzlich zu einer Angsttherapie ein Schlafmittel, um wieder eine erholsame Nacht zu haben.

Die richtige Lebensweise für einen gesunden Schlaf

6

In diesem Kapitel

▸ Schlafhygiene unter der Lupe

▸ Gute Schlafgewohnheiten entwickeln

▸ Einschlafrituale nutzen

▸ Störenfriede meiden

U m sich gut zu fühlen, muss man gut schlafen, sich gesund ernähren und Sport treiben. Doch die beste Ernährung und das richtige Sportprogramm schaffen es nicht, dass Sie sich wohlfühlen, wenn Sie schlecht schlafen. Es ist lebenswichtig, ausreichend und gut zu schlafen, um gesund zu bleiben, sowohl körperlich als auch geistig.

Sie können selbst sehr viel dazu beitragen, ob Sie gut schlafen oder nicht. In diesem Kapitel beschäftigen wir uns damit, welche Gewohnheiten Sie an einer geruhsamen Nacht hindern und was Sie selbst tun können, um einen gesunden Schlaf zu fördern.

Eine gute Schlafhygiene

Den meisten Menschen ist der Begriff *Schlafhygiene* sicherlich unbekannt. Die offizielle Definition lautet: Schlafhygiene bezieht sich auf Umstände und Verhaltensweisen, die einen durchgehenden und effektiven Schlaf unterstützen. Dazu zählen regelmäßige Schlafens- und Aufwachzeiten, Einschränkung alkohol- und koffeinhaltiger Getränke vor dem Schlafengehen, Sport und eine gesunde Ernährung sowie die richtige Steuerung von Umgebungsfaktoren, damit sie den Schlaf fördern und nicht stören. (Wie Sie Ihre Schlafumgebung verbessern können, erfahren Sie in Kapitel 7.)

 Das klingt einfach, nicht wahr? Die richtige Schlafhygiene kann alles sein, was Sie tun oder vermeiden, um einen erholsamen und gesunden Schlaf zu finden.

Für eine gute Schlafhygiene sollten Sie auf Folgendes achten:

✔ Wo Sie schlafen

✔ Wann und wie lange Sie schlafen

✔ Worauf Sie schlafen

✔ Mit wem Sie schlafen

✔ Was Sie in den Stunden vor dem Schlafengehen tun

✔ Was Sie beim Schlafen anhaben

Sie können es ruhig glauben: All diese Punkte beeinflussen Ihre Schlafqualität. Wenn Sie Probleme haben, ein- oder durchzuschlafen, sollten Sie zuerst Ihre Schlafhygiene genauer unter die Lupe nehmen. Ändern Sie etwas, von dem Sie glauben, dass es Ihren Schlaf stört. Versuchen Sie, Ihre Schlafhygiene zu verbessern. Das wird sich positiv auf Ihre Schlafqualität auswirken.

 Eine bessere Schlafhygiene kann dabei helfen, dass Sie wieder gut schlafen. Doch der Nutzen wird erst vollständig sichtbar, wenn Sie den versäumten Schlaf nachgeholt haben. Das kann einige Wochen dauern. Erwarten Sie also nicht sofort den vollen Erfolg. Rom wurde auch nicht an einem Tag erbaut. Sie können nicht buchstäblich über Nacht schlechte Schlafgewohnheiten ablegen, die sich über Jahre eingeschliffen haben. Vermutlich werden Sie sich sehr schnell besser fühlen, doch abhängig davon, wie lange Sie unter Ihrer Schlafstörung gelitten haben, wird eine vollständige Erholung eine gewisse Zeit dauern.

Wenn der Schlafmangel lange Zeit Ihren Tag bestimmt hat, werden Sie nach einigen Wochen feststellen, dass eine gute Schlafhygiene viele seiner Symptome verschwinden lässt.

Folgende positive Veränderungen werden Sie feststellen:

✔ Wenn Sie durch Ihren Schlafmangel reizbar und launisch waren, wird sich Ihre Stimmung wieder bessern.

✔ Ihre Tagesmüdigkeit und Erschöpfung wird nach und nach verschwinden. Sie müssen jetzt also bei einer wichtigen Besprechung nicht mehr darum kämpfen, wach zu bleiben.

✔ Sie haben mehr Energie und fühlen sich nicht so erschöpft.

✔ Sie sind geistig hellwach.

✔ Ihre Gedächtnisprobleme lassen nach, und Sie können sich wieder konzentrieren.

✔ Ihre Ängste und/oder Ihre Depressionen lassen nach.

✔ Sie können Stress wieder besser aushalten.

✔ Sie werden weniger krank.

Je länger Sie schlecht schlafen, desto schlimmer werden die Schlafmangel-symptome. Je länger Sie einer guten Schlafhygiene folgen, desto besser fühlen Sie sich und desto erholsamer wird Ihr Schlaf.

Vielleicht gehören Sie zu den Menschen, die sich nicht vorstellen können, gesündere Schlafgewohnheiten in ihren Alltag aufzunehmen. Doch wir verlangen ja nicht, dass Sie einen Ball auf Ihrer Nase balancieren und dabei noch auf einem Bein hüpfen sollen. Und wir sprechen hier nicht von Veränderungen, die viel Zeit kosten, teuer oder schwierig sind – nur von ein paar Tipps, wie Sie wieder besser schlafen können. Sie müssen jeden Abend nur ein paar Minuten investieren, um wieder länger und besser zu schlafen.

Gesunde Schlafgewohnheiten

Sie haben beschlossen, Ihre Schlafqualität zu verbessern. Doch wo sollen Sie anfangen? In diesem Abschnitt haben wir ein paar gute Vorschläge für Sie. Entscheiden Sie nach dem Lesen, welche für Sie am besten geeignet sind. Wählen Sie einen Vorschlag aus, von dem Sie erwarten, dass er Ihre Schlafqualität verbessert.

Nehmen Sie nur eine neue Verhaltensweise in Angriff. (Wenn Sie alles gleichzeitig verändern wollen, kann das schief gehen.)

Wenn Sie eine Verhaltensweise verändert haben, sie zur Routine geworden ist und Sie sich damit gut fühlen, können Sie sich eine weitere Veränderung vornehmen. Ein Beispiel: Sie wollten als ersten Schritt regelmäßig um 22:30 Uhr ins Bett gehen und haben das jetzt auch schon seit einem Monat praktiziert. Sie haben sich daran gewöhnt und sind nun bereit, eine weitere Veränderung in Angriff zu nehmen. So können Sie es schaffen, alle schlechten Angewohnheiten, die Ihnen den Schlaf geraubt haben, durch positive Verhaltensweisen zu ersetzen.

In den folgenden Abschnitten zeigen wir Ihnen einige clevere und leichte Wege, wieder besser zu schlafen.

Regelmäßigkeit bei der Schlafenszeit

Die Schlafenszeit sollte einen festen Platz in Ihrem Tagesablauf haben. Solange Sie zu völlig unregelmäßigen Zeiten ins Bett gehen, bleibt das Problem bestehen. Gehen Sie nicht ins Bett, wann immer Sie gerade müde werden. Falls das so ist, hat der Schlaf in Ihrem Leben nicht den Stellenwert, der ihm zukommt.

Betrachten Sie Ihr Leben und Ihre Verpflichtungen einmal ganz objektiv und finden Sie heraus, wie viel Schlaf Ihr Gehirn benötigt – vermutlich zwischen sechs und neun Stunden. Versuchen Sie sich nicht mit »Mir reichen aber drei Stunden« aus der Affäre zu ziehen. Das reicht nämlich nicht, es sei denn, Sie sind der Eine unter einer Millionen Menschen, der mit so wenig Schlaf auskommt. Bei den meisten Menschen brauchen Gehirn und Körper zwischen sechs und acht Stunden Schlaf pro Nacht, um richtig zu funktionieren (siehe »Wählen Sie Ihre Schlafenszeit« weiter hinten in diesem Kapitel).

Wenn Sie festgelegt haben, wie viel Schlaf Sie brauchen, sollten Sie dafür sorgen, dass Sie diese Schlafmenge *jede* Nacht und nicht nur ab und zu einmal bekommen.

Ihr Gehirn und Ihr Körper können gelegentlich auch einmal mit weniger Schlaf auskommen, doch einen chronischen Schlafmangel halten Sie nicht ohne Folgen aus. Und denken Sie daran, Sie müssen jede Stunde Schlaf nachholen, die Ihnen fehlt, damit Sie sich tagsüber nicht müde und erschöpft fühlen. Das können Sie erreichen, indem Sie am Wochenende Schlaf nachholen. Wenn Sie das nicht tun, wird der Schlafmangel auf Ihrem Konto immer größer, und es geht Ihnen tagsüber schlecht. Sie sind gereizt, fühlen sich erschöpft und kommen einfach schlecht durch den Tag.

Schlaf hat Priorität

Die meisten Menschen haben in ihrem hektischen und vielbeschäftigten Leben einfach zu wenig Zeit. Und wenn es richtig hart kommt, wird viel zu häufig als Erstes am Schlaf gespart. Sie reden sich ein, dass Ihnen auch weniger Schlaf reicht. Doch das ist zu kurz gedacht. Wie wir bereits in Kapitel 1 erwähnt haben, ist Schlaf ein ganz wesentlicher Bestandteil des Lebens. Sie können nicht ohne existieren, und wenn Sie regelmäßig zu wenig schlafen, werden Sie am Ende vielleicht gesundheitlich einen hohen Preis dafür zahlen.

Hin und wieder werden Sie vielleicht in alte Verhaltensmuster zurückfallen. Machen Sie sich deswegen keine Vorwürfe, sondern kehren Sie einfach wieder zu Ihrer neuen, gesünderen Lebensweise zurück.

Wenn Sie genug Schlaf bekommen wollen, müssen Sie das Gleiche tun wie Menschen, die abnehmen oder Geld sparen wollen. Sie müssen Ihrem Schlaf die höchste Priorität einräumen. Stellen Sie einen Schlafplan auf, um sicherzugehen, dass Sie jede Nacht genug schlafen. Dann müssen Sie sich nur noch an Ihren Plan halten. Beschließen Sie, dass nichts wichtiger ist als Ihr Schlaf, und setzen Sie diese Entscheidung durch. Niemand sonst wird das für Sie tun.

Welcher Vogel sind Sie?

Zeit für einen kleinen Test. Aber keine Angst, er ist viel einfacher als jeder Mathematiktest aus Ihrer Schulzeit. Beantworten Sie einfach die folgenden Fragen und zählen Sie danach, wie viele As, Bs und Cs Sie haben. Am Ende des Kastens können Sie nachlesen, welcher Vogel Sie sind: eine Lerche, eine Eule oder keines von beidem. Diese Information kann Ihnen dabei helfen, Ihre Schlafenszeit passend zum Typ festzulegen.

1. **Am wachsten fühle ich mich**

   a. am Morgen
   b. am Nachmittag
   c. am Abend

2. **Am müdesten bin ich**

   a. am Morgen
   b. am Nachmittag
   c. am Abend

3. **Ich stehe gerne auf**

   a. um sechs Uhr morgens oder früher
   b. zwischen sieben und acht Uhr
   c. so spät ich kann, gewöhnlich neun Uhr oder später

4. **Ich habe die meiste Energie**

   a. in den ersten Stunden, nachdem ich morgens aufgewacht bin
   b. ich habe den ganzen Tag etwa die gleiche Energie
   c. in den letzten Stunden, bevor ich zu Bett gehe

5. **Wenn ich morgens aufstehe, fühle ich mich**

   a. gut gelaunt, bin voller Energie und bereit, in den Tag zu starten
   b. weder gut noch schlecht gelaunt, nur wach
   c. schlecht gelaunt und schlaftrunken und würde lieber noch ein paar Stunden schlafen

6. **Welche Aussage beschreibt Sie am ehesten?**

   a. Ich kann um vier Uhr morgens aufstehen, aber nicht bis vier Uhr morgens aufbleiben.

   b. Ich kann um vier Uhr morgens aufstehen oder bis vier Uhr morgens aufbleiben, je nach dem, was ich muss.

   c. Ich kann bis vier Uhr morgens aufbleiben, aber nicht zu dieser Zeit aufstehen.

Vier oder mehr A-Antworten: Sie sind eine typische Lerche, wach im Morgengrauen und müde am Abend. Sie sind immer pünktlich an der Arbeit und gehören meist sogar zu den Ersten. Im Laufe des Nachmittags lässt Ihre Energie nach, und nach dem Abendessen können Sie Ihre Augen kaum noch aufhalten. Gehen Sie zwischen neun und zehn Uhr abends ins Bett oder sogar noch eher, wenn Sie schon um sechs Uhr an der Arbeit sein müssen.

Vier oder mehr B-Antworten: Sie gehören weder zu den Lerchen noch zu den Eulen und können sich gut an unterschiedliche Schlafzeiten anpassen. Ihre ideale Schlafenszeit wäre so gegen 22 bis 22:30 Uhr. Doch wenn Sie einmal bis 23 Uhr aufbleiben müssen, schaffen Sie das auch. Sie können sich gut an unterschiedliche Weckzeiten anpassen. Ihre Fähigkeit, diese Zeiten schnell zu wechseln, kann manchmal zur Folge haben, dass Sie zu wenig schlafen. Sorgen Sie deshalb immer dafür, dass Sie jede Nacht genug Schlaf bekommen.

Vier oder mehr C-Antworten: Sie gehören ganz klar zu den Eulen. Sie gehen gerne spät ins Bett und stehen spät auf. Sie können nicht einschlafen, wenn Sie zeitiger schlafen gehen. Versuchen Sie also nicht, vor 23 Uhr zu Bett zu gehen. Am besten geht es Ihnen, wenn Sie mindestens bis Mitternacht aufbleiben, und manchmal haben Sie so viel Energie, dass Sie bis in die frühen Morgenstunden wach bleiben. Wenn Sie einen Job haben, bei dem Sie schon um sieben oder acht Uhr morgens anfangen müssen, kommen Sie sicherlich manchmal zu spät. Wenn Ihr Alltag verlangt, dass Sie jeden Morgen zeitig aufstehen, sollten Sie Schritt für Schritt etwas früher zu Bett gehen, bis Sie so zeitig schlafen gehen, dass Sie genug Schlaf bekommen. Anderenfalls werden Sie unter chronischem Schlafmangel leiden und sich müde durch den Tag schleppen.

Wählen Sie Ihre Schlafenszeit

Hier gilt nicht »eine für alle«. Jeder Mensch hat einen anderen Rhythmus und ist zu unterschiedlichen Zeiten besonders aktiv und leistungsfähig. Vielleicht gehören Sie zu den Lerchen, die mit dem ersten Sonnenstrahl aus dem Bett springen, aber schon nach dem Abendessen ihre Augen nicht mehr aufhalten können. Oder Sie sind eine Eule, leben nachts erst richtig auf und überhören dafür Ihren Wecker, wenn er morgens um sieben Uhr klingelt.

Doch Sie leben in einer Alltagswelt, in der es egal ist, wann Sie am leistungsfähigsten sind. Sie müssen einen Kompromiss zwischen Ihrer Schlafenszeit und den Anforderungen Ihres Alltags finden und dafür sorgen, genug Schlaf zu bekommen.

Die innere Uhr kennen

Wenn Sie wissen, ob Sie eine Lerche oder eine Eule sind, fällt es Ihnen leichter, Ihren Tag und Ihr Leben zu planen. Und es gibt einige glückliche Menschen, die weder zu den Eulen noch zu den Lerchen gehören und immer voller Energie und einsatzbereit sind, wenn die Umstände es verlangen. (Im Kasten »Welcher Vogel sind Sie?« finden Sie ein kleines Quiz, mit dem Sie herausfinden können, ob Sie eine Lerche, eine Eule oder ein bisschen von beidem sind.)

Gehören Sie beispielsweise zu den Eulen, ist ein Job eher nichts für Sie, bei dem Sie immer sehr früh aufstehen müssen. Aber in einem Job, wo Sie abends viel Energie brauchen, können Sie glänzen. Bei einer Lerche ist das genau umgekehrt.

Denken Sie daran, dass Regelmäßigkeit das Wichtigste ist, wenn Sie sich für eine geeignete Schlafenszeit entscheiden. Egal ob Lerche, Eule oder keines von beidem, versuchen Sie, für sich die beste Schlafens- und Aufstehzeit herauszufinden und halten Sie sich an Ihren Plan. Ihr Gehirn wird es Ihnen danken.

Festlegen, wie viel Schlaf man braucht

Zuerst müssen Sie herausfinden, wie viel Schlaf Sie tatsächlich brauchen. Beantworten Sie sich folgende Frage: »Wenn ich aufstehen und zu Bett gehen könnte, wann immer ich möchte, unabhängig von allen Plänen und Verpflichtungen, wann würde das sein?« Die meisten entscheiden sich dann für eine Zeitspanne von sieben Stunden, beispielsweise von 23 Uhr bis sechs Uhr morgens.

Um herauszufinden, wann Sie am besten zu Bett gehen, müssen Sie überlegen, wann Sie aufstehen möchten. Sieben bis acht Stunden vorher sollten Sie schlafen gehen, um genügend Schlaf zu bekommen.

Wenn Sie beispielsweise acht Stunden Schlaf benötigen, um sieben Uhr an der Arbeit sein müssen und eine Stunde brauchen, um sich morgens fertig zu machen und zur Arbeit zu fahren, müssen Sie natürlich die eine Stunde morgens extra zu den acht Stunden dazuzählen. Wenn Sie dann von sieben Uhr morgens neun Stunden zurückrechnen, müssen Sie um 22 Uhr ins Bett gehen.

Noch ein Beispiel: Wenn Sie zu Hause arbeiten und nur sechs Stunden Schlaf benötigen, um morgens wieder ausgeruht aufzustehen, Ihr Kind um acht Uhr zur Schule bringen müssen und eineinhalb Stunden brauchen, um sich fertig zu machen, müssen Sie 90 Minuten zu den sechs Stunden hinzuzählen und von acht Uhr zurückrechnen. Sie müssen dann um 0:30 Uhr ins Bett gehen.

Wenn Sie herausgefunden haben, wann Sie immer zu Bett gehen sollten, müssen Sie Ihren Plan nur noch in die Tat umsetzen. Vielleicht stellen Sie sich einen Wecker, der Sie 30 Minuten vor dem zu Bett gehen daran erinnert, damit Sie sich in Ruhe fertig machen können. Es ist jetzt wichtig, dass Sie diese Schlafenszeit regelmäßig einhalten. Belohnen Sie sich selbst, wenn Sie es eine Woche lang geschafft haben, sich genau nach Ihrem neuen Plan zu richten. Aber seien Sie auch nicht zu streng mit sich selbst, wenn es einige Wochen dauert, bis Sie sich regelmäßig daran halten. Auch Ihr Gehirn wird eine Weile brauchen, um sich an diese neuen Zeiten zu gewöhnen. Aber wenn Sie regelmäßig zur gleichen Zeit zu Bett gehen, werden Sie besser schlafen und sich schon nach kurzer Zeit viel besser fühlen.

Egal, wann Sie ins Bett gehen und wann Sie aufstehen, halten Sie sich genau an die Zeiten, die Sie festgelegt haben. Manchmal machen es gesellschaftliche und familiäre Verpflichtungen schwer, diesen neuen Plan umzusetzen, aber Sie müssen versuchen, diese Zeiten die ganze Woche beizubehalten – einschließlich der Wochenenden. Wenn Sie an den Wochenenden lange aufbleiben und länger schlafen, stören Sie Ihren Schlafplan für die gesamte nächste Woche und schlafen vielleicht wieder schlechter. Regelmäßige Schlafenszeiten trainieren Ihr Gehirn. Dadurch können Sie zu einer festgelegten Zeit schneller und leichter einschlafen. Wenn Sie immer zur selben Zeit ins Bett gehen, werden Sie irgendwann bereits müde sein, wenn die Schlafenszeit naht. Und wenn man müde ist, kann man auch viel besser einschlafen. Gehen Sie aber zu unregelmäßigen Zeiten schlafen, weiß Ihr Gehirn nie, wann es den Schlaf erwarten kann, und Sie schlafen schlechter ein.

 Manchmal, vor allem, wenn Sie viel Stress haben, werden Sie einfach nicht einschlafen können, obwohl Sie zu Ihrer gewohnten Zeit zu Bett gegangen sind. Wenn Sie nach 20 Minuten immer noch nicht schlafen, bleiben Sie nicht im Bett. Stehen Sie auf und tun Sie etwas Entspannendes oder Langweiliges wie Lesen (abhängig davon, was Sie lesen, ist es entspannend oder langweilig!). Wenn Sie müde werden, legen Sie sich wieder ins Bett. Jetzt sollten Sie leichter einschlafen können.

Verändert sich Ihr Alltag und Sie müssen Ihre Schlafzeiten daran anpassen, dann dauert es etwa eine Woche, bis Sie sich an die neuen Zeiten gewöhnt haben.

Das sind alles nur Vorschläge. Nur Sie alleine können entscheiden, was für Sie am Besten ist. Sie sind vielleicht eine Lerche, die gerne um fünf Uhr morgens aufsteht, auch wenn Sie nicht um acht Uhr an der Arbeit sein müssen. So haben Sie noch ein ruhiges Stündchen, um zu lesen oder zu meditieren, bevor der Rest der Familie aus den Betten krabbelt. Sorgen Sie lediglich dafür, dass Sie genügend Schlaf bekommen und keine Stunde Ihres Schlafs opfern, um morgens noch etwas Zeit für sich zu haben.

Funktioniert Ihr Plan nicht und Sie sind ständig müde, sollten Sie über ein paar größere Veränderungen in Ihrem Lebensstil nachdenken, damit Sie Ihrer inneren Uhr besser gerecht werden. Wenn Sie es nicht schaffen, Ihren zirkadianen Rhythmus an Ihr Leben anzupassen, sollten Sie vielleicht Ihren Job wechseln oder die Möglichkeit prüfen, ob Sie auch von zu Hause aus arbeiten können. Das sind natürlich keine einfachen Veränderungen, doch wenn Sie die Kraft dafür haben, werden Sie positiv überrascht sein, wie gut Sie sich jeden Tag fühlen. Sie werden sehr glücklich drüber sein, dass Ihr Leben endlich mit Ihrer inneren Uhr übereinstimmt.

Immer vorausdenken

Sie fragen sich vielleicht, warum Sie bezüglich Ihrer Schlafenszeit vorausdenken sollen. Wenn Sie nicht planen, wird Ihre Schlafenszeit schneller kommen, als Sie glauben. Sie müssten längst schlafen gehen, haben aber noch wichtige Aufgaben zu erledigen, wollen das Computerspiel noch schnell fertig spielen oder die TV-Sendung zu Ende schauen. In der Zwischenzeit schreit Ihr müder Körper nach Schlaf, doch Sie sind so beschäftigt, dass Sie ihn einfach überhören. Wenn Sie dann endlich ins Bett fallen, sind Sie nicht entspannt, und Ihr Gehirn fährt noch auf Hochtouren. Anstatt zu schlafen, liegen Sie nun im Bett und wälzen sich hin und her.

Wenn Sie sich auf das Schlafengehen vorbereiten, können Sie mit ein paar ganz einfachen Tricks Ihrem Körper und Gehirn signalisieren, dass es jetzt Zeit ist, das Tempo zu drosseln. Im nachfolgenden Abschnitt erläutern wir ein paar einfache Möglichkeiten, um eine gesunde Routine zu entwickeln und sich besser auf das Schlafen vorzubereiten.

Ein gutes Buch, ein Glas Milch und Sie – Abendliche Rituale

Vielleicht haben Sie wie viele andere Erwachsene vergessen, wie wichtig abendliche Rituale vor dem Schlafengehen sein können. Viele Erwachsene laufen den ganzen Tag auf Hochtouren und schieben alle Probleme beiseite, damit sie sich auf ihre Arbeit konzentrieren können. Wenn es dann Zeit zum Schlafen ist, fallen sie ins Bett und löschen das Licht, sobald sie sich hingelegt haben. Sie möchten sofort schlafen, doch das können sie häufig nicht. Alle möglichen Probleme, die sie am Tage verdrängt haben, und auch alle größeren und kleineren Katastrophen des Tages schleichen sich jetzt in ihr Bewusstsein. Das Ergebnis: Schlaflosigkeit.

Beruhigende abendliche Rituale sind eine gute Möglichkeit, dem Gehirn rechtzeitig zu signalisieren, dass bald Zeit zum Schlafen ist. Mit dem Schlafengehen werden dadurch positive Gedanken und Gefühle assoziiert. So wird die Schlafenszeit zu einer Tageszeit, auf die Sie sich freuen.

Einen Plan haben

Wenn Sie ein abendliches Ritual entwickeln möchten, sollten Sie sich vorher überlegen, was Sie gerne tun. Es hätte wenig Sinn, sich in dieser Zeit, in der Sie sich entspannen und innerlich auf das Schlafengehen einstellen sollen, mit etwas zu beschäftigen, das Sie nicht mögen. Das Abendritual würde dann seinen Zweck verfehlen.

Besitzen Sie bereits eine gute Abendroutine, aber Stress und Druck im Job haben Ihre Pläne durcheinandergewirbelt, dann müssen Sie sich nur dazu entschieden, dass Sie und Ihre Gesundheit an *erster* Stelle stehen und zu Ihrem abendlichen Ritual zurückkehren. Wenn Sie großen Belastungen ausgesetzt sind, sollte ein gesunder Schlaf höchste Priorität haben und nicht an letzter Stelle stehen.

Versuchen Sie, nicht alles auf einmal zu verändern. Das ist zum Scheitern verurteilt. Überlegen Sie, was Sie vor dem Schlafengehen tun, das sich ungünstig auswirkt. Listen Sie alles, was Sie ändern möchten, nach seiner Wichtigkeit auf und beginnen Sie mit dem ersten Punkt auf Ihrer Liste. Überlegen Sie sich, wodurch Sie ihn ersetzen möchten. Diese Änderung müssen Sie mindestens drei Wochen durchhalten. (So lange dauert es, bis eine neue Verhaltensweise zur Gewohnheit wird.)

Denken Sie darüber nach, wo Sie schlafen möchten, und tun Sie alles dafür, dass dieser Ort so bequem und einladend wie möglich ist. Suchen Sie sich dann den ersten Punkt auf Ihrer Liste aus, den Sie verändern möchten, und setzen Sie Ihre Pläne in die Tat um. Vielleicht möchten Sie sich vor dem Schlafengehen noch die Zeit nehmen, Ihre Kissen aufzuschütteln, ein wenig Jasmin- oder Lavendelöl im Schlafzimmer zu versprühen und eine Tasse Kräutertee zu trinken. Oder Sie möchten die letzen 15 Minuten, bevor Sie ins Bett gehen, noch ein Kapitel lesen (lesen Sie aber nicht im Bett). Wenn Ihnen diese neuen Gewohnheiten nach drei Wochen in Fleisch und Blut übergegangen sind, können Sie die nächste Veränderung in Angriff nehmen.

 Sie können mithilfe des in Kapitel 2 vorgestellten Schlaftagebuchs auch verfolgen, wie sich die Verbesserungen Ihrer Schlafhygiene auswirken. Wenn Sie Ihren Schlaf nicht beobachten und dokumentieren, kann es schwer sein, Veränderungen und Erfolge richtig einzuschätzen. Meist können sich die Menschen nicht mehr so genau daran erinnern, wie sie vor zwei Wochen geschlafen haben. Deshalb sind genaue Aufzeichnungen wichtig.

Ruhe kehrt ein – Aktivitäten, die den Schlaf fördern

Jeder assoziiert andere Dinge mit dem Schlaf, besondere *Auslöser*, die dem Gehirn signalisieren, dass es Zeit fürs Bett ist. Manche machen es sich mit einem Buch gemütlich, andere trinken ein Glas Milch. Und wieder andere nehmen ein heißes Bad vor dem Schlafengehen oder kuscheln noch ein wenig mit den Kindern, dem Liebsten oder ihrem Haustier.

Egal was Sie machen, feste Abendrituale sind eine gute Möglichkeit, Ihrem Gehirn zu signalisieren, dass die Schlafenszeit naht, und es daran zu gewöhnen, sich jeden Abend etwa zur gleichen Zeit auf den Schlaf einzustellen. Das kann so weit gehen, dass Ihre

Ein- und Durchschlafstörungen der Vergangenheit angehören und Sie so gut und erholsam schlafen, wie es sein sollte. Sorgen Sie deshalb dafür, dass das Abendritual Sie entspannt. Wenn die abendliche Routine zu aufregend ist, erreichen Sie nur das Gegenteil. Anstatt gut zu schlafen, werden Sie wieder wach liegen.

Das Motto lautet: Beruhigen und alle Sorgen der Welt vergessen. Sie können aus verschiedenen Aktivitäten auswählen, die Sie entspannen. In den folgenden Abschnitten stellen wir einige Möglichkeiten vor:

Wenn die Schlafenszeit naht

Wenn die Zeit, zu der Sie ins Bett möchten, immer näher rückt, sollten Sie ruhiger werden. Das Gehirn benötigt mindestens eine halbe Stunde, um sich auf Schlaf einzustellen. Wenn Sie also gleich ins Bett springen, ohne sich davor etwas Ruhe zu gönnen, halten Sie diese Beruhigungsphase des Gehirns vielleicht fälschlicherweise für eine Einschlafstörung.

Etwa eine Stunde, bevor Sie ins Bett gehen möchten, sollten Sie langsam an Ihren Schlaf denken (sich aber nicht deswegen sorgen). Schalten Sie den Fernseher aus, legen Sie das Buch zur Seite oder fahren Sie den Computer runter. Räumen Sie das letzte Geschirr weg und beenden Sie Ihre abendlichen Hausarbeiten. Vermeiden Sie alles, was Ihr Gehirn, den Körper oder Ihre Psyche stimuliert. Entspannen Sie sich und bereiten Sie sich geistig und körperlich darauf vor, schlafen zu gehen.

Machen Sie den letzten Gang durch Ihre Wohnung oder Ihr Haus – kontrollieren Sie Fenster und Türen, lassen Sie die Katze nach draußen, decken Sie Ihre Kinder noch einmal zu. Tun Sie, was immer Sie möchten, damit Sie sich gut und sicher fühlen.

Wenn alles erledigt ist, sollten Sie eines der folgenden Abendrituale versuchen.

In einem heißen Schaumbad entspannen

Wenn Sie zu den Menschen gehören, die eine Dusche anregend und ein Bad entspannend finden, dann können Sie vor dem Schlafengehen ein Bad nehmen. Es wird Sie beruhigen und gut auf das Schlafen vorbereiten.

Versuchen Sie, sich das Bad so entspannend wie möglich zu gestalten. Benutzen Sie duftende Badesalze oder Schaumbäder. Ein Jasmin- oder Lavendelölbad kann sehr beruhigend wirken.

Wenn Sie kein Fan von Schaumbädern sind, können Sie die Düfte in Ihrem Bad auch mit einer Duftlampe verteilen. Passen Sie aber auf, dass Sie alle Kerzen löschen, bevor Sie zu Bett gehen.

 Nehmen Sie auf keinen Fall ein Bad, wenn Sie sehr müde sind. Sie könnten einschlafen, ins Wasser abrutschen und ertrinken. Außerdem ist dann Ihre Koordination nicht so gut, und Sie könnten ausrutschen und sich verletzen.

Abendliche Pflege

Manchmal kann es auch helfen, wenn Sie sich und Ihrem Körper abends ein wenig mehr Zeit und Aufmerksamkeit bei der Körperpflege schenken. Eine Fußmassage ist dafür bestimmt gut geeignet. Auf jeden Fall sollte es etwas sein, mit dem Sie sich verwöhnen. Das Schneiden der Fußnägel gehört also nicht dazu.

Wenn Sie gerne massiert werden, können Sie sich mit Ihrem Partner jeden Abend direkt vor dem Schlafengehen vielleicht fünf Minuten gegenseitig eine Nackenmassage gönnen.

Das Bett und die Nachtwäsche vorbereiten

Manche Menschen kommen in die richtige Schlafstimmung, wenn sie ihr Bett aufschlagen und sich bequeme Nachtwäsche aussuchen. Außerdem ist jetzt auch eine gute Gelegenheit, die Kleidung für den nächsten Morgen bereitzulegen. Dann müssen Sie morgens nicht so hetzen.

Schütteln Sie zuerst Ihr Kissen auf und verteilen Sie vielleicht ein wenig Lavendel- oder Jasminduft auf dem Laken (beide Düfte sind schlaffördernd). Ziehen Sie Ihren Schlafanzug an und machen Sie es sich gemütlich.

Was Sie zum Schlafen anziehen (oder nicht anziehen), hängt ganz von Ihren persönlichen Vorlieben ab. Manche schlafen gerne nackt, vor allem in sehr warmen Gegenden. Andere mummeln sich ein wie in der Arktis. Doch ganz egal, was Sie zum Schlafen anziehen, es sollte bequem und warm genug sein. Ein Seidenpyjama mit zu engen Ärmeln ist toll, um darin zu faulenzen, aber nicht, um darin gut zu schlafen. Probieren Sie doch einfach aus, welche Nachtwäsche Sie am meisten mögen.

 Nachtwäsche aus atmungsaktiven Naturfasern ist am besten geeignet – T-Shirts, Pyjamas oder Nachthemden aus Baumwolle, Seide, einem Baumwoll-Polyester- oder Seide-Viskose-Gemisch. Leinen ist dagegen zum Schlafen ein wenig zu rau und kratzig. Vermeiden Sie Nachtwäsche mit viel Schnickschnack wie Perlen oder Federschmuck. Das eignet sich nur zum Ansehen, aber nicht zum Schlafen. Und ein süßes Babydoll bringt vielleicht Ihren Ehemann in Stimmung, doch Sie wollen bestimmt nicht darin schlafen – nicht, wenn Sie gut schlafen möchten. Achten Sie auch darauf, dass Ihre Nachtwäsche bequem ist und Sie nicht in der Taille, an den Schultern oder an den Armen einengt.

Körper und Geist entspannen

So können Sie das schaffen:

✔ Strecken Sie sich ein wenig und atmen Sie tief ein und aus. Doch machen Sie keine Aerobicstunde daraus, denn anstrengender Sport direkt vor dem Schlafengehen kann dazu führen, dass Sie Probleme beim Einschlafen haben.

✔ Nutzen Sie Entspannungsübungen und Visualisierungstechniken, um sich zu beruhigen. Stellen Sie sich beispielsweise vor, dass Sie gerade an einem wunderschönen weißen Sandstrand liegen und weit weg von Termindruck alle Sorgen und Verpflichtungen vergessen. Sie werden überrascht sein, wie gut diese Methoden wirken.

✔ Hören Sie entspannende Musik, aber nicht im Bett. (Jetzt ist nicht der richtige Augenblick für Hardrock oder Techno.)

✔ Zünden Sie eine Duftlampe an. (Achten Sie aber darauf, sie wieder zu löschen, bevor Sie einschlafen.)

✔ Meditieren oder beten Sie.

Sicherlich gibt es noch andere Aktivitäten, die Sie mögen und die Sie abends entspannen.

Auswärts schlafen

Die meisten Menschen schlafen schlechter, wenn sie in einem fremden Bett liegen. Doch manche machen gar kein Auge zu. Die meisten Tipps, die wir Ihnen in diesem Kapitel für eine bessere Schlafhygiene gegeben haben, funktionieren auch unterwegs. Nehmen Sie auf Ihre Reisen etwas mit, das Ihnen dabei hilft, sich auch in fremder Umgebung wohl zu fühlen: Ihr eigenes Kissen oder Ihren Lieblingsschlafanzug zum Beispiel.

Lesen Sie sich in den Schlaf

Wenn Sie Schlafprobleme haben, sollten Sie nicht im Bett lesen. Wenn Sie trotzdem ein wenig lesen möchten, um sich vor dem Schlafen zu entspannen, sollten Sie das in einem bequemen Sessel in der Nähe des Bettes tun. Wenn Sie dann müde werden, müssen Sie nur noch schnell unter die Decke schlüpfen. Wenn Lesen Ihnen jedoch hilft, besser einzuschlafen, dürfen Sie natürlich auch im Bett lesen.

Lesen macht viele Menschen müde, doch genau wie bei der Musik ist es nicht ganz unwichtig, was Sie lesen. Lesen Sie also nicht die neuesten Nachrichten oder die Aktienkurse, keine Filmrezensionen und keine Sportberichte, denn all das könnte Sie aufregen.

Sie sind nicht dieser Meinung? Dann stellen Sie sich vor, Sie würden direkt vor dem Schlafengehen lesen, dass der Wert Ihrer Aktien über Nacht in den Keller gefallen ist oder dass die Stadt eine Autobahn direkt an Ihrem Grundstück vorbei bauen wird. Verstehen Sie, was wir meinen?

Ein Reisemagazin wäre dagegen eine sehr gute Wahl.

Die beste Einschlaflektüre scheinen allerdings Romane zu sein, besonders die nicht so guten, denn je langweiliger die Lektüre, desto wahrscheinlicher werden Sie schon nach wenigen Seiten schlafen. (Wissenschaftliche Magazine folgen in der Rangfolge ganz dicht auf Platz zwei.)

Egal, worauf Ihre Wahl fällt, es sollte etwas sein, das Sie ermüdet und nicht aufregt.

Schalten Sie den Fernseher aus

Viele haben auch im Schlafzimmer ein Fernsehgerät. Es kann schon Spaß machen, den Lieblingsfilm zu schauen und dabei gemütlich im Bett zu lümmeln. Doch die Gefahr dabei ist, dass Sie die Zeit vergessen, weil Sie so mit dem Fernsehprogramm beschäftigt sind und dadurch viel zu lange wach bleiben.

Noch schlimmer ist es, wenn Sie einschlafen, während der Fernseher läuft, weil Sie die unterschiedliche Lautstärke zwischen Film und Werbung immer wieder wecken wird.

Auch wenn Millionen Menschen jeden Abend vor dem Schlafengehen noch einmal Nachrichten schauen, die Abendnachrichten sind nicht wirklich entspannend und schlaffördernd.

Damit das Fernsehen Sie nicht beim Einschlafen stört, sollten Sie den Fernsehapparat mindestens eine halbe Stunde vor Ihrer geplanten Schlafenszeit ausschalten. Diese Kleinigkeit kann dafür sorgen, dass Sie vor dem Schlafen entspannter sind. Außerdem bewahrt Sie das davor, versehentlich zu lange wach zu bleiben, weil Sie über eine spannende Sendung ganz die Zeit vergessen haben.

Tee trinken

So lange Kräutertees keine Stimulanzien wie beispielsweise Koffein enthalten, können sie Ihnen helfen, besser zu schlafen. Und selbst, wenn keinerlei schlaffördernden Stoffe im Tee sind, kann die Zeremonie des Teekochens und die Entspannung bei einer heißen Tasse Tee vor dem Schlafengehen ein wunderbares Abendritual sein.

Hilfe aus der Küche

Eine ganz natürliche, schlaffördernde Substanz ist das _Tryptophan_. Es kommt in verschiedenen Lebensmitteln vor, unter anderem in Putenfleisch.

 Nach einer großen Mahlzeit, die viel Tryptophan enthalten hat, sind Sie in den darauffolgenden Stunden vermutlich sehr müde. Fahren Sie besser kein Auto und tun Sie nichts, was Ihre volle Aufmerksamkeit erfordert.

Weil Nahrungsmittel, die Tryptophan enthalten, eine angenehme Müdigkeit erzeugen, kann ein Glas warme Milch oder eine kleine Banane eine halbe Stunde vor dem Schlafengehen helfen, dass Sie leichter einschlafen, besonders dann, wenn Sie diesen kleinen Imbiss zum Teil Ihres Abendrituals machen.

Nahrungsmittel, die Tryptophan enthalten:

✔ Bananen

✔ Milch

✔ Datteln

✔ Nussbutter

✔ Thunfisch

✔ Joghurt

Wenn Sie überhaupt nicht schlafen können oder vor dem Schlafengehen großen Hunger haben, können Sie beispielsweise ein kleines Stück Obst essen oder trinken ein großes Glas Wasser. Wollen Sie die schlaffördernde Wirkung der Aminosäure Tryptophan nutzen, können Sie auch ein Glas fettarme Milch trinken.

Ein leichter, kohlenhydratreicher Imbiss vor dem Schlafengehen, beispielsweise ein Toast, hebt den Serotoninspiegel an. *Serotonin* ist ein Neurotransmitter, der dabei hilft, Ängste zu mindern. Außerdem haben Sie keinen Hunger, wenn Sie schlafen gehen, denn wenn Sie hungrig sind, können Sie schlecht einschlafen. Achten Sie aber darauf, dass Sie nur eine Kleinigkeit essen. Und es sollte leicht sein und die Verdauung nicht zu sehr belasten. Machen Sie sich also keine Unmengen Butter auf Ihren Toast, sonst liegen Sie die halbe Nacht wach. Meiden Sie auch stark gewürzte Speisen. Im Abschnitt »Problematische Nahrungsmittel meiden« in diesem Kapitel erfahren Sie, worauf Sie beim Essen noch achten sollten.

Störenfriede ausschalten

Eigentlich können Sie tun, was Sie wollen, um sich aufs Schlafengehen vorzubereiten. Es muss nur beruhigend auf Sie wirken. Ein Glas Milch vor dem Schlafengehen ist eine schlechte Idee, wenn Sie unter einer Laktoseunverträglichkeit leiden. Und eine Schmusestunde mit Ihrem Haustier in Ihrem Bett ist auch ungünstig, wenn Sie eine Tierhaarallergie haben. Das Gleiche gilt, wenn Sie völlig gestresst, mit Schmerzen oder schlimmen Verdauungsstörungen ins Bett gehen.

Lesen Sie weiter, um alles über bekannte Schlafstörer zu erfahren. Wenn Sie sie kennen, können Sie sie besser ausschalten und wissen, wie Sie mit ihnen umgehen müssen, falls Sie doch einmal einem dieser Störenfriede zum Opfer fallen.

Stress managen

Wenn Sie zu Hause oder im Job viel Stress haben, kann es sein, dass Sie deshalb schlecht einschlafen. Sie liegen wach im Bett und die Gedanken wirbeln durch Ihren

Kopf. Ein Streit mit Ihrer Frau, ein Strafzettel, weil Sie zu schnell gefahren sind, ein undichtes Dach oder Geldprobleme – all das kann in Ihrem Kopf herumspuken und Sie stundenlang wach halten.

Sie müssen Ihren Stress in den Griff bekommen, sonst hat er Sie im Griff. Stress scheint heute ein Grund für viele Alltagsprobleme zu sein. Er kann krank machen, Beziehungen zerstören und Ihnen jede Nacht den Schlaf rauben.

Stress lässt Sie nicht einschlafen, Sie liegen im Bett und wälzen Probleme. Da es mitten in der Nacht ist, liegen Sie da und können nichts gegen die Stressauslöser tun. Stattdessen wälzen Sie sich im Bett umher, stören vielleicht damit auch noch Ihren Partner, aber all das führt zu nichts.

 In einer aktuellen amerikanischen Studie gaben 51 Prozent der Befragten an, dass Stress im Job, wegen Familienangelegenheiten oder wegen der Kinder ihren Schlaf stört. 45 Prozent sagten, dass sie schlecht schlafen, weil ihr Partner stressbedingt nicht schlafen kann. Etwa 36 Prozent gaben an, dass sie mehr als einmal pro Woche nicht richtig schlafen können, weil sie sich um etwas Sorgen machen.

Wenn Sie wieder gut schlafen möchten, müssen Sie lernen, richtig mit Stress umzugehen. Lässt sich eine belastende Situation nicht verändern, dann können Sie nur ändern, wie Sie diese Situation empfinden.

Es gibt eine Vielzahl sehr wirkungsvoller Methoden, mit denen man Stress in den Griff bekommt. Dazu zählen die Imagination, Atemtechniken, progressive Muskelentspannung und Entspannungstechniken. Diese Methoden sind noch effektiver, wenn sie miteinander kombiniert werden.

 Sie sollten Stressmanagement-Methoden richtig beherrschen, bevor Sie sie vor dem Schlafengehen einsetzen. Es ist eher kontraproduktiv, wenn Sie schlaflos im Bett liegen und dann zum ersten Mal eine Entspannungsmethode üben, denn das erfordert zu Beginn auch Ihre ganze Aufmerksamkeit, und an Schlaf wäre nicht zu denken. Setzen Sie eine Entspannungstechnik also erst dann vor dem Schlafengehen ein, wenn Sie sie perfekt beherrschen.

Wir möchten natürlich nicht so tun, als würde allein das richtige Stressmanagement Ihre Probleme lösen, doch es kann Ihnen dabei helfen, entspannter mit den Schwierigkeiten umzugehen und dadurch auch wieder zu schlafen. Ihre Probleme werden immer noch da sein, wenn Sie morgens aufwachen, doch weil Sie genug geschlafen haben, sind Sie besser gerüstet, um die Herausforderungen des Tages zu meistern.

Imagination

Wenn Sie sich entspannende und sehr angenehme Dinge vorstellen oder wenn Sie in Gedanken ganz weit weg zu einem schönen Fleckchen Erde reisen, dann benutzen Sie eine Technik, die man Imagination nennt und in der man die Vorstellungskraft in positiver Weise einsetzt. Die *Imagination* ist eine sehr wirkungsvolle Methode und nutzt unsere Vorstellungskraft, um in unserem Geist Bilder von Orten, Dingen und Ereignissen entstehen zu lassen.

Führen Sie beispielsweise folgende Imaginationsübung vor dem Schlafen durch:

1. **Setzen Sie sich in einen gemütlichen Sessel, lehnen Sie sich zurück und schließen Sie die Augen.**

2. **Konzentrieren Sie sich auf Ihre Atmung.**

   Einatmen. Ausatmen. Machen Sie langsame und tiefe Atemzüge.

3. **Stellen Sie sich vor, Ihre Sorgen würden von Ihnen abfallen wie Herbstblätter von einem Baum.**

4. **Denken Sie jetzt an etwas Schönes – an einen Ort, an dem Sie gerne sein möchten, zum Beispiel an einem tollen Strand oder in verschneiten Bergen.**

 Wenn es Ihnen schwer fällt, sich einen wunderbaren Ort vorzustellen, dann können Sie vielleicht ein paar Reisemagazine durchblättern, um Ideen zu sammeln. Die Fotos können Ihre Vorstellungskraft beflügeln und Ihnen die Imaginationsübungen erleichtern.

Auch wenn Sie noch skeptisch sind, sollten Sie der Imagination eine Chance geben. Viele Studien haben bewiesen, dass sie sich sehr gut eignet, um zu entspannen. In einer Studie konnten Krebspatienten ihre Schmerzmittel um die Hälfte reduzieren, weil sie sich mithilfe der Imagination von den Schmerzen ablenkten.

Wenn Sie viel Stress haben und vorher schon wissen, dass Sie nicht schlafen können, können Sie eine andere Imaginationsübung einsetzen, um sich zu beruhigen. Lassen Sie ganz einfach den ganzen Gefühlsmüll vor der Schlafzimmertür. Bevor Sie Ihr Schlafzimmer betreten, rufen Sie sich alles in Erinnerung, was sie gerade belastet. Rollen Sie alles zu einem großen Ball zusammen und »werfen« Sie Ihre stressenden Gedanken in den Mülleimer. So kann nichts Ihren Schlaf stören, und erst am Morgen, wenn Sie aufstehen, werden Sie alle Probleme wieder ausbreiten und sich erneut damit beschäftigen.

Wenn Sie es nicht schaffen, mithilfe der Imagination Ihren Stress in den Griff zu bekommen, können Sie es auch mit Yoga oder Meditation versuchen. Oder bitten Sie Ihren Partner, dass er Ihnen eine kleine Entspannungsmassage gönnt. Legen Sie sich in ein heißes Bad, machen Sie leichte Dehnungsübungen oder lesen Sie ein langweiliges Buch. Egal für welche Entspannungsmethode Sie sich entscheiden, sie soll Ihren Kopf von allen Sorgen befreien und Ihnen eine guten Schlaf garantieren.

Tiefenatmung

Sie werden sich vielleicht fragen, wie Atmen Ihnen dabei helfen soll, Stress besser abzubauen oder sich zu beruhigen. Doch wir reden hier nicht von der normalen Atmung. Wir sprechen über eine langsame, kontrollierte und bewusste tiefe Atmung, mit der Sie die Lunge vollständig mit Luft füllen. Die entspannende und beruhigende Wirkung der Tiefenatmung ist durch zahlreiche Studien belegt.

Denken Sie doch einmal daran, wie jemand versucht, Sie zu beruhigen, wenn Sie sich über etwas aufregen. Was sagt er? *Atme erst einmal tief durch.* Das ist ein wirklich guter Rat, weil eine tiefe Atmung sowohl Ihren Körper als auch Ihren Geist entspannt.

 Wenn Sie tief atmen, geben Sie Ihrem Körper mehr Sauerstoff. Das vermindert Erschöpfung, Stress und Ängste. Tiefenatmung kann sogar die Schmerzwahrnehmung verringern.

Sie haben es vielleicht noch nicht gemerkt, aber Ihre Lunge ist ein großes Organ. Sie reicht fast bis an den Rand des Brustkorbes. Die meisten Menschen atmen eher flach und nehmen gerade genug Luft auf, dass sich der Brustkorb hebt. Dabei füllen sie ihre Lunge nicht vollständig.

Folgen Sie diesen Schritten, um mit der Tiefenatmung zu beginnen:

1. **Legen Sie sich auf die Couch, den Boden oder auf eine Sportmatte.**

2. **Nehmen Sie sich eine Minute Zeit, um alle Muskeln zu entspannen, und machen Sie es sich bequem.**

3. **Legen Sie eine Hand auf Ihren Brustkorb, die andere auf Ihren Bauch und atmen Sie normal.**

   Spüren Sie, wie die Hände sich bewegen, wenn Sie einatmen.

4. **Schließen Sie nun Ihren Mund und atmen Sie durch die Nase so tief wie möglich ein.**

   Fühlen Sie, wie Ihre Lunge sich beim Einatmen ausdehnt und um wie viel mehr Ihre Hände sich bewegen als beim flachen Atmen.

5. **Halten Sie die Luft einige Sekunden an, aber nicht so lange, dass Sie sich nicht mehr wohlfühlen. Diese Übung soll Sie schließlich entspannen.**

6. **Atmen Sie nun durch den Mund aus und leeren Sie Ihre Lunge so weit wie möglich.**

   Wenn die Luft aus Ihrem Körper strömt, stellen Sie sich dabei vor, es wäre ein reinigender Strom, der alle Anspannung und den ganzen Stress mit sich nimmt.

7. **Denken Sie an etwas Angenehmes, etwas, was Sie gerne tun oder was Sie gern einmal ausprobieren möchten. Oder stellen Sie sich Ihren Lieblingsplatz vor und behalten Sie dieses Bild im Kopf, während Sie atmen.**

8. Wiederholen Sie diese Schritte mehrmals und achten Sie darauf, dass Sie die Übung nicht beschleunigen.

Üben Sie die Tiefatmung mehrmals täglich, bis sie Ihnen in Fleisch und Blut übergegangen ist. Sie werden schon bald spüren, dass Ihr Stress schwindet wie Schnee in der Sonne. Wenn Sie die tiefe Atmung im Liegen beherrschen, können Sie diese Übungen auch im Stehen oder Sitzen versuchen. Dann haben Sie eine immer und überall einsetzbare Möglichkeit, Ihren Stress zu bekämpfen. Führen Sie sie auf jeden Fall in der Stunde durch, bevor Sie zu Bett gehen, um Ihren Stress abzubauen und sich auf eine ruhige Nacht vorzubereiten.

Progressive Muskelentspannung

Wenn Sie gestresst sind, sind Ihre Muskeln angespannt und verkrampft. Nacken und Rücken fühlen sich an, als wären Knoten unter der Haut. Mit der progressiven Muskelentspannung können Sie Ihre Muskeln ganz bewusst lockern.

Wählen Sie eine bestimmte Muskelgruppe aus, zum Beispiel Ihre Nackenmuskulatur. Spannen Sie Ihre Nackenmuskulatur so fest wie möglich an und halten Sie diese Spannung für ein paar Sekunden. Danach lassen Sie wieder locker und konzentrieren sich darauf, die Muskeln immer weiter zu entspannen.

Falls Ihnen diese Übung schwer fällt, versuchen Sie es mit der Handmuskulatur. Beobachten Sie die Hand, wenn Sie die Muskeln anspannen. Konzentrieren Sie sich darauf, wie sich Ihre Hände anfühlen, wenn Sie die Muskeln wieder entspannen. Sie werden das Gefühl haben, als seien die Hände jetzt ganz schlaff und erschöpft. Wenn Sie diese Übung beherrschen, können Sie auch mit anderen Muskelgruppen üben.

Bei den meisten Menschen sind die Kopf- und Nackenmuskulatur und die Muskeln an Schultern und Rücken ständig angespannt. Wenn Sie gestresst sind, sollten Sie die progressive Muskelentspannung genau in diesen Muskelgruppen einsetzen. Dabei beginnen Sie am Kopf. Wenn Sie mit der Übung fertig sind, werden Sie einschlafen können.

Entspannungstechniken

Die drei in den vorangegangenen Abschnitten besprochenen Entspannungstechniken können Ihnen dabei helfen, besser mit Stress umzugehen. Wie wir schon im Abschnitt »Stress managen« erwähnten, sind diese Methoden wirkungsvoller, wenn Sie sie kombinieren.

Sie können Ihren Körper gezielt entspannen. Stellen Sie sich einfach vor, Ihr Körper wäre eine gespannte Feder, die Sie wieder entspannen wollen. Beginnen Sie an Ihren Füßen. Spannen und entspannen Sie sie. Konzentrieren Sie sich nun auf die Unterschenkel. Gehen Sie dann weiter über Ihre Oberschenkel, die Hüften, Oberkörper zu den Armen und Händen und zum Schluss zum Nackenbereich und zum Kopf. Wenn Sie die Übung beendet haben, werden Sie sich entspannt fühlen, und Ihnen wird ganz warm sein. Sie ist umso wirkungsvoller, wenn Sie sie mit Tiefenatmung und Imagination kombinieren.

 Keine Angst, falls Sie beim ersten Mal noch keine großen Erfolge verspüren. Auch hier gilt »Übung macht den Meister«. Bleiben Sie einfach am Ball. Üben Sie die Tiefenatmung, die Imagination und die Muskelentspannung mindestens einmal täglich.

Schmerzen

Wie wir bereits in Kapitel 5 erwähnt haben, gehören Schmerzen zu den häufigsten Ursachen für Ein- und Durchschlafstörungen. Egal ob leicht oder stark, akut oder chronisch – Schmerzen machen es schwer, gut zu schlafen. Unternehmen Sie deshalb sofort etwas dagegen, damit Sie die gesamte Nacht gut schlafen können.

Wenn Ihre Schmerzen nicht so stark sind, beispielsweise bei einem verstauchten Fuß oder Spannungskopfschmerzen, wird Ihnen ein rezeptfreies Schmerzmittel helfen. Die gebräuchlichsten sind nichtsteroidale antientzündliche Schmerzmittel wie Ibuprofen. Doch Sie sollten immer die Beipackzettel gründlich lesen und sich darüber im Klaren sein, dass einige Schmerzmittel bei regelmäßigem Gebrauch zu Magenproblemen und sogar Magenblutungen führen können. Besonders empfindliche Menschen vertragen sie möglicherweise überhaupt nicht. Fragen Sie einfach Ihren Arzt, welche Schmerzmittel er empfiehlt.

Krankheit

Eine akute Erkrankung mit Fieber, Ohrenschmerzen, Husten oder Verdauungsstörungen kann Ihnen ebenfalls den Schlaf rauben. Wenn Sie mit einer Grippe im Bett liegen und sich schrecklich fühlen, werden Sie kaum ein Auge zu machen. Sie sind vielleicht gerade eingenickt, schon kommt der nächste Hustenanfall oder Sie müssen schon wieder zur Toilette laufen, weil der Darm rebelliert. Jetzt, wo Sie Ihren Schlaf so dringend nötig hätten, um wieder gesund zu werden, fühlen Sie sich zu krank, um gut zu schlafen.

Schmerzen bei Nacht

Wenn Schmerzen Sie wieder einmal wach halten, tröstet es Sie vielleicht zu wissen, dass Sie damit nicht alleine sind. Eine Studie der amerikanischen National Sleep Foundation ergab, dass jeder dritte Amerikaner (das sind 56 Millionen Menschen) nachts Schmerzen hat und deswegen nicht schlafen kann. Menschen, die mit nächtlichen Schmerzen zu kämpfen hatten, verloren etwa 2,4 Stunden Schlaf an durchschnittlich 8,5 Tagen pro Monat. Das bedeutet, dass sie ungefähr 20 Stunden pro Monat weniger schliefen als Personen ohne Schmerzen.

Das Gute ist, dass ein akuter Infekt und damit auch die dadurch verursachte Schlaflosigkeit nicht lange anhalten. Wenn es Ihnen wieder besser geht, holen Sie den verlorenen Schlaf einfach nach.

Leiden Sie allerdings an einer chronischen Krankheit, die Sie jede Nacht um Ihren Schlaf bringt, sollten Sie darüber mit Ihrem Arzt sprechen. Sie können gemeinsam herausfinden, welche Medikamente oder alternative Methoden wie Entspannungstechniken Ihnen helfen könnten, besser zu schlafen.

Wenn eine verstopfte Nase stört

Behindert eine Allergie oder eine Erkältung Ihre Atmung, fällt das Einschlafen nicht leicht. Ist die Nase verstopft, müssen Sie durch den Mund atmen. Es kann sein, dass Sie dadurch schnarchen. Das wird Ihren Partner nicht freuen.

Um dieses Problem zu beheben, sollten Sie ein rezeptfreies abschwellendes Nasenspray verwenden. Meiden Sie jedoch Antihistaminika, denn sie trocknen die Nasenschleimhaut und den Rachen aus.

 Sehr wirksam und ganz ohne Nebenwirkung ist eine Nasenspülung mit Kochsalzlösung. Die Schleimhäute schwellen ab, und die Spülung wirkt schleimlösend. Und anders als bei schleimhautabschwellenden Schnupfensprays verursacht eine Nasenspülung keine Verschlimmerung der Schleimhautschwellung, wenn die Wirkung wieder nachlässt.

So machen Sie eine Kochsalz-Nasenspülung:

1. **Geben Sie einen halben Teelöffel nicht jodiertes Kochsalz in 250 Milliliter destilliertes Wasser.**

   Verwenden Sie kein Leitungswasser, denn es kann Verunreinigungen enthalten, die empfindliches Gewebe reizen.

2. **Geben Sie einige Teelöffel dieser Flüssigkeit in Ihre hohle Hand und »schnüffeln« Sie sie in Ihre Nase. Legen Sie danach den Kopf zurück.**

   Sie können die Salzlösung auch in eine saubere Sprayflasche füllen und wie ein Nasenspray benutzen. Legen Sie nach dem Sprühen Ihren Kopf zurück.

3. **Lassen Sie der Kochsalzlösung einige Minuten Zeit, um zu wirken. Putzen Sie sich danach gründlich die Nase.**

4. **Sie können diese Kochsalzlösung fünf Tage kühl lagern.**

   Ist danach nicht alles aufgebraucht, sollten Sie den Rest entsorgen und sich eine frische Lösung herstellen.

Ein kritischer Blick auf anregende pflanzliche Präparate

Auch wenn Sie sich ganz an natürliche Mittel halten, kann es passieren, dass Sie stimulierende Substanzen zu sich nehmen, die einem guten Schlaf entgegensteuern. Es ist Ihnen vielleicht nicht bewusst, aber viele bekannte Pflanzen sind sehr wirkungsvolle Stimulanzien. Folgende Pflanzen können Ihnen den Schlaf rauben:

✔ **Ingwer:** Er wird bei Verdauungsstörungen, Übelkeit und Reisekrankheit eingesetzt.

✔ **Ginkgo Biloba:** Er wird bei Durchblutungsstörungen, zur Gedächtnisverbesserung und bei einer Makuladegeneration verwendet.

✔ **Ginseng:** Damit werden Körperfunktionen normalisiert und das Immunsystem, die Vitalität und die Stressresistenz des Körpers gestärkt.

✔ **Guarana:** Das ist ein Energiespender, hilft beim Abnehmen und kann bei einer leichten Durchfallerkrankung und Spannungskopfschmerzen helfen. Doch es gibt auch ernstzunehmende Nebenwirkungen wie die Erhöhung des Blutdrucks.

✔ **Kolanuss:** Der Hauptinhaltsstoff der Kolanuss ist Koffein. Sie wird eingesetzt, um Müdigkeit zu bekämpfen, einen Energieschub zu geben und die geistige Wachsamkeit zu steigern.

✔ **Yerba Mate:** Er kommt zum Einsatz, um Energie zu geben, eine Gewichtsreduktion anzuregen, das Immunsystem zu stimulieren und die Heilung zu beschleunigen.

Sollten Sie eines dieser stimulierenden Pflanzenpräparate einnehmen, setzen Sie es bitte ab und beobachten, ob Sie besser einschlafen können. Doch denken Sie daran, dass Ihr Körper ein wenig Zeit braucht, um diese Stoffe vollständig abzubauen und wieder auszuscheiden. Warten Sie also einige Tage. Sind Sie eine Woche nach Absetzen des Präparats immer noch unruhig, wird wahrscheinlich etwas anderes beim Einschlafen stören.

Zigaretten-, Alkohol- und Koffeinverbot

Trinken Sie gerne Kaffee? Oder lieben Sie ein Gläschen in netter Gesellschaft? Leider kann Ihnen dieser Genuss beim Schlafen Probleme bereiten.

Alkohol, Kaffee und Zigaretten beeinträchtigen auf unterschiedliche Weise die Schlafqualität. Wenn Sie eines oder sogar mehrere davon regelmäßig konsumieren, tragen Sie selbst zu Ihren Schlafproblemen bei.

Alkoholkonsum einschränken

Viele Menschen glauben fälschlicherweise, dass Alkohol den Schlaf fördert. Alkohol hat zwar eine beruhigende und Muskeln entspannende Wirkung und Sie können dadurch vielleicht besser einschlafen, doch er kann die verschiedenen Schlafstadien unterbrechen, und Sie schlafen dadurch insgesamt weniger.

Der Alkohol wirkt sich besonders in der zweiten Nachthälfte aus. Sie erwachen aus unruhigen Träumen und können nicht wieder einschlafen. Schon eine geringe Alkoholmenge, die lange vor dem Schlafengehen getrunken wird, zum Beispiel ein kleiner Drink mit Freunden nach der Arbeit, kann ein zu frühes Erwachen am Morgen zur Folge haben.

 Wenn Sie unter einer Schlafapnoe leiden (siehe Kapitel 9), kann Alkohol die Kollapsneigung der Atemwege erhöhen. Außerdem kann sein dämpfender Effekt alle Atemstörungen verstärken, da Alkohol die Weckreizschwelle und den Atmungsantrieb verändert.

Wenn Sie gerne einen Schluck mit Freunden trinken, sollten Sie darauf achten, dass Sie nicht häufiger als ein bis zwei Mal pro Woche nur ein alkoholisches Getränk zu sich nehmen. So können Sie verhindern, dass Ihr Schlaf negativ beeinflusst wird.

Weniger Koffein

Dass Koffein der Hauptschuldige für eine Schlafstörung sein kann, wird häufig übersehen. Koffein stimuliert stark das zentrale Nervensystem. Es stammt meist aus der Kaffeebohne oder der Kolanuss. Koffein steigert die Aufmerksamkeit, gibt einen kurzfristigen Energieschub, verschlechtert die Feinmotorik und kann auch Kopfschmerzen, Nervosität, Schwindel und Schlafstörungen verursachen.

In Europa nimmt ein Erwachsener im Durchschnitt, abhängig von den kulturellen Gewohnheiten, 100 bis 400 Milligramm Koffein pro Tag zu sich. Wobei vor allem die nördlichen Länder für ihren hohen Kaffeekonsum bekannt sind. Wenn das Koffein in den Körper gelangt ist, verbleibt es dort eine ganze Zeit. Ihr Körper benötigt etwa sechs Stunden, um die Hälfte des Koffeins einer kleinen Tasse Kaffee zu verstoffwechseln. Wenn Sie jeden Tag nach der Arbeit einen doppelten Latte Macchiato trinken, schwimmt Ihr Gehirn am Abend regelrecht in Koffein, und Sie liegen mal wieder wach im Bett. Trinken Sie jeden Tag Unmengen an Kaffee oder Cola, wissen Sie jetzt, warum Sie wach im Bett liegen.

Schlaf und Alkohol

Alkoholiker leiden häufig unter einem stark gestörten Schlaf. Das kann auch noch anhalten, wenn sie ihre Alkoholsucht längst wieder im Griff haben. Ihre Schlafqualität ist schlecht. Das hat Tagesmüdigkeit und Erschöpfung zur Folge.

Auch wenn Sie keinen Kaffee oder Tee trinken, können Sie große Koffeinmengen aufnehmen, denn rezeptfreie Diätpillen enthalten häufig jede Menge Koffein. Außerdem finden Sie Koffein auch in rezeptfreien Schmerzmitteln.

In Tabelle 6.1 haben wir zusammengestellt, wo und wie viel Koffein Sie in verschiedenen Lebensmitteln oder Medikamenten erwarten können.

eine Tasse Kaffee	60 bis 150 mg
entkoffeinierter Kaffee	5 mg
eine Tasse Tee	40 bis 80 mg
ein Riegel dunkle Schokolade	ca. 30 mg
ein Riegel Milchschokolade	ca. 10 mg
ein Glas Kakao	5 mg
ein Glas Cola	30 bis 50 mg
Schmerzmittel (pro Tablette)	30 bis 65 mg
Diätpillen (pro Tablette)	60 bis 100 mg

Tabelle 6.1: Koffeingehalt verschiedener Produkte

 Auch wenn viele Koffein für harmlos halten, eine Dosis von 10 Gramm ist tödlich. Allein mit Kaffee können Sie diese Menge kaum aufnehmen. Dazu müssten Sie schnell hintereinander 80 bis 100 Tassen Kaffee trinken. Doch mit einer Hand voll Diätpillen könnten Sie das schaffen. Seien Sie also vorsichtig!

Fachleute empfehlen, dass Sie am besten nur in den Vormittagsstunden Kaffee trinken und nicht mehr als 300 Milligramm Koffein pro Tag zu sich nehmen sollten. So hat Ihr Körper die Chance, das Koffein bis zum Schlafengehen wieder abzubauen. Wenn Sie mehr Koffein zu sich nehmen oder erst am Abend Kaffee trinken, können Sie Herzklopfen bekommen, sich zittrig fühlen, und es raubt Ihnen vermutlich den Schlaf.

Noch ein Anreiz, den Koffeinkonsum einzuschränken

Eine im April 2003 in der Fachzeitschrift *Radiology* veröffentlichte Studie besagt, dass eine Koffeinmenge, die zwei bis drei Tassen Kaffee entspricht, den Blutfluss im Gehirn um 23 Prozent herabsetzt, weil sich die Blutgefäße zusammenziehen. Dieser Effekt ist so stark, dass er MRT-Untersuchungen verfälschen kann.

Auch wenn Sie süchtig nach Koffein sind, ist es relativ leicht, sich davon wieder zu entwöhnen. Reduzieren Sie allmählich Ihre tägliche Koffeinmenge. Wenn Sie das Koffein plötzlich absetzen, werden Sie starke Kopfschmerzen bekommen. Haben Sie bisher täglich vier Tassen Kaffee getrunken, sollten Sie jetzt auf drei Tassen reduzieren.

Wenn das geschafft ist, versuchen Sie es mit zwei Tassen. Jede Phase dieser Entwöhnung sollte etwa zwei Wochen dauern. Dadurch hat Ihr Gehirn genug Zeit, um sich an den niedrigeren Koffeinspiegel zu gewöhnen.

Die richtige Zeit für eine Zigarette

Wenn Sie rauchen, wissen Sie bestimmt, wie es sich auf Ihren Schlaf auswirkt. Rauchen stört den Schlaf, weil Nikotin anregend wirkt.

Rauchen ist ein wenig paradox, denn Nikotin kann den Raucher sowohl anregen als auch beruhigen. Das wird auch *biphasischer Effekt* genannt. Bei Nikotin findet man die Entspannung (erste Phase), die von der Anregung (zweite Phase) gefolgt wird. Raucher, die sich eine Zigarette anzünden, um zu entspannen, werden immer auch die unerwünschte, anregende Wirkung in Kauf nehmen müssen. Das kann dann zu Schlafproblemen führen, besonders, wenn Sie mehrere Zigaretten rauchen.

Rauchen erhöht auch den Blutdruck, steigert die Herzfrequenz, regt die Gehirnwellenaktivität an und kann zu einer oberflächlicheren und schnelleren Atmung führen.

Nikotin kurbelt außerdem die Adrenalinproduktion an. Adrenalin ist das bekannte Kampf-oder-Flucht-Hormon, das der Körper immer dann ausschüttet, wenn Sie Angst haben oder sich bedroht fühlen. Adrenalin macht Ihren Körper bereit zu fliehen. Doch Sie werden nicht verfolgt. Aber nach einer Zigarette sind Sie mit Energie vollgepumpt, ohne dass Sie das brauchen oder wissen, wohin damit. Und an einen gesunden Schlaf ist mit so viel Adrenalin im Blut auch nicht zu denken.

Das Ergebnis: Raucher wachen häufiger auf. Ihre Schlafqualität ist schlecht, und sie bekommen nicht genug Schlaf. Und was tun Raucher, wenn sie mitten in der Nacht aufwachen? Sie stehen auf und zünden sich eine Zigarette an – und das macht alles nur noch schlimmer.

Damit das Rauchen Ihren Schlaf nicht beeinträchtigt, sollten Sie Schritt für Schritt Ihre letzte Zigarette immer weiter von der Schlafenszeit entfernen. Rauchen Sie jede Woche Ihre letzte Zigarette ein wenig früher, bis Sie es schaffen, vier bis sechs Stunden vor dem Schlafengehen nicht mehr zu rauchen. Wir wollen nicht an Ihnen herummeckern, weil Sie rauchen, oder Sie zum Aufhören bewegen. Wir möchten Ihnen lediglich zeigen, wie Sie rauchen und trotzdem gut schlafen können. Wenn Sie natürlich gerne aufhören möchten, dann nichts wie los!

Störende Nahrungsmittel meiden

Waren Ihre Augen abends mal wieder größer als Ihr Magen, dann ist das eine sichere Methode, schlecht zu schlafen. Außerdem haben einige Studien ergeben, dass Menschen, die immer erst sehr spät zu Abend essen, mehr zunehmen. Also, Hände weg vom Kuchen. (Den können Sie auch noch morgen früh essen.)

Wenn Sie noch spät essen, muss Ihr Magen Überstunden machen, auch wenn Ihr Verdauungstrakt für heute mit seiner Arbeit längst fertig wäre. Ihr Magen ist nicht dafür geschaffen, in Bauchlage zu arbeiten. Sie sollten dabei besser wach sein und sich bewegen, um Ihren Verdauungstrakt zu stimulieren. Wenn Sie viel essen und danach bald ins Bett gehen, bleibt alles in Ihrem Verdauungskanal stecken. Das führt zu den unterschiedlichsten Problemen.

Sie können nachts Verdauungsstörungen, Sodbrennen und alle möglichen unangenehmen Symptome bekommen, die Sie nicht einschlafen lassen oder im Laufe der Nacht wecken. Ist das das letzte Stück Pizza wirklich wert?

Nahrungsmittel, die Tyramin, ätherische Öle und viel Fett enthalten, werden Sie nachts wach halten. Essen Sie solche Nahrungsmittel nicht mehr fünf Stunden, bevor Sie schlafen gehen. In den folgenden Abschnitten erklären wir Ihnen genau, auf welche Nahrungsmittel Sie achten müssen.

Tyramin und Tyrosin

Tyramin und *Tyrosin* sind Aminosäuren. Wenn Sie auf Nahrungsmittel empfindlich reagieren, sollten Sie vor allem solche meiden, die Tyrosin und Tyramin enthalten, da sie die *Noradrenalinproduktion* und dadurch das Gehirn anregen.

Genauso wie Nikotin stimulieren auch Tyrosin und Tyramin die Adrenalinausschüttung. Essen Sie abends viele Nahrungsmittel, die diese beiden Aminosäuren enthalten, wird das mit Sicherheit Ihren Schlaf beeinflussen. Wenn jede Menge Adrenalin durch Ihren Körper rauscht, steht Ihnen der Sinn mit Sicherheit nicht nach Schlafen.

Tyramin hilft dem Körper, den Blutdruck zu regulieren. Es entsteht, wenn Nahrungsmittel altern und dabei ihre Proteine zerfallen. Sie finden Tyramin deshalb in allen Nahrungsmitteln, die länger gelagert werden, wie zum Beispiel in gepökeltem Rindfleisch, vielen Käsesorten oder fermentierten Nahrungsmitteln wie Bier und Wein. Auch Joghurt, Tomaten, Sojabohnen, Linsen und alles, was mit Hefe hergestellt wurde, enthält Tyramin.

Folgende Nahrungsmittel enthalten ebenfalls Tyramin:

✔ Auberginen

✔ Kartoffeln

✔ Wurst

✔ Geräuchertes Fleisch wie beispielsweise Schinkenspeck

✔ Spinat

✔ Zucker

Folgende Nahrungsmittel enthalten Tyrosin:

✔ Avocados

✔ Bananen

✔ Hühnchen und Pute

✔ Limabohnen

✔ Milch, Käse, Joghurt

✔ Erdnüsse und Mandeln

✔ Sesam und Kürbiskerne

✔ Sojaprodukte

Manche Menschen reagieren auf Tyramin ganz besonders sensibel und bekommen Migräne oder *Cluster-Kopfschmerzen* (schwere, einseitige Kopfschmerzen, deren Attacken gehäuft bis zu achtmal pro Tag auftreten), wenn sie etwas mit dieser Aminosäure gegessen haben.

Auch Menschen, die bestimmte Antidepressiva einnehmen, die sogenannten MAO-Hemmer, müssen auf ihre Tyraminaufnahme achten, denn diese Medikamente können in Verbindung mit Tyramin schwere Nebenwirkungen wie Blutdruckkrisen, Übelkeit, Erbrechen und Herzrasen hervorrufen.

Ätherische Öle

Nahrungsmittel und Gewürze wie Knoblauch, Zwiebeln, Pfeffer, Chilipulver, Curry, Senf, jede Art der Minze, Ingwer und Kurkuma enthalten ätherische Öle und können den Schlaf beeinträchtigen, weil sie die Aktivität des Verdauungstraktes ankurbeln. Ätherische Öle können den Magen-Darm-Trakt auch reizen und zu Verdauungsstörungen wie Blähungen oder Bauchkrämpfen führen, die den Schlaf stören.

 Ein ätherisches Öl enthält den Geschmack und Geruch der Pflanze, von der es gewonnen wird. Es ist chemisch sehr instabil, und wenn es nicht an eine andere Zutat gebunden ist, verflüchtigt es sich schon bei Zimmertemperatur.

Wenn Sie möchten, dass Ihr Verdauungstrakt nachts genauso wie Sie tief und fest schläft, sollten Sie zum Abendessen auf Nahrungsmittel verzichten, die ätherischen Öle enthalten. Falls Ihnen solche Nahrungsmittel allerdings nichts ausmachen, gibt es dazu keinen Grund.

Fette

Wir brauchen Fette zum Leben. Doch eine fettreiche, schwere Mahlzeit vor dem Schlafen belastet den Verdauungstrakt zu sehr. Das kann Ihren Schlaf stören. Fette werden langsamer verdaut als Kohlenhydrate oder Proteine. Deshalb sind Sie auch länger satt, wenn Sie etwas gegessen haben, das eine bestimmte Fettmenge enthalten hat. Doch direkt vor dem Schlafengehen ist es nicht gut, sich zu satt und voll zu fühlen. Wenn Ihr Verdauungstrakt immer noch mit dem Riesensteak und den Pommes kämpft, die Sie um 21 Uhr gegessen haben, werden Sie einfach schlecht schlafen.

Sollten Sie unter Schlafproblemen leiden, achten Sie darauf, abends nicht mehr so spät und zu fett zu essen.

In einem gemütlichen Bett schläft es sich besser

7

In diesem Kapitel

- Negatives raus aus dem Schlafzimmer
- Weg mit dem Durcheinander
- Die richtige Raumtemperatur und frische Luft
- Licht und Geräusche beachten
- Das passende Bettzeug
- Bewerten Sie Ihren Bettnachbarn
- Machen Sie Ihren Schlaf sicherer

*E*in *sanctum sanctorum* ist ein »Ort der unantastbaren Privatsphäre, des Rückzuges und der Zuflucht«. Auch wenn es sicherlich weder möglich noch sinnvoll ist, dass Sie Ihr Schlafzimmer zu einem absoluten *sanctum sanctorum* erklären, sollten Sie alles dafür tun, dass Sie sich dort sicher fühlen, und diese angenehme Umgebung dabei hilft, gut und tief zu schlafen.

Negative Energien müssen draußen bleiben

Bevor wir uns damit beschäftigen, wie die Schlafumgebung Ihren Schlaf beeinträchtigen kann, möchten wir noch darüber sprechen, wie sich die emotionale Atmosphäre im Schlafbereich auf Ihren Schlaf auswirkt.

Wenn Sie sich im Schlafzimmer mit Ihrem Partner streiten oder wütend aufeinander schlafen gehen, dann passt die emotionale Umgebung eher zu einem Ringkampf als zu Schlaf und Entspannung.

Manche Paare streiten sich wirklich jeden Abend vor dem Schlafen und gehen dann zu ihrem Arzt und beklagen sich, dass sie nicht schlafen können. Wundert Sie das? Verbale und körperliche Auseinandersetzungen regen Ihr sympathisches Nervensystem an und steigern die Adrenalinausschüttung. Dann können Sie nicht mehr schlafen, egal wie sehr Sie sich auch anstrengen.

Ein abendlicher Sturm, der die emotionale See in Ihrem Schlafzimmer aufwühlt, ist nicht gerade schlaffördernd. Hier unser Rat: Verlieren Sie vor dem Schlafengehen nicht die Fassung. Egal was Sie geärgert, es kann bis morgen warten.

Anstatt im Schlafzimmer Kämpfe auszutragen, sollten Sie diesen Raum zu einem entspannenden, friedlichen Rückzugsort machen. Erklären Sie die Garage, das Wohnzimmer oder den Garten zu Ihrer Diskussionsarena (oder besser noch, lernen Sie, Ihre Auseinandersetzungen etwas friedlicher zu führen) und machen Sie das Schlafzimmer zur kampffreien Zone. Seien Sie sich einig, dass Sie, ganz egal aus welchem Grund, nie ärgerlich ins Bett gehen. Vereinbaren Sie ein Zeichen miteinander, das dem anderen signalisiert, dass die Stimmung gerade kippt. Wie Scarlett O'Hara schon am Schluss von »Vom Winde verweht« sagte: »Morgen ist auch noch ein Tag.« Folgen Sie einfach diesem Rat, und Sie werden Ihr Schlafzimmer nur mit friedlichem Schlaf und nicht mit Streit und Stress in Verbindung bringen.

Das bedeutet aber nicht, dass Sie Ihre Gefühle ständig zurückhalten sollen. Denn es ist auch keine gute Idee, schlafen zu gehen, wenn man so geladen ist, dass man platzen könnte vor Wut. Nutzen Sie Stressmanagementtechniken, um wieder zur Ruhe zu kommen, oder machen Sie Ihrem Ärger Luft, indem Sie alles aufschreiben. Wenn Sie wirklich so wütend auf Ihren Partner sind, dass Sie an nichts anderes denken können, sollten Sie vielleicht in einem anderen Zimmer schlafen. Doch egal, wofür Sie sich entscheiden, nehmen Sie Ihren Ärger nicht mit ins Bett.

Ein anderer Grund dafür, abends nicht zu streiten, sind Ihre Kinder. Sie können davon aufwachen und machen sich dann große Sorgen, wenn sie die Eltern streiten hören. Kinder regt das meist mehr auf als ihre Eltern, und nicht selten geben sie sich die Schuld an den Streitigkeiten. Hören Sie auf, sich abends zu streiten. Wenn Sie es nicht für sich tun, dann tun Sie es wenigstens für Ihre Kinder.

Wenn Streit bei Ihnen ein Dauerthema ist, sollten Sie darüber nachdenken, sich professionelle Hilfe zu holen, um Ihre Probleme zu lösen.

Das Chaos beseitigen

Manche Menschen benutzen ihr Schlafzimmer fälschlicherweise auch als Abstellkammer. Wenn Sie zu viel im Schlafzimmer lagern, wird es bald wie eine Müllkippe aussehen. Sie werden es vielleicht nicht glauben, aber dieses Durcheinander kann es Ihnen schwer machen, sich für einen guten Schlaf richtig entspannen zu können.

Tun Sie sich selbst einen Gefallen und werfen Sie den Krempel raus. Das muss natürlich nicht alles an einem Tag passieren. Arbeiten Sie sich einfach Stück für Stück vor. Sortieren Sie alles, werfen Sie ein paar Dinge weg, legen Sie andere an den rechten Platz, verkaufen Sie manches auf dem Flohmarkt oder spenden Sie es.

Wenn Ihr Schlafzimmer sauber und entrümpelt ist, kaufen Sie sich zur Belohnung etwas Schönes, mit dem Sie Ihr »neues« Schlafzimmer ein wenig umdekorieren können. Ihr Schlafzimmer soll nur noch ein gemütlicher Rückzugsort sein, den Sie ausschließlich mit Schlaf (und Liebe!) in Verbindung bringen.

Sorgen Sie für die richtige Temperatur

Manche Menschen sind wie Eisbären. Sie schlafen selbst im tiefsten Winter gerne bei offenem Fenster. Andere gleichen eher einer tropischen Pflanze, die schon beim kleinsten Luftzug welkt. Egal, zu welcher Gruppe Sie gehören, Sie werden besser schlafen, wenn Sie für die richtige Temperatur in Ihrem Schlafzimmer sorgen.

Doch wenn ein Eisbär mit einer tropischen Pflanze zusammen in einem Zimmer schläft, sind Probleme unvermeidlich. Sie werden wahrscheinlich jeden Abend um die richtige Temperatur im Schlafzimmer kämpfen. Eisbären sind erst richtig glücklich, wenn sie Schneewehen im Zimmer haben, tropische Pflanzen fühlen sich schrecklich, wenn es nicht so richtig heiß ist.

 Falls Sie sich mit Ihrem Partner ständig wegen der Raumtemperatur streiten, wäre eine Heizdecke vielleicht eine Lösung. So wird es der tropischen Pflanze auch bei niedriger Zimmertemperatur nicht kalt.

Doch denken Sie daran, dass viele Heizdecken die Temperatur nicht optimal regulieren und sich die Schlafstörungen durch zu viel Hitze auch wieder verschlechtern können. Einige Schlafspezialisten raten von Heizdecken daher ab.

Einige Menschen, deren Partner zu den Eisbären gehören, halten sich schön warm, indem sie mehrere dünne Lagen warmer Kleidung tragen. Niemand verbietet es Ihnen, mit Socken ins Bett zu gehen oder sogar mit einer Mütze, wenn Sie kalte Ohren haben. Als es noch keine Zentralheizung gab, war es ganz normal, dass Menschen Schlafmützen trugen. Sollte es Ihnen allerdings nachts immer zu heiß sein, können Sie sich einen kleinen Fächer griffbereit auf den Nachtschrank legen.

Es ist wichtig, dass Sie sich wohlfühlen. Nur dann können Sie sich entspannen und problemlos einschlafen. Wenn Ihnen zu kalt ist, liegen Sie zitternd im Bett. Ist Ihnen zu heiß, schwitzen Sie. Beides hilft nicht gerade beim Einschlafen.

Experimentieren Sie mit unterschiedlichen Raumtemperaturen. So finden Sie vielleicht eine Temperatur, mit der Sie beide leben können. Ein Kompromiss ist möglich und wichtig, damit beide den Schlaf bekommen, den Sie brauchen, um gesund zu bleiben.

Der unsichtbare Störenfried – Schlechte Luft

Wir Menschen verbringen 90 Prozent unserer Zeit zu Hause in der Wohnung. Achten Sie deshalb auf eine gute Raumluft. Das ist wichtig für die Gesundheit Ihrer gesamten Familie. Doch wussten Sie, dass schlechte Luft auch für Ihre Schlafstörungen verantwortlich sein kann?

Hohe Konzentrationen reizender und giftiger Substanzen in der Raumluft erhöhen das Risiko für Atemwegsinfektionen und Allergien. Und diese Erkrankungen können Sie wach halten.

Vieles trägt zu einer schlechten Raumluft bei: Ausdünstungen aus Möbeln, Rauch aus Öfen oder Kaminen, Staub, Hautschuppen von Tieren oder andere Allergene. In Häusern, die zu gut isoliert und verschlossen sind, kann die Luftzirkulation beeinträchtigt sein. Auch das trägt zu einer verschmutzten Raumluft bei. In den nächsten Abschnitten nehmen wir unterschiedliche Ursachen für eine schlechte Raumluft genauer unter die Lupe.

Hatschi! Allergene in der Luft

Sie haben wahrscheinlich schon einmal gehört, dass die Luft in geschlossenen Räumen meist viel schlechter ist als die am schlimmsten verschmutze Luft draußen. Das kommt von den Milliarden mikroskopisch kleiner Partikel aus Staub, Pollen und Tierhautschuppen, die sich im Laufe der Zeit in der Raumluft anreichern können. Wenn Ihr Haus dann noch gut isoliert ist, können diese Partikel nicht entkommen. Diese reizenden Teilchen bedecken alles in Ihrer Wohnung: Ihr Bettzeug, Ihre Kleidung, die Polstermöbel und sogar Ihre Haut. Wenn Sie Türen und Fenster immer gut verschlossen halten und wenig lüften, steigt die Konzentration dieser Partikel an und kann Ihren Schlaf beeinträchtigen.

Leiden Sie unter einer Allergie, kann die schlechte Raumluft dazu führen, dass Sie im Bett liegen und husten oder niesen, anstatt friedlich zu schlummern. Oder Sie haben mit chronischen Kopfschmerzen, Schwindeln oder Übelkeit zu kämpfen.

 Allergene können vor allem nachts Probleme bereiten, da sie sich besonders auf weichen Oberflächen wie Stoffen oder Bettzeug ablagern. Sie können Ihre Schlafqualität verbessern, indem Sie die Luft in Ihrem Schlafzimmer mit einem Luftfilter reinigen und so die Reizstoffe und Allergene entfernen, damit Husten und verstopfte Atemwege nicht länger Ihren Schlaf stören. Es gibt unterschiedliche mobile Luftfilter, die extra dafür konzipiert sind, Raumluft zu filtern. Viele dieser neuartigen HEPA-Filter entfernen selbst kleinste Partikel wie Schimmelsporen, Tierhautschuppen, Rauch, Staub und Hausstaubmilben aus der Luft.

 Auch wenn diese Luftfilter kleinste Partikel einfangen, Gase können Sie nicht aus der Luft eliminieren. Vertrauen Sie deshalb nicht darauf, dass ein Luftfilter Sie vor gefährlichen Gasen wie Kohlenmonoxid schützt. Bringen Sie Rauchmelder und Kohlenmonoxidmelder in Ihrem Haus an, damit Sie alarmiert werden, wenn sich Rauch oder ein Gas in Ihrem Haus ausbreitet.

In den folgenden Abschnitten besprechen wir die häufigsten Allergene, denen Sie zu Hause ausgesetzt sind, und sagen Ihnen, was Sie für einen besseren Schlaf tun können. (Wenn Sie unter Asthma und Allergien leiden und mehr darüber wissen möchten, wie Sie Ihr Schlafzimmer allergiesicher machen, empfehlen wir Ihnen das Buch *Asthma für Dummies* von William Berger, MD, erschienen im Wiley-Verlag.)

Hausstaubmilben

Millionen Menschen sind auf *Hausstaubmilben* allergisch. Das sind mikroskopisch kleine Tierchen, die zu den Spinnentieren gehören. Bei besonders empfindlichen Personen kann der Kontakt mit Hausstaubmilben Asthma hervorrufen. Die Reizschwelle ist nachts wesentlich niedriger als tagsüber. Die Milben vermehren sich besonders in einer warmen, feuchten Umgebung. Gut beheizte Wohnungen mit einer hohen Luftfeuchtigkeit sind ein wahres Hausstaubmilbenparadies.

Haben Sie Hausstaubmilben?

Wenn Sie vermuten, dass Sie Hausstaubmilben haben, können Sie mithilfe eines Schnelltests untersuchen, ob und wie stark Ihre Wohnung befallen ist. Außerdem eignet sich dieser Test auch zur Überprüfung, ob eine Anti-Milben-Behandlung erfolgreich war. Diese Tests sind nicht teuer und in jeder Apotheke erhältlich.

Das regelmäßige Waschen Ihres Bettzeugs ist ein guter Schutz vor Hausstaubmilben. Sowohl Reinigung als auch Kochwäsche töten die Milben ab. Studien haben gezeigt, dass sogar das Waschen in kaltem Wasser 90 Prozent der Milben vernichtet.

 Leider ist das Lieblingskuscheltier Ihres Kindes oft das reinste Milbenparadies. Legen Sie es deshalb einmal im Monat über Nacht in einer Plastiktüte in den Gefrierschrank. So können Sie die Milben abtöten, ohne das Kuscheltier zu ruinieren. Wenn Ihr Kind ohne sein geliebtes Kuscheltier nicht schlafen kann, dann legen Sie es tagsüber in den Gefrierschrank. Achten Sie lediglich darauf, dass es mindestens acht Stunden dort bleibt.

Beziehen Sie Ihre Matratze mit einer speziellen Matratzenhülle. Das kann einen Befall mit Hausstaubmilben verhindern.

Hausstaubmilben lieben Teppiche. Aber mit dem Staubsauger kann man nicht viel gegen sie ausrichten. Sie können Ihren Teppich alle drei Monate mit einer dreiprozentigen Gerbsäure einsprühen. Gerbsäure tötet nicht nur die Milben ab, sondern neutralisiert auch die Allergene, die von Milben, Katzen oder Hunden abgegeben werden. Leiden Sie allerdings unter stärkeren Allergie- und Asthmasymptomen, sollten Sie darüber nachdenken, Ihren Teppich aus dem Schlafzimmer zu entfernen.

In Polstermöbeln nisten sich die Hausstaubmilben genauso gerne ein wie in Ihrem Bett. Deshalb sollten Sie nicht nur den Teppichboden, sondern auch die Polstermöbel saugen und reinigen. Achten Sie aber auf die Herstellerangaben, damit die Farbe Ihrer Teppiche oder Polstermöbel nicht leidet.

Pollen

Pollen gehören zu den häufigsten Allergenen. Abhängig von Jahreszeit, Wohnort und Ihrer speziellen Empfindlichkeit können Sie mehrfach im Jahr unter einer Pollenallergie leiden. Verfolgen Sie täglich den lokalen Pollenbericht, um sich über die Pollenbelastung zu informieren. Je höher die Pollenkonzentration, desto größer ist das Risiko, eine allergische Reaktion zu bekommen.

Wenn Sie unter einer Pollenallergie leiden, können Sie mit den meisten Luftfiltern die Pollenbelastung der Luft in Ihrer Wohnung reduzieren. Außerdem gibt es sehr wirkungsvolle, rezeptfreie Medikamente, mit denen Sie Allergiesymptome wie Niesen, Augenjucken und Schnupfen lindern können. Wenn Sie die allergischen Symptome besser im Griff haben, können Sie auch während der Pollensaison besser schlafen. Lesen Sie aber den Beipackzettel sorgfältig, um sicher zu sein, dass diese Medikamente nichts enthalten, was Ihren Schlaf stören kann.

Rauch

Auch wenn bei Ihnen zu Hause niemand raucht, können sich Rauchpartikel vom Kochen, Grillen, vom Feuer im Kamin oder von brennenden Kerzen in der Raumluft befinden. Sogar das sauber verbrennende Erdgas, das Sie zum Heizen verwenden, kann gasförmige Nebenprodukte produzieren und in die Raumluft abgeben.

Eine mit Rauchpartikeln belastete Raumluft kann nicht nur Asthma oder eine Erkältung verschlimmern, sondern es steigt auch das Risiko einer chronischen Atemwegserkrankung wie Bronchitis oder einer akuten Erkrankung wie einer Lungenentzündung. Atemprobleme tragen zu einer schlechten Schlafqualität bei.

Um die Rauchbelastung der Wohnräume zu verringern, sollten Sie gut lüften und jährlich Ihr Heizungssystem auf Schwachstellen untersuchen. Kontrollieren Sie, ob der Schornstein offen ist, bevor Sie ein Feuer im Kamin entzünden.

Erklären Sie Ihre Wohnung außerdem zur rauchfreien Zone. Raucher müssen vor die Tür. Das ist ganz besonders wichtig, wenn jemand in Ihrer Familie unter Asthma oder Bronchitis leidet.

Tierhautschuppen

Ganz egal, wie sehr Sie Ihren Hund oder Ihre Katze lieben, manche Menschen sind einfach allergisch auf Tiere. Sicherlich nicht auf die Tiere selbst, aber auf ihre Hautschuppen, Haare oder ihren Speichel. Wenn sich ein Tier leckt, bleiben Speichelspuren im Fell zurück. Der getrocknete Speichel gelangt später als Allergen in die Luft, wenn das Tier sich kratzt. Falls Sie unter einer Tierallergie leiden, werden Sie wahrscheinlich nicht gut schlafen.

Tierhautschuppen sind das, was beim Menschen die Kopfschuppen sind – kleine, tote Hautpartikel, die von der Haut abfallen und bei empfindlichen Menschen eine allergische Reaktion auslösen.

Abhängig vom Schweregrad Ihrer Allergie können Sie die allergischen Reaktionen aushalten und mit Medikamenten in den Griff bekommen oder Sie müssen sich dazu durchringen, das Haustier wieder abzugeben. Die gute Nachricht ist, dass Fische und Reptilien keine Allergien auslösen. Die schlechte Nachricht lautet allerdings, dass es nicht sehr gemütlich ist, mit einem Fisch oder einer Boa constrictor zu kuscheln.

Die Luftfeuchtigkeit anpassen

Die *Luftfeuchtigkeit* ist ein Ausdruck für die Menge an Wasser, die sich in der Luft befindet. Sie fragen sich vielleicht, wie die Luftfeuchtigkeit Ihren Schlaf beeinflussen kann, doch zu trockene oder zu feuchte Luft kann dazu führen, dass Sie sich nicht wohlfühlen. Und immer, wenn Sie sich nicht wohlfühlen, fällt guter Schlaf schwerer.

Probleme mit der Luftfeuchtigkeit treten eher in der Heizperiode auf. Heizungsluft trocknet die Nasen- und Rachenschleimhäute aus. Das kann zu Husten oder anderen Reizungen der Atemwege führen. Außerdem trocknet die warme Raumluft die Haut aus. Viele Menschen leiden dann unter rauen, rissigen Lippen. Wenn die Nasen- und Rachenschleimhäute zu trocken sind, sind Sie anfälliger für Infekte der oberen Atemwege. Sie sollten in Ihrem Schlafzimmer für eine ausreichende Luftfeuchtigkeit sorgen, damit Sie besser schlafen und in den Wintermonaten nicht so anfällig für Erkältungskrankheiten sind.

Fachleute empfehlen eine relative Luftfeuchtigkeit von 30 bis 50 Prozent. Eine höhere oder niedrigere Luftfeuchtigkeit fördert das Wachstum Bakterien, Viren, Pilzen und Hausstaubmilben. Sie müssen ein wenig ausprobieren, mit welcher Luftfeuchtigkeit Sie sich am wohlsten fühlen.

Überfordert Sie das riesige Angebot an Raumluftbefeuchtern? Bevor Sie sich für ein Modell entscheiden, sollten Sie sich von einem Fachmann beraten lassen. Wenn Sie wissen, für wie viele Quadratmeter der Luftbefeuchter geeignet sein soll, kann der Verkäufer Ihnen ein geeignetes Gerät empfehlen. Luftbefeuchter bekommen Sie im Elektronikfachhandel.

In den Wintermonaten sollten Sie außerdem vor dem Schlafengehen eine feuchtigkeitsspendende Creme benutzen, um die Haut und vor allem die Lippen vor dem Austrocknen zu schützen.

Luftfeuchtigkeit messen

Jeder kennt ein Thermometer, doch wissen Sie auch, was ein *Hygrometer* ist? Mit diesem einfachen Messgerät lässt sich die Luftfeuchtigkeit bestimmen. Sie bekommen es in jedem Kaufhaus. Es gibt zwei Arten von Hygrometern: mechanische und elektronische. Mechanische Hygrometer müssen nicht teuer sein, doch sie haben den Nachteil, dass die Anzeigenadel festklemmen kann und dadurch nicht mehr die korrekte Luftfeuchtigkeit angezeigt wird. Elektronische Hygrometer kosten oft ein wenig mehr. Sie messen bei mittleren bis hohen Luftfeuchtigkeitswerten sehr genau, doch bei einer Luftfeuchtigkeit unter 30 Prozent haben sie oft Probleme.

Nicht nur Ihrer Haut und Ihren Atemwegen wird es mit der richtigen Luftfeuchtigkeit besser gehen, auch Ihren Möbel, Türen, Fußböden und Musikinstrumenten wird es gut tun. Eine konstante Luftfeuchtigkeit von 42 Prozent ist laut Experten genau die richtige Luftfeuchtigkeit für ein Klavier.

 Verwenden Sie für Ihren Luftbefeuchter nur destilliertes Wasser, um Kalkablagerungen im Gerät zu verhindern.

 Luftbefeuchter müssen regelmäßig gereinigt und desinfiziert werden. Sonst können sie eine Brutstätte für verschiedenste Keime werden, die dann in die Atemluft gelangen und Krankheiten auslösen.

Schlafen bei Licht

Viele Menschen haben die Angewohnheit, im Sessel, auf dem Sofa oder im Bett einzuschlafen, während noch Licht brennt. Falls Sie das auch tun, sollten Sie sich das wieder abgewöhnen, denn Licht kann zu Ihren Schlafstörungen beitragen.

Licht ist für den Schlafrhythmus lebenswichtig. Das menschliche Gehirn braucht das Licht, um seine innere Uhr, die den Schlaf-Wach-Rhythmus steuert, immer wieder neu einzustellen. Deshalb ist es wichtig, in völliger oder fast völliger Dunkelheit zu schlafen. Das Schlafen in einem hell erleuchteten Raum würde das Gehirn irritieren und kann dazu führen, dass die innere Uhr falsch eingestellt wird.

Falls Sie jemals von einem Sonnenstrahl geweckt wurden, der durch Ihre Schlafzimmervorhänge gedrungen ist, dann wissen Sie, wie sehr helles Licht den Schlaf beeinflusst. Das Licht signalisiert Ihrem Gehirn, dass es Zeit zum Aufwachen ist, indem die Melatoninproduktion gedrosselt wird. Das Hormon *Melatonin* nutzt den natürlichen Hell-Dunkel-Wechsel, um die Wachheit des Gehirns zu regulieren. Dunkelheit trägt zu einem guten Schlaf bei, währen helles Licht Sie davon abhalten und zu früh wecken kann. Helligkeit ist in den nördlichen Breitengraden im Sommer und in den südlichen Breitengraden im Winter ein besonderes Problem. Wenn Sie im Sommer in Skandinavien Urlaub machen, sollten Sie besser eine Schlafmaske dabei haben, sonst werden Sie kein Auge zumachen.

Überprüfen Sie auch Ihre Nachtbeleuchtung im Schlafzimmer. Viele Menschen, die nachts noch einmal aufstehen müssen, um beispielsweise nach ihren Kindern zu schauen oder zur Toilette zu gehen, haben im Schlafzimmer ein kleines Nachtlicht. Sie verbrauchen wenig Energie und geben so viel Licht, dass Sie sehen, wo Sie hingehen. Doch sie sind nicht hell genug, um Ihren Schlaf zu stören, es sei denn, jemand ist besonders empfindlich.

Zusammenfassend kann man sagen, dass es nicht gut ist, bei hellem Licht zu schlafen. Studien haben außerdem gezeigt, dass Sie schlechter wieder einschlafen, wenn Sie in einem hellen Raum aufwachen.

Geräusche aussperren

In einem Mietshaus hört man durch die dünnen Wände meist mehr, als man möchte. Oder Ihre Schwiegermutter, die gleich nebenan schläft, schaltet nachts noch einmal den Fernseher ein. Ganz egal aus welchem Grund, laute oder anhaltende Geräusche irritieren den Schlaf. Die laute Musik vom Nachbarn oder der tropfende Wasserhahn stören beide gleichermaßen beim Einschlafen und kann Sie sogar wecken.

Manche Menschen brauchen beim Einschlafen absolute Ruhe. Das leiseste Geräusch kann sie daran hindern oder sie wieder aufwecken. Andere scheinen selbst dann schlafen zu können, wenn gerade eine Blaskapelle vor ihrem Fenster aufmarschiert. Wie viel Ruhe ein Mensch zum Schlafen braucht, ist sehr individuell. Wenn Sie absolute Ruhe brauchen, sollten Sie Ohrstöpsel tragen. Aber denken Sie daran, dass Sie dann auch nicht hören können, wenn Ihr Kind vielleicht mitten in der Nacht ruft oder Ihr Wecker klingelt.

 Wenn Sie gerne bei Hintergrundgeräuschen einschlafen, aber lieber etwas anderes hören möchten als die Musik des Nachbarn, können Sie sich ein Gerät kaufen, das *weißes Rauschen* erzeugt. Im weißen Rauschen sind alle für den Menschen hörbaren Töne vereint. Es überlagert andere, möglicherweise störenden Geräusche und wirkt beruhigend.

Wenn das weiße Rauschen nichts für Sie ist, hören Sie doch einfach für ein paar Minuten klassische Musik. (Nicht nur Babys werden gerne in den Schlaf gesungen!) Oder horchen Sie auf die Geräusche der Natur. Viele können gut einschlafen, wenn der Wind heult, Regentropfen ans Fenster klopfen oder das Meer rauscht. Diese Geräusche wiederholen sich, sie verändern sich nicht plötzlich und bilden einen beruhigenden

Hintergrund, der andere Geräusche überdecken kann. Das hilft Ihnen dabei, sich zu entspannen und einzuschlummern. Wenn Sie in einer unruhigen Umgebung wohnen, können Sie sich diese Naturgeräusche per CD in Ihr Zimmer holen.

 Hören Sie Ihre Lieblingsmusik, *bevor* Sie ins Bett gehen, und nicht, während Sie einzuschlafen versuchen. Andere Geräusche als weißes Rauschen oder Naturgeräusche könnten Sie beim Einschlafen stören.

Raus mit den alten Betten

Selbst wenn Ihre Schlafhygiene nun perfekt ist, weil Sie all unsere Ratschläge befolgt haben, schlafen Sie möglicherweise immer noch schlecht, weil die Matratze einfach zu alt, das Kissen zu fest, die Laken kratzig und die Bettdecke zu schwer oder zu dünn ist. In diesem Abschnitt erfahren Sie, wie Ihr Bett aussehen sollte, damit Sie gut und bequem schlafen.

Entfernen Sie die Erbse unter Ihrer Matratze

Jeder kennt das Märchen von der Prinzessin auf der Erbse. Vielleicht sind Sie nicht so wählerisch, doch wenn Sie auf einer unbequemen, alten Matratze schlafen, fördert das nicht gerade einen erholsamen Schlaf. Die Konsequenz: Sie müssen sich eine neue Matratze zulegen.

Jahrelang haben Mediziner Menschen mit Rückenproblemen empfohlen, auf harten Matratzen zu schlafen. Diese Meinung musste allerdings durch neue wissenschaftliche Erkenntnisse revidiert werden. Mittlerweile weiß man, dass mittelharte Matratzen bei Rückenproblemen genauso gut oder sogar noch besser sind.

Es ist individuell ganz verschieden, welche Matratzenhärte bevorzugt wird. Deshalb achten Sie beim Matratzenkauf vor allem darauf, dass Sie die neue Matratze bequem finden. Vertrauen Sie dabei nicht den Empfehlungen anderer. Gehen Sie in ein Matratzenfachgeschäft und liegen Sie auf unterschiedlichen Matratzen Probe, bis Sie die richtige für sich gefunden haben.

Fest oder weich?

Die Entscheidung, ob eine feste oder weiche Matratze besser ist, ist eine dieser Fragen, für die es keine eindeutige Antwort gibt. Manche Menschen mögen lieber harte Matratzen, andere betten sich lieber weich. Das hängt ganze einfach von der persönlichen Vorliebe ab und manchmal auch von medizinischen Notwendigkeiten. Wenn Sie beispielsweise unter Rückenproblemen leiden, kann es sein, dass Sie eine besondere Matratze benötigen.

Ein Drittel Ihres Lebens verbringen Sie im Bett. Deshalb ist eine bequeme Matratze eine gute Investition in Ihre Gesundheit und für einen guten Schlaf. Denken Sie aber daran, dass auch Matratzen altern, sich abnutzen und durchliegen. Doch manche Menschen können sich einfach nicht von ihren alten Matratzen trennen, selbst wenn sie nicht mehr gut darauf schlafen. Deshalb noch einmal unser Hinweis: Unbequeme Matratze ist gleich schlechter Schlaf. Wenn Ihre Matratze alt und unbequem ist, tun Sie sich selbst einen Gefallen und kaufen eine neue. Noch heute. Morgen werden Sie sich bei uns bedanken.

Federkern, Schaumstoff, Luft oder Wasser?

Es ist lange her, dass eine Matratze lediglich aus sauberem Stroh in einem Leinensack bestand. Bei den modernen Matratzen waren viele Jahre lang Federkernmatratzen gebräuchlich. Der Nachteil altmodischer Federkernmatratzen bestand darin, dass einzelne Federn ausleierten und herausstachen und die Matratzen sehr ungemütlich wurden.

Heute gibt es ganz unterschiedliche Matratzenarten. Sie können sich bei der Auswahl ganz nach Ihren Vorlieben oder nach medizinischen Bedürfnissen richten. Aus folgenden Matratzenarten können Sie wählen:

✔ **Federkernmatratzen:** Moderne Federkernmatratzen verwenden eine neue Technologie, die es jeder Feder erlaubt, sich unabhängig von den anderen zu bewegen und dadurch Ihrem Körper anzupassen. Zusätzliche weiche Matratzenbezüge bilden noch einmal eine weiche, bequeme Schicht zwischen Ihrem Körper und den Federkernen.

✔ **Schaumstoffmatratzen:** Sie können heute Schaumstoffmatratzen kaufen, die aus einem sogenannten Memory-Schaum bestehen, einem Material aus der Weltraumforschung. Der Schaumstoff passt sich an Ihre Körperform an, wenn Sie auf der Matratze liegen. Diese Matratzen werden als besonders bequem beworben.

✔ **Luftbetten:** Vielleicht ziehen Sie ein Luftbett vor, weil Sie es über Pumpen an Ihre persönlichen Bedürfnisse anpassen können. (Diese Luftbetten sind nicht zu verwechseln mit Luftmatratzen oder aufblasbaren Gästebetten.)

✔ **Wasserbetten:** Die Festigkeit eines Wasserbettes können Sie ebenfalls anpassen, indem Sie über Pumpen Wasser ablassen oder noch Wasser hinzugeben. Wir empfehlen allerdings keine Wasserbetten, wenn Sie leicht seekrank werden, denn die schaukelnden Bewegungen, wenn Sie sich im Bett drehen, könnten Ihnen nicht gut bekommen.

 Vorsicht bei Haustieren! Ihre scharfen Krallen können Luft- oder Wasserbetten beschädigen.

Aromatherapie – Der süße Duft des Schlafs

Wir haben noch einen Tipp für Sie: Wenn Sie besser einschlafen wollen, können Sie Ihr Kopfkissen und Laken mit Jasmin- oder Lavendelduft parfümieren. Eine Reihe von Untersuchungen belegen, dass diese Düfte entspannend wirken und man schneller einschläft, besser schläft und am nächsten Morgen erholter aufwacht.

Es gibt verschiedene Produkte, die natürliche ätherische Öle enthalten. Sie brauchen Ihr Schlafzimmer allerdings nicht in Lavendel- oder Jasminduft zu »baden«. Schon kleine Mengen reichen aus und entfalten ihre schlaffördernde Wirkung.

Achten Sie darauf, nur Produkte zu verwenden, die natürliche ätherische Öle von Jasmin oder Lavendel enthalten. Synthetische Produkte besitzen nicht die gleiche Wirkung. Geben Sie ein paar Tropfen in destilliertes Wasser und versprühen Sie etwas davon mit einem Zerstäuber in Ihrem Schlafzimmer.

Verwenden Sie keine Aromatherapiekerzen, wenn Sie einschlafen möchten, denn unbeaufsichtigt brennende Kerzen sind gefährlich.

Man weiß noch nicht genau, warum Jasmin- und Lavendelduft schlaffördernd wirken. Vermutlich beeinflussen diese Düfte Ihre Stimmung positiv und führen zu Veränderungen im Körper, die Ihnen einfach dabei helfen, besser zu schlafen.

Das richtige Kissen finden

Kopfkissen gibt es in allen möglichen Größen und Formen. Manche bevorzugen ein dickes, weiches Kissen, andere liegen gerne auf einem flachen, festen Kopfkissen. Egal was Sie mögen, Sie werden das richtige Kissen für sich finden. Es gibt eine riesige Auswahl an Kopfkissen: Kissen aus Memory-Schaum, Kissen mit Luft- oder Dinkelfüllung und Kissen, die Sie gleichzeitig massieren. Kaufen Sie sich einfach ein Kissen, das zu Ihnen passt.

Achten Sie beim Kissenkauf darauf, dass Ihr Kopf und Nacken gut gestützt werden. Als Allergiker sollten Sie auf Daunenkissen verzichten.

 Kissen müssen genauso wie Matratzen von Zeit zu Zeit erneuert werden. Wenn Ihr Kissen nur noch hart und flach ist, sollten Sie sich ein neues zulegen.

In Ihrer Lieblingsbettwäsche schlafen

Früher konnten Sie bei der Bettwäsche zwischen weißer Baumwolle, weißer Baumwolle und weißer Baumwolle wählen. Heute gibt es eine riesige Auswahl an Fasern, Materialien und Mustern.

 Sie sollten genau die Bettwäsche kaufen, in der Sie sich am wohlsten fühlen. Es ist auch nicht schlimm, wenn Sie deswegen in Ihrem Ehebett auf beiden Seiten unterschiedliche Bettwäsche verwenden. Werfen Sie eine hübsche Tagesdecke darüber, dann kann man das nicht sehen.

Bettwäsche kann luxuriös und herrlich weich oder schrecklich kratzig sein. Im nächsten Abschnitt geben wir Ihnen einige Tipps, wie Sie behagliche Bettwäsche aussuchen können.

Die Gewebetextur

Welche Gewebetextur Sie am liebsten mögen, hängt ganz von Ihnen ab. Heutzutage gibt es eine sehr große Auswahl. Aus folgenden Texturen können Sie wählen:

✔ **Die Weichheit von Perkal:** Perkal ist ein Gewebe, das zu 100 Prozent aus Baumwolle oder aus 50 Prozent Baumwolle und 50 Prozent Polyester besteht. Das Material knittert kaum und geht beim Waschen nicht ein. Nach einigen Wäschen kann es jedoch kleine Faserknötchen bekommen, die auf der Haut kratzen.

 Bettwäsche geht manchmal beim ersten Waschen etwa vier bis sieben Prozent ein. Doch sie wird etwas größer zugeschnitten, um das auszugleichen. Waschen Sie neue Bettwäsche immer, bevor Sie sie zum ersten Mal beziehen, damit Stärke und Chemikalien entfernt werden.

✔ **Flauschige Behaglichkeit von Flanell und Jersey:** Manche Menschen bevorzugen die Weichheit und Wärme von Flanell und Jersey, vor allem in den Wintermonaten. Bei beiden handelt es sich um Baumwollgewebe. Wenn sie aus 100 Prozent Baumwolle bestehen, sind sie meist weicher und angenehmer auf der Haut, doch Sie können auch ein Baumwoll-Polyester-Gemisch finden, das Ihnen zusagt.

✔ **Die Weichheit von Satin:** Satinbettwäsche kann aus unterschiedlichen Materialien wie Baumwolle, Polyester oder Viskose bestehen. Viskose ist ein weicher Stoff, der aus Zellulose hergestellt wird. Es gibt Menschen, die mögen keine Satinbettwäsche, weil sie ihnen zu glatt und rutschig ist.

 Denken Sie daran, dass Satinbettwäsche aus Viskose leicht entflammbar ist und sich deshalb nicht als Kinderbettwäsche eignet.

✔ **Der absolute Luxus von Seide:** Seidenbettwäsche ist sehr luxuriös. Sie wird aus reiner Seide hergestellt. Sie eignet sich hervorragend für Allergiker, weil sich

Allergieauslöser wie Hausstaubmilben oder Tierhautschuppen darauf nicht so gut festsetzen können.

 Seide hat die besondere Eigenschaft, dass sie bei Hitze kühlend und bei Kälte wärmend wirkt. Aus diesem Grund wählen viele Campingfreunde einen Schlafsack mit Seidenfutter.

Überprüfen Sie Ihre Bettgenossen

Im Mittelalter war es sicherlich sinnvoll, zusammen mit der ganzen Familie und allen Haustieren zu schlafen. Sich zusammenzukuscheln war die einzige Möglichkeit, nachts nicht zu frieren. Die Aborigines bezeichnen kaltes, ungemütliches Wetter zum Beispiel als »Drei-Hunde-Nacht«. Das heißt, man musste mit mindestens drei Hunden schlafen, um nachts nicht zu frieren.

Alte Gewohnheiten lassen sich wohl nur schwer ausrotten, denn noch immer lassen die Menschen ihre Kinder oder Haustiere in ihr Bett und wundern sich dann, wenn sie am nächsten Morgen völlig gerädert sind. Bei Schlafstörungen sollten Sie deshalb Ihre Kinder in ihr eigenes Bett und die Tiere ins Körbchen schicken. Wenn Sie Ihr Bett wieder für sich haben, sollten Sie besser schlafen können.

Auf die Bedürfnisse Ihres Kindes eingehen, ohne Ihren Schlaf zu opfern

Alle Eltern kennen das. Sobald ein Baby geboren ist, ist es vorbei mit dem gesunden Schlaf. Zu Beginn wecken die Kleinen ihre Eltern alle paar Stunden. Sie haben Hunger oder die Windeln müssen gewechselt werden.

Als Kleinkinder haben sie dann Angst vor der Dunkelheit, vor Gewitter oder vermuten ein Monster in ihrem Zimmer. Und wohin rettet sich ein ängstliches Kind zuerst? Ins Bett seiner Eltern.

Auch wenn es ganz normal ist, dass Eltern nachts ab und zu nach dem Rechten sehen, sollten Sie versuchen, darüber die Kontrolle zu behalten. Trösten Sie Ihr Kind und erklären Sie ihm, dass ihm nichts passieren kann, ganz egal, wovor es sich fürchtet. Bringen Sie es dann wieder zurück in sein Bett. Sitzen Sie noch einen Augenblick bei ihm, bis es sich wieder beruhigt hat. Vielleicht massieren Sie leicht seinen Rücken, damit Ihr Kind wieder besser einschlafen kann.

Manche Eltern finden es einfacher, wenn ihr Kind dann bei ihnen schlafen darf. Was für Sie und Ihr Kind besser ist, müssen Sie für sich entscheiden.

Schicken Sie Ihren Hund zurück ins Körbchen

Viele Menschen mögen es, wenn ihre tierischen Lieblinge bei ihnen im Bett oder mit im Schlafzimmer schlafen. Doch manchmal kann das den Schlaf stören. Wenn Ihre Katze immer ihre Krallen ausfährt, wenn Sie sich bewegen, fördert das nicht gerade einen gesunden Schlaf. Und ein schnarchender Hund kann genauso stören wie ein Partner, der jede Nacht ganze Wälder zu sägen scheint.

Außerdem können Haustiere allergische Reaktionen auslösen. Tierhaare und Hautschuppen verschlimmern vielleicht eine bestehende Asthmaerkrankung. Ein Luftfilter kann natürlich helfen, aber auch Kissen, Bettwäsche und Teppiche müssen häufig gewaschen werden. Wenn Sie Ihren Hund auch nachts unbedingt bei sich haben möchten, sollten Sie ihm einen bequemen Hundekorb kaufen, ihn ans Fußende des Betts stellen und Ihrem Hund beibringen, darin zu schlafen. Ob Sie das allerdings auch Ihrer Katze angewöhnen können, ist fraglich, denn Katzen schlafen genau dort, wo sie wollen, und nirgendwo anders.

Wenn Ihre Haustiere Sie beim Schlafen stören, sollten Sie sie konsequent aus dem Schlafzimmer verbannen. Zu Beginn werden Sie sicherlich ein paar unruhige Nächte mit Bellen und Miauen haben, aber früher oder später werden die Tiere ihren neuen Schlafplatz akzeptieren.

Ein unruhiger Bettgenosse

Vielleicht schlafen Sie aber auch sehr schlecht, weil Ihr Partner schnarcht. Das ist ein besonders großes Problem. Sie können ihn schließlich nicht in die Garage ausquartieren, auch wenn Sie das nur allzu gerne tun würden, wenn Sie sich mal wieder schlaflos im Bett umherwälzen, das Kopfkissen auf die Ohren drücken und Ihr Partner neben Ihnen friedlich schnarcht. (Und ja, wir wissen, dass auch Frauen schnarchen. Doch Männer schnarchen etwa doppelt so häufig.)

Ohrstöpsel können Ihr Leben erleichtern, wenn Ihr Partner jede Nacht schnarcht. Doch wenn nichts hilft, sollten Sie über getrennte Schlafzimmer nachdenken (siehe Kapitel 9).

Teil III

Alles, was Sie über andere lästige Schlafstörungen wissen müssen

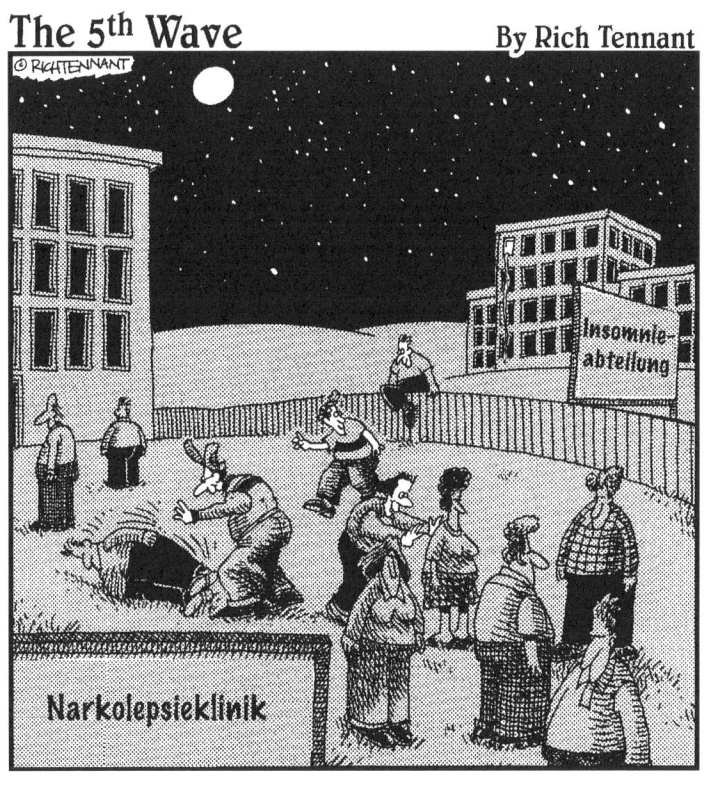

The 5th Wave   By Rich Tennant

Insomnie-abteilung

Narkolepsieklinik

Die Insomnie mag zwar die häufigste Schlafstörung sein, doch es gibt noch verschiedene andere, die Ihnen den Schlaf rauben können. In diesem Teil des Buches beschäftigen wir uns mit einigen anderen *Dyssomnien* oder Schlafstörern wie dem Schnarchen, Störungen des zirkadianen Rhythmus und der Schlafapnoe. Sie erfahren alles über Diagnose und Behandlung dieser Störungen. Außerdem können Sie nachlesen, was die Forschung unternimmt, damit diese Störungen noch besser behandelt werden können.

Wenn die Nacht zum Tag wird – Störungen des zirkadianen Rhythmus

8

In diesem Kapitel

▶ Störungen des zirkadianen Rhythmus definieren

▶ Reisen mit Nebenwirkungen: Jetlag

▶ Nachtarbeit

▶ Richtiger Umgang mit dem verzögerten Schlafphasensyndrom

▶ Seltenere Störungen des zirkadianen Rhythmus

*V*ielleicht gehören Sie zu den Glücklichen, die noch nie Probleme hatten zu schlafen – doch das wird sich ändern, wenn Sie eine Reise über mehrere Zeitzonen unternehmen und der Jetlag Sie erwischt. Oder vielleicht hat Ihr Chef Sie zur Nachtschicht eingeteilt, und Sie müssen jetzt zu einer Zeit Probleme lösen, Fragen beantworten, Entscheidungen treffen und sich konzentrieren, zu der Sie lieber Ihren Kopf auf den Schreibtisch oder das Fließband legen und ein kleines Nickerchen machen würden.

Wenn Ihr Job, eine Reise, ein Notfall in der Familie, Naturkatastrophen oder irgend etwas anderes verhindert, dass Sie nachts schlafen, kann Ihre innere Uhr aus dem Gleichgewicht geraten. Sie besitzt leider keine Schlummerfunktion. Wenn Ihre innere Uhr gerade die Weckzeit erreicht hat, klingelt sie erbarmungslos weiter, ganz egal, ob Sie in diesem Moment eigentlich schlafen wollten.

Genauso ist es, wenn Sie wach bleiben müssen, obwohl Ihr Gehirn gerade signalisiert, dass jetzt Schlafenszeit ist. Dann kämpfen Sie gegen eine schier überwältigende Müdigkeit und wandeln halb schlafend durch den Tag.

Jetlag und *Schichtarbeit* sind zwei Störungen des zirkadianen Rhythmus, die zu Schlafproblemen führen können. Zirkadiane Schlafrhythmusstörungen gehören zu den *Dyssomnien*, also zu den Schlafstörungen, bei denen es Einschlaf- oder Durchschlafprobleme gibt und es zu einer extremen Tagesmüdigkeit kommt.

In diesem Kapitel beschäftigen wir uns mit Störungen des zirkadianen Rhythmus und erklären, worum es sich dabei handelt und was die Ursachen dafür sind. Außerdem erfahren Sie, wie sie diagnostiziert und behandelt werden. Für Reisende und Schichtarbeiter haben wir auch noch ein paar schlaue Tipps, um Körper (und Gehirn) an den Wechsel zu gewöhnen, ohne dabei zu viel Schlaf zu verlieren.

Störungen des zirkadianen Rhythmus

Jeder Mensch besitzt eine innere Uhr, die von seinem individuellen zirkadianen Rhythmus gesteuert wird. Sie sagt dem Körper, wann es Zeit ist für bestimmte biologische Prozesse wie das Aufwachen, Schlafen oder die Ausschüttung bestimmter Hormone. Außerdem spielt der zirkadiane Rhythmus eine Rolle bei der Regulierung der Körpertemperatur, des Blutzuckerspiegels und des Blutdrucks. Dabei benutzt die innere Uhr Tag und Nacht (Licht und Dunkelheit), um sich immer wieder neu zu justieren.

 Der zirkadiane Rhythmus ist eine Art des Biorhythmus. Der Biorhythmus steuert viele komplexe Abläufe wie die Fruchtbarkeit, den Winterschlaf der Bären oder die Vogelwanderung. Das Fachgebiet, das sich mit der inneren Uhr und dem zirkadianen Rhythmus beschäftigt, wird *Chronobiologie* genannt.

Der Mensch gehört zu den tagaktiven Säugetieren. Er ist darauf programmiert, tagsüber wach zu sein und nachts zu schlafen. Und Sie können Ihrer biologischen Bestimmung nicht entkommen, ganz egal wie sehr Sie das auch versuchen.

Störungen des zirkadianen Rhythmus haben in unserer schnelllebigen Zeit zugenommen, in der wir oft die Nacht zum Tag machen. Als es noch keine Elektrizität gab, ging jeder zu Bett, wenn es dunkel wurde. Das Schlafengehen war keine Frage der Wahl, sondern der Notwendigkeit. Viele konnten es sich nicht leisten, jede Nacht für längere Zeit Kerzen oder Lampen anzuzünden. Dadurch war der Schlaf-Wach-Rhythmus der Menschen stärker an die Natur angepasst. Wenn die Nacht hereinbrach, gingen die Menschen schlafen, und bei Sonnenaufgang standen sie wieder auf.

Die Zeiten haben sich geändert. Durch künstliche Beleuchtung, Schichtarbeit, Nachtleben, Non-stop-TV-Programme oder das Internet leben wir nicht mehr in Einklang mit dem natürlichen Tag-Nacht-Rhythmus. Doch unser Gehirn funktioniert noch genauso wie früher. Viele Menschen leiden unter modernen Schlafproblemen, die durch die Störung des zirkadianen Rhythmus entstanden sind. Sie sind einfach aus dem Takt gekommen.

 Wenn etwas geschieht, das Ihren zirkadianen Rhythmus stört, kommt Ihr natürlicher Schlaf-Wach-Rhythmus aus dem Gleichgewicht, und es kann sein, dass Sie nicht mehr schlafen können.

Wissenschaftler kennen sechs verschiedene Störungen des zirkadianen Rhythmus:

✔ Wechsel der Zeitzone, auch als Jetlag bekannt

✔ Schlafstörungen bei Schichtarbeit

✔ Unregelmäßiges Schlaf-Wach-Muster

✔ Verzögertes Schlafphasensyndrom

✔ Vorverlagertes Schlafphasensyndrom

✔ Gestörte Anpassung an einen 24-Stunden-Rhythmus

In den nachfolgenden Abschnitten besprechen wir ausführlich jede der genannten Störungen.

Die innere Uhr stellen

Sie möchten bestimmt gerne wissen, wie Ihr Gehirn es schafft, bestimmte Aktivitäten so genau zu steuern. Es stellt seine innere Uhr einfach jeden Tag neu. Wissenschaftler gehen davon aus, dass der Wechsel von Helligkeit und Dunkelheit die innere Uhr steuert und sie sich dadurch auch an bestimmte jahreszeitliche Unterschiede oder an plötzliche Veränderungen bei Reisen über verschiedene Zeitzonen anpasst.

Das Licht gelangt über unsere Augen und Nervenbahnen zu einem kleinen Bereich im Hypothalamus. Dieser Bereich ist so etwas wie der Haupttaktgeber, der bekannt ist als *suprachiasmatischer Nucleus* (SCN).

Morgens, wenn die Sonne aufgeht, reagiert der SCN auf das Licht und stellt Ihre innere Uhr. Am Abend, wenn es dunkel wird, reagiert ein anderer Bereich Ihres Gehirns darauf, und zwar die Zirbeldrüse, die das Hormon *Melatonin* ausschüttet. Sehr helles Licht kann Melatonin unterdrücken. Wissenschaftler glauben, dass Melatonin als Trigger funktioniert und dem Gehirn signalisiert, dass es draußen dunkel und jetzt Zeit zum Schlafen ist. Im Gegensatz dazu signalisiert eine höhere Melatoninkonzentration dem Gehirn nachtaktiver Tiere, dass es Zeit ist, aufzuwachen.

Ihr Gehirn stellt seinen zirkadianen Rhythmus mithilfe des Lichtes jeden Tag neu ein. So sind Sie immer im Gleichklang mit Ihrer Umwelt. Doch die Veränderungen, die Sie bei einer Reise durch mehrere Zeitzonen verkraften müssen, sind zu groß, als dass sich das Gehirn an einem Tag daran anpassen könnte. Deshalb dauert es immer mehrere Tage, bis Sie einen Jetlag überwunden haben.

Blinde Menschen leiden häufig unter Störungen des zirkadianen Rhythmus und Insomnie. Wenn die Blindheit auch eine Schädigung der Nervenleitung vom Auge zum SCN einschließt, kann es schwerwiegendere Probleme geben. Die Betroffenen können ihre innere Uhr dann durch die Einnahme von Melatonin steuern, doch das sollte unter Aufsicht eines Arztes geschehen, der Dosierung, Einnahmezeiten und Dauer der Behandlung genau überwacht.

Urlaub in fernen Ländern: Jetlag

Sie erfüllen sich einen Traum und fliegen für eine Woche nach Amerika. Doch die ersten drei Tage fühlen Sie sich schrecklich, kommen kaum aus dem Bett und können Ihre Reise nicht genießen. Ihre Gedanken kreisen eher darum, wo und wann Sie sich endlich wieder in ein Bett legen können, anstatt sich an den Sehenswürdigkeiten zu erfreuen.

Was mit Ihnen los ist? Sie haben einen klassischen Jetlag.

Jetlag ist eine Störung des zirkadianen Rhythmus. Er tritt auf, wenn Sie bei einer Reise Zeitzonen so schnell hinter sich lassen, dass der zirkadiane Rhythmus Ihres Gehirns und die Ortszeit nicht mehr synchron sind. Ihre innere Uhr ist aus dem Gleichgewicht geraten, und das bekommen Sie zu spüren.

Wie kann sich Jetlag äußern?

Manche Menschen reagieren empfindlicher auf Jetlag als andere. Das Hauptsymptom ist extreme Müdigkeit. Sie können sogar so müde sein, dass Sie sich richtig krank fühlen. Außerdem können folgende Symptome auftreten:

✔ Angst

✔ Herzrhythmusstörungen (selten)

✔ Verwirrtheit

✔ Verdauungsstörungen wie Verstopfung, Durchfall oder eine Kombination aus beidem

✔ Kopfschmerzen

✔ Ein- und Durchschlafstörungen

✔ Reizbarkeit

✔ Erkältungen aufgrund einer schlechteren Immunabwehr

✔ Gedächtnisstörungen

✔ Übelkeit

✔ Koordinationsstörungen

✔ Übermäßiges Schwitzen

Diese Symptome gehören nicht zu den Reisebegleitern, die man sich in seinem Traumurlaub wünscht. Zum Glück verschwindet der Jetlag von selbst wieder und hat auch keine schädlichen Langzeitwirkungen. Doch leider fühlen Sie sich während des

Jetlag so schrecklich, dass er Ihnen die ganze Reise verderben kann oder auf einer Geschäftsreise Ihre Leistungsfähigkeit deutlich einschränkt.

Reisen von Norden nach Süden verursachen keinen Jetlag, da dabei keine Zeitzonen überquert werden. Reisen in Richtung Osten machen den schlimmsten Jetlag, da Sie pro Zeitzone, die Sie überqueren, eine Stunde Ihres normalen Rhythmus verlieren. Bei Reisen in Richtung Westen werden Sie natürlich auch einen Jetlag bekommen, doch weil Sie für jede überquerte Zeitzone eine Stunde dazubekommen, fällt es dem Körper etwas leichter, sich an die neue Zeit anzupassen.

 Unter normalen Umständen kann das Gehirn pro Tag etwa ein bis zwei Stunden kompensieren und die innere Uhr dadurch langsam an den neuen zirkadianen Rhythmus anpassen. Sie können vor Ihrer Reise schon in etwa ausrechnen, wie lange Sie brauchen werden, bis Sie Ihren Jetlag überwunden haben, wenn Sie wissen, wie viele Zeitzonen Sie überspringen. Überqueren Sie beispielsweise mit einem Transatlantikflug sechs Zeitzonen, benötigen Sie zwischen drei und sechs Tage, um sich vom Jetlag zu erholen.

Warum verursachen große Reisen einen Jetlag?

Die Erde ist in 24 Zeitzonen unterteilt. Jede Zeitzone erstreckt sich vom Nord- zum Südpol und ist am Äquator etwa 1600 Kilometer breit. Europa hat fünf Zeitzonen: die Greenwich Mean Time (GMT), die GMT+1 (auch Mitteleuropäische Zeit genannt), GMT+2, GMT+3 und GMT+4.

Die Zeitzonen verändern sich schrittweise jeweils um eine Stunde. Wenn die Kinder in England um acht Uhr mit der Schule anfangen, sitzen deutsche Kinder schon seit einer Stunde im Unterricht.

Durchqueren Sie bei einer Reise mehrere Zeitzonen, arbeitet Ihr Gehirn weiter nach dem Tag-Nacht-Rhythmus Ihres Herkunftsortes. Unternehmen Sie zum Beispiel einen Sechsstundenflug nach New York und fliegen um zwölf Uhr in Deutschland los, denkt Ihre innere Uhr bei Ankunft in New York, dass es jetzt 18 Uhr ist. In New York ist es tatsächlich bei Ihrer Ankunft auch zwölf Uhr, da die New Yorker Zeit sechs Stunden vor unserer liegt. Es ist also wieder Mittag, aber Ihre innere Uhr ist eigentlich schon auf Abend eingestellt. Wenn Sie in New York um 20 Uhr zu Abend essen, steht Ihre innere Uhr schon auf zwei Uhr nachts, und Sie schlafen beim Essen vermutlich fast ein. Je mehr Zeitzonen Sie hinter sich lassen, desto größer ist die Wahrscheinlichkeit, dass Sie unter Jetlag leiden werden.

Es kann einige Tage dauern, bis sich Ihre innere Uhr an die neue Zeit gewöhnt hat. Vermutlich werden Sie bis dahin Probleme haben, einzuschlafen und zur richtigen

Zeit wieder aufzustehen. Außerdem können noch andere Symptome auftreten, die wir zu Beginn dieses Abschnittes bereits erwähnt haben.

Reisen Sie nur über ein oder zwei Zeitzonen, ist der Unterschied so gering, dass Sie nicht viel davon merken werden. Aber bei drei oder vier Zeitzonen bekommen Sie die Zeitverschiebung schon zu spüren.

Jetlag vorbeugen

Wir kennen keine 100-prozentige Methode, um einen Jetlag zu vermeiden. Doch Sie können vor Ihrer Reise einiges unternehmen, um die Jetlag-Symptome abzumildern:

✔ **Passen Sie Ihre Schlafenszeit an.** Manche Menschen schwören darauf, sich schon vor Reiseantritt an die neue Schlafenszeit zu gewöhnen, um die schlimmsten Jetlag-Beschwerden zu verhindern. Verschieben Sie vor Ihrer Reise Ihre Schlafenszeit pro Abend um eine Stunde, um die Zeitverschiebung zu kompensieren. Wenn Sie beispielsweise von Berlin nach New York fliegen, bekommt Ihre innere Uhr sechs Stunden dazu. Gehen Sie also vor Reiseantritt sechs Tage lang jeweils eine Stunde später ins Bett. Versuchen Sie dabei, jede Nacht die normale Stundenzahl zu schlafen. Wenn Sie immer sieben Stunden pro Nacht schlafen, sollten Sie das auch jetzt tun.

✔ **Treiben Sie Sport.** Einige Studien haben ergeben, dass Reisende, die regelmäßig Sport treiben, nicht so stark unter Jetlag zu leiden hatten. Wenn Sie eine größere Reise über mehrere Zeitzonen planen, sollten Sie mindesten zwei Wochen vorher damit beginnen, 20 Minuten pro Tag zu walken. Versuchen Sie, sich auch während der Reise viel zu bewegen, vorausgesetzt, der Platz im Flugzeug lässt das zu.

✔ **Bekommen Sie den Stress in den Griff.** Machen Sie sich nicht zu viele Gedanken oder Sorgen. Das verschlimmert Ihren Jetlag. Bringen Sie deshalb zu Hause alles in Ordnung, bevor Sie auf Reisen gehen, und versuchen Sie, sich zu entspannen. Wenn es gar nicht anders geht und Sie Ihre Ängste nicht in den Griff bekommen, fragen Sie Ihren Arzt, ob er Ihnen etwas dagegen verschreiben kann.

Sind Sie schon vor Ihrer Reise übermüdet, ist das sehr ungünstig. Reisende, die müde starten, werden sehr wahrscheinlich stärker unter einem Jetlag zu leiden haben als diejenigen, die ihre Reise ausgeruht antreten.

✔ **Stellen Sie Ihre Uhr auf die neue Zeit ein.** Stellen Sie noch im Flugzeug Ihre Uhr auf die neue Ortszeit ein. Wenn Sie sehr häufig reisen, ist vielleicht eine Uhr ganz praktisch, die zwei Zeitzonen anzeigt. Stellen Sie sich am Zielort sofort auf den dortigen Tagesrhythmus um. Geben Sie Ihrer Müdigkeit nicht nach und machen Sie kein kurzes Nickerchen, denn das verlängert die Zeit, die Ihr Körper braucht, um sich auf den neuen Rhythmus einzustellen. Sind Sie aber so müde, dass sich ein kurzes Nickerchen nicht vermeiden lässt, sollte das nicht länger als 15 bis 30 Minuten dauern.

Auch wenn Sie auf Ihrer Reise Koffein vermeiden wollten, kann Ihnen eine Tasse Kaffee helfen, den Tag zu überstehen und am Abend müde ins Bett zu fallen und tief und fest zu schlafen. Trotzdem kann Ihre innere Uhr Sie nachts immer wieder wecken, weil Ihr Gehirn noch nicht auf den neuen Tagesrhythmus eingestellt ist.

✔ **Trinken Sie genug.** Trinken Sie vor und während der Reise reichlich Wasser, denn einige Studien haben gezeigt, dass Flüssigkeitsmangel für einige Jetlag-Symptome verantwortlich ist. Außerdem stresst Flüssigkeitsmangel den Körper. Bei Transatlantikflügen erhöht Flüssigkeitsmangel auch das Embolierisiko.

 Trinken Sie während der Reise nicht kannenweise Kaffee oder Alkohol, denn beide wirken harntreibend und würden Ihren Körper austrocknen.

✔ **Melatonin – ja oder nein.** Die Fachleute sind sich nicht einig darüber, ob es wirklich etwas nützt, zur Jetlag-Vorbeugung ein Melatoninpräparat einzunehmen. Unklar sind bisher auch die Dosierungsempfehlungen. Da Melatonin ein Hormon ist, werden in Europa Präparate, die Melatonin enthalten, als Arzneimittel eingestuft.

 Bisher gibt es keine Studien, die den Nutzen und die Risiken von Melatoninpräparaten ausreichend belegen. Deshalb ist in Europa kein zugelassenes Arzneimittelpräparat erhältlich. Melatoninpräparate, die Sie beispielsweise im Internet bestellen können, stammen meist aus den USA, wo sie nicht als Arzneimittel, sondern als Nahrungsergänzungsmittel eingestuft und damit frei verkäuflich sind. Nahrungsergänzungsmittel unterliegen allerdings nicht so strengen Kontrollen wie Arzneimittel. Deshalb gibt es keine Garantie auf Reinheit und die richtige Wirkstoffkonzentration.

✔ **Versuchen Sie eine Bright-Light-Therapie.** Bei dieser Therapie setzen Sie sich einem speziellen, besonders hellen Licht aus. Sie wenden diese Lichttherapie zu der Zeit an, zu der Sie am Zielort aufwachen möchten. So können Sie schon vor der Reise Ihre innere Uhr trainieren und ihr helfen, sich auf die neue Zeit einzustellen und Ihre Jetlag-Symptome reduzieren.

 Seit sich diese Lichttherapie etabliert hat, bieten verschiedene Hersteller Lampen an, mit denen Sie diese Therapie zu Hause durchführen können. Doch die meisten Lampen sind noch recht teuer.

✔ **Achten Sie auf Ihre Ernährung.** Denken Sie daran, dass Sie von kohlenhydratreichem Essen müde werden. Das Gleiche gilt für Putenfleisch, Kartoffeln mit Schale und Walnüsse, denn sie enthalten die Aminosäure L-Tryptophan. Eiweißreiches Essen gibt Ihnen mehr Energie, und Sie fühlen sich wacher. Meiden Sie Salziges, sonst lagern Sie zu viel Wasser ein. Auch fettes Essen ist ungünstig, denn danach sind Sie träge und faul.

Eine Erkältung einfangen

Viel Trinken vermindert das Risiko, dass Sie sich auf Ihrer Reise erkälten. Warum? Weil trockene Schleimhäute in Nase, Mund und Rachen Viren und Bakterien nicht so gut abwehren können.

Jetlag behandeln

Es wäre am besten, Sie versuchen mit den Tipps aus dem vorangegangenen Abschnitt, einen Jetlag zu verhindern, denn wirkungsvolle Behandlungsmöglichkeiten gibt es nicht. Hat er Sie jedoch erwischt, können Sie Folgendes versuchen, um Ihre Jetlag-Symptome zu lindern:

✔ **Tabletten und Co.:** Viele Fachleute sind der Ansicht, dass Schlaftabletten auf Reisen ungeeignet sind. Besprechen Sie mit Ihrem Arzt, ob Ihnen ein Schlafmittel mit einer kurzen Wirkzeit helfen kann, am Reiseziel besser zu schlafen.

 Vorsicht vor »natürlichen« Schlafhelfern aus dem Internet. Sie enthalten häufig bedenkliche Inhaltsstoffe. Manche lösen Allergien aus oder sind sogar gefährlich. Denken Sie daran, nur weil »natürlich« auf der Verpackung steht, heißt das nicht, dass sie sicher sind.

✔ **Spezielle Suiten:** Einige sehr teure Hotels bieten ihren Gästen mittlerweile besondere Zimmer an, in denen sie ihre innere Uhr besser umstellen können. Die Suiten haben Vorhänge, die kein Licht durchlassen, spezielle Tageslichtbeleuchtung, einen 24-Stunden-Essensservice und bieten häufig auch Massagen und Hydrotherapie an, damit die Gäste den Jetlag besser überstehen. Das ist natürlich sehr teuer, aber wenn Ihre Firma möchte, dass Sie fit sind, wenn Sie einen Millionendeal abschließen, dann sollte ihr das jeden Cent wert sein.

✔ **Sonnenlicht:** Wenn Sie ankommen und sich der Jetlag einstellt, gehen Sie einfach für eine Stunde nach draußen in die Sonne. Das signalisiert Ihrem Gehirn, die innere Uhr umzustellen.

Wenn Sie von Ihrer Reise nach Hause zurückkehren, können Sie wieder einen Jetlag bekommen. Wie wir schon erwähnt haben, ist der Jetlag meist schlimmer, wenn Sie von Westen nach Osten reisen. Wenn Ihre Reise also von West nach Ost begonnen hat, liegt das Schlimmste schon hinter Ihnen. Andernfalls trifft Sie der Jetlag jetzt vielleicht erst richtig schlimm.

Das Immunsystem vor einer Reise stärken

Reisen ist anstrengend. Sie verlassen Ihre bekannte Umgebung, und außerdem machen Sie sich ständig Gedanken, ob Sie nichts vergessen und alles vorbereitet haben: Sind Ehegatte, Kinder, Haustiere und Haus versorgt, sind alle Rechnungen bezahlt, haben Sie Geld, Kreditkarten, Tickets? Dann müssen Sie packen, pünktlich am Flughafen sein, durch die Sicherheitskontrollen gehen, in einem engen Flugzeug sitzen, herausfinden, wo Sie am Zielort hinmüssen und wie Sie dorthin kommen, und haben dann auch noch mit Ihrem Jetlag zu kämpfen. Kein Wunder, dass so viele Reisende erkranken. (Es gibt Studien, die besagen, dass etwa 50 bis 63 Prozent der Reisenden krank werden.)

Stärken Sie vor Reiseantritt das Immunsystem und reduzieren Sie dadurch das Risiko, sich auf der Reise einen Infekt einzufangen. Nehmen Sie Vitamin A, C und E und ein pflanzliches Präparat wie Echinacea, das das Immunsystem ankurbelt. Sprechen Sie mit Ihrem Arzt oder Apotheker über die richtige Dosierung.

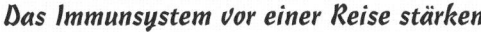

Wenn es zeitlich möglich ist, sollten Sie am Ende Ihrer Reise noch zwei Tage einplanen, um sich zu Hause wieder zu erholen, denn es ist keine gute Idee, gleich wieder zu arbeiten, wenn Sie noch mit dem Jetlag kämpfen.

All unsere Tipps eignen sich sowohl für die Hin- als auch für die Rückreise. Beziehen Sie einige davon in Ihre Reiseplanung mit ein.

Zu ungewohnten Zeiten Arbeiten: Schlafstörungen durch Schichtarbeit

Die Geschichte der Nachtarbeit geht sehr weit zurück. Schon die ersten Seefahrer mussten nachts arbeiten, da immer ein Seemann am Steuer stehen musste, egal zu welcher Zeit. Und jeder, der schon einmal nachts gearbeitet hat, wird Ihnen dasselbe erzählen: Nachts zu arbeiten und tagsüber zu schlafen, ist sehr anstrengend, weil es genau im Gegensatz zur inneren Uhr steht.

Noch schlimmer ist es, wenn Sie in wechselnden Schichten arbeiten. Eine Woche Nachtschicht, eine Woche Tagschicht, eine Woche Spätschicht und dann wieder eine Woche Nachtschicht. Eingeführt wurden diese Wechselschichten, um die besonders anstrengenden Nachtschichten gerecht auf alle Arbeiter zu verteilen. Doch das hat zur Folge, dass nun die gesamte Belegschaft unter Schlafmangel leidet, reizbar und unaufmerksam ist und nicht die volle Leistung bringen kann. Wenn die innere Uhr ständig durcheinander kommt, steigen auch die Fehlzeiten.

Schichtarbeiter können eine Schlafstörung entwickeln. Das bedeutet, dass wichtige Jobs bei der Polizei, der Feuerwehr, im Krankenhaus, bei der Energieversorgung, bei Rundfunk und TV, in der Produktion und im Transportwesen (Busse, Züge, LKWs, Schiffe, Flugzeuge) von Menschen ausgeführt werden, die unter einem zum Teil nicht unerheblichen Schlafmangel leiden.

Wenn Sie oder jemand aus Ihrer Familie nachts arbeiten muss, erfahren Sie jetzt, was Sie gegen diesen gestörten Schlaf unternehmen können.

Fließbänder laufen die ganze Nacht – Warum können wir das nicht?

Wenn Sie sich noch jung und unbesiegbar fühlen, ist Schlaf für Sie Nebensache. Sie müssen keine Sekunde überlegen, ob Sie nach einer Partynacht zur Arbeit gehen.

Doch im Laufe der Jahre müssen Sie aushalten, dass Sie jetzt nicht mehr schlafen und arbeiten können, wann Sie möchten. Weil gerade junge Männer häufig ein verzögertes Schlafphasensyndrom aufweisen (siehe »Leben mit dem verzögerten Schlafphasensyndrom« später in diesem Kapitel), nehmen sie Jobs an, in denen sie nachts arbeiten, weil das gut zu ihrem persönlichen Schlaf-Wach-Rhythmus passt.

Nachtarbeit und Unfallrisiko

Bei einigen großen Unfällen und Katastrophen unserer Zeit wie dem Reaktorunglück von Tschernobyl, dem Unglück des Öltankers Exxon Valdez und auch der Challenger Spaceshuttle-Katastrophe hat Schlafmangel eine Rolle gespielt.

Menschen, die unter Schlafentzug leiden, besitzen einfach kein klares Urteilsvermögen. In Notfallsituationen treffen sie vielleicht falsche Entscheidungen, und alles gerät aus dem Ruder.

Eine 1992 veröffentlichte Studie ergab, dass Nachtarbeiter, die Probleme hatten, ausreichend zu schlafen, ein deutlich höheres Risiko für einen tödlichen Arbeitsunfall besaßen.

Doch der menschliche Körper und das Gehirn sind nicht dafür gemacht, wie eine Maschine 24 Stunden am Tag auf Hochtouren zu arbeiten. Der Mensch benötigt in regelmäßigen Abständen ausreichend erholsamen Schlaf, um gesund zu bleiben und optimale Leistungen zu erbringen.

Schlafprobleme der Nachtarbeiter

Nachtarbeiter sollen zu einer Zeit, in der ihnen Körper und Gehirn signalisieren, dass sie Ruhe benötigen, aufmerksam sein und volle Leistung bringen. Und dann verhindern am Tag danach, wenn sie wirklich schlafen müssen, Licht, Krach, die Familie und soziale Verpflichtungen, dass sie den so dringend nötigen Schlaf bekommen. Und selbst wenn das Schlafzimmer lichtundurchlässige Vorhänge hat, schallisoliert ist und Familie und Freunde sich zurückziehen, können einige Menschen nach einer Nachtschicht trotzdem nicht gut schlafen, weil ihre innere Uhr sie ständig weckt.

Manchmal sind Nachtarbeiter in einer echten Zwickmühle: Ihr Chef möchte, dass sie die ganze Nacht aufmerksam und produktiv sind, und ihre Familie möchte, dass sie den ganzen Tag für sie da sind. Kein Wunder, dass Schichtarbeiter schon nach wenigen Wochen Anzeichen eines Schlafmangels aufweisen. Wann sollen sie schlafen?

Wie beeinträchtigt Sie dieser Schlafmangel der Schichtarbeiter?

In der Gesellschaft sind Frühaufsteher gut angesehen. Im Gegensatz dazu werden die Nachteulen nicht gerade mit Komplimenten bedacht. Spätaufsteher gelten als faul und ehrgeizlos, ganz egal, ob sie die ganze Nacht gearbeitet haben. Menschen, die Nachtschichten arbeiten, müssen sich mit diesen negativen gesellschaftlichen Ansichten auseinandersetzen und gleichzeitig versuchen, ihren Tagesplan einzuhalten und ihrer Arbeit nachzugehen.

Schlaflosigkeit ist nicht das einzige Problem von Nachtarbeitern. Sie leiden auch unter den Auswirkungen des ständig zunehmenden Schlafmangels, der ihre Arbeit beeinträchtigen kann und das Risiko von Arbeitsunfällen erhöht. Außerdem haben sie ein höheres Risiko für Magen-Darm-Probleme, Herz-Kreislauf-Erkrankungen, Gewichtszunahme, chronische Schlafstörungen und Medikamenten- oder Drogenmissbrauch.

Zu den Symptomen der Schichtarbeiter-Schlafstörung gehören:

✔ Schwierigkeiten, sich auf die vorliegende Aufgabe zu konzentrieren

✔ Starke Tagesmüdigkeit

✔ Kopfschmerzen

✔ Ein- und Durchschlafstörungen

✔ Launenhaftigkeit und Gereiztheit

✔ Schlechte Leistungen im Job

Was Sie als Schichtarbeiter gegen Ihre Schlafstörungen tun können

Die beste Behandlung ist natürlich, sofort in die Tagschicht zu wechseln und dem Körper und Gehirn zwei Wochen oder mehr Zeit zu geben, um sich zu erholen. Diese Lösung ist allerdings häufig nicht möglich. Wenn Sie weiterhin nachts arbeiten müssen, dann sollten Sie diese Ratschläge befolgen, um eine Schlafstörung zu vermeiden:

✔ Wenn möglich, vermeiden Sie den ständigen Wechsel zwischen Tag- und Nachtschicht.

✔ Behalten Sie Ihren Tagesrhythmus auch an Ihren freien Tagen bei.

✔ Verdunkeln Sie so gut wie möglich Ihr Schlafzimmer. Jedes Licht oder Geräusch, das zu Ihnen dringt, während Sie tagsüber schlafen, kann Ihren Schlaf stören. Wenn Sie nach draußen müssen, sollten Sie eine ganz dunkle Sonnenbrille tragen, damit Ihre innere Uhr durch das Licht nicht wieder neu eingestellt wird.

✔ Bitten Sie Ihren Chef, an Ihrem Arbeitsplatz Tageslichtlampen anzubringen. Dieses helle Licht kann Ihnen helfen, nachts besser wach zu bleiben und nach Ihrer Schicht schneller einzuschlafen.

✔ Während sich Körper und Gehirn an den neuen Nachtschichtplan anpassen, sollten Sie mehr schlafen als normalerweise. Kurze Nickerchen können in dieser Anpassungsphase Ihre Schlafqualität und -quantität aufrechterhalten. Geben Sie Ihrem Gehirn etwa zwei Wochen, um sich auf den neuen Zeitplan einzustellen.

Das verzögerte Schlafphasensyndrom

Das *verzögerte Schlafphasensyndrom* ist eine chronische Schlafstörung, bei der die innere Uhr nachgeht und nicht im Gleichklang mit der Umwelt läuft. Ein Mensch, der unter dem verzögerten Schlafphasensyndrom leidet, wird beispielsweise nicht vor ein oder zwei Uhr nachts müde. In extremen Fällen kann das soweit gehen, dass sich die Müdigkeit nicht vor Morgengrauen einstellt. Es gibt keine äußere Notwendigkeit, so lange wach zu bleiben, doch weil die Schlafphase verzögert ist, sind die Betroffenen nicht wie die meisten Menschen schon um 21 oder 22 Uhr müde. Das verzögerte Schlafphasensyndrom ist die häufigste zirkadiane Rhythmusstörung. Sie macht 40 Prozent aller Störungen des Schlaf-Wach-Rhythmus aus.

Neuere Studien haben ergeben, dass sich ein solches Syndrom entwickeln kann, weil die Betroffenen durch ihr Verhalten die innere Uhr verstellen. Sie bleiben Nacht für Nacht ein wenig länger auf und trainieren sich dadurch selbst eine verzögerte Schlafphase an. Irgendwann wird dieser Zustand normal, und solange sich die äußeren Anforderungen nicht verändern, sehen sie darin auch kein Problem. In anderen Fällen ist die fehlerhafte innere Uhr selbst der Grund dafür.

Leider ist unsere Welt nicht für Langschläfer gemacht. Die Schule beginnt meist gegen acht Uhr morgens, und die Mehrzahl der Angestellten muss so zwischen acht und neun Uhr im Büro sein. Diejenigen, die in der Produktion arbeiten, beginnen häufig sogar schon um fünf, sechs oder sieben Uhr am Morgen.

Wenn Ihr Teenie sich während der Sommerferien angewöhnt hat, immer erst sehr spät ins Bett zu gehen, wird es ihm zum Schulstart sehr schwer fallen, plötzlich wieder um 6:30 Uhr aufzustehen. Menschen, die unter einem verzögerten Schlafphasensyndrom leiden, können schon mal von der Schule fliegen oder ihren Job verlieren, weil sie so viele Fehlzeiten haben.

Das verzögerte Schlafphasensyndrom tritt bei jungen Männern besonders häufig auf. Das hat einige Wissenschaftler zu dem Schluss gebracht, dass zumindest in einigen Fällen ein Zusammenhang zwischen den Lebensgewohnheiten (häufiges nächtelanges Feiern) und dem verzögerten Schlafphasensyndrom besteht. Schätzungsweise sieben Prozent aller Teenager sind davon betroffen. Es beginnt im Jugendalter und hält unbehandelt bis in das Erwachsenenalter an.

Viele Künstler, Autoren oder Musiker haben ein verzögertes Schlafphasensyndrom, ohne dass sie sich dessen bewusst sind. Sie sind der Meinung, dass sie einfach besser arbeiten können, wenn der Rest der Welt schläft. Sie ahnen nicht, dass ihr Unvermögen, zu einer normalen Zeit zu schlafen, durch die Abkopplung ihrer inneren Uhr vom normalen Tagesverlauf entstanden ist.

Wenn Menschen mit verzögertem Schlafphasensyndrom ihren eigenen Schlafrhythmus haben können, schlafen sie meist bis in den späten Vormittag oder frühen Nachmittag hinein und wachen erholt und voller Energie auf.

Das verzögerte Schlafphasensyndrom kann aber auch durch eine Gehirnschädigung entstehen, wenn das Hirnareal betroffen ist, das die innere Uhr steuert. Auch schwere Krankheiten beeinflussen manchmal den Schlafrhythmus, denn es kommt vor, dass Sie wegen einer Erkrankung so schlecht einschlafen können, dass sich Ihre Einschlafzeit schrittweise immer weiter nach hinten verschiebt.

Wie wirkt sich das verzögerte Schlafphasensyndrom aus?

Wenn Sie unter einem verzögerten Schlafphasensyndrom leiden, reagiert Ihr Gehirn nicht auf die normalen Signale aus der Umwelt, die Müdigkeit auslösen. Bei einem verzögerten Schlafphasensyndrom

✔ kann der Betroffene nicht zur gewünschten Zeit einschlafen,

✔ liegen die normalen Schlafenszeiten bei ein oder zwei Uhr nachts oder noch später,

✔ schläft der Betroffene ganz normal, wenn er erst einmal schläft, und wacht nur selten oder gar nicht auf,

✔ wachen die Betroffenen nicht zur notwendigen Zeit auf,

✔ haben die Betroffenen während der Arbeits- oder Schulwoche viel weniger Schlaf und schlafen am Wochenende deutlich länger, manchmal bis zum Mittag oder Nachmittag,

✔ berichten Betroffene von starker Müdigkeit oder auch von Einschlafstörungen (mehr zu Einschlafstörungen in Kapitel 4),

✔ können die Betroffenen auch unter Depressionen leiden.

Es ist nicht überraschend, dass solche Menschen von vielen nur als »Nachteulen« bezeichnet werden. Sie sind wach, wenn die meisten schlafen, und sie schlafen, wenn die meisten wach sind.

Menschen mit einem verzögerten Schlafphasensyndrom laufen Gefahr, völlig abgekoppelt von der Welt zu leben. Außerdem können sie ein großes Schlafdefizit aufbauen, wenn sie versuchen, den Anforderungen ihrer Umwelt zu genügen. Macht ein verzögertes Schlafphasensyndrom einen normalen Tagesrhythmus unmöglich, können Depressionen und Stress das Leben zusätzlich erschweren. Die Betroffenen können eine Einschlafstörung entwickeln (siehe Kapitel 4). Ihr Schlafmangel wird immer größer, und sie erliegen möglicherweise den Verführungen von Drogen und Alkohol, weil sie hoffen, dadurch besser zu schlafen. Wenn Sie nicht vor Mitternacht oder erst noch später einschlafen und am liebsten bis zehn Uhr morgens schlafen würden, sollten Sie zum Arzt gehen, denn Sie könnten unter einem verzögerten Schlafphasensyndrom leiden.

Das verzögerte Schlafphasensyndrom behandeln

Das verzögerte Schlafphasensyndrom kann mit einer Lichttherapie sehr wirkungsvoll behandelt werden. Helles Licht am Morgen und nur wenig Licht am Abend reicht manchmal schon aus, um die innere Uhr wieder zu korrigieren. Wenn das nicht funktioniert, wird Ihnen Ihr Arzt vielleicht eine Lichttherapie empfehlen, die Sie morgens durchführen sollen.

Wenn Ihre Lebensweise zu Ihren verzögerten Schlafphasen passt und Sie keinerlei Probleme damit haben, müssen Sie nichts dagegen unternehmen.

Eine andere nützliche Möglichkeit ist die *Chronotherapie*. Bei dieser Behandlungsform geht der Betroffene jeden Tag etwa drei Stunden später ins Bett. Das wird so lange weitergeführt, bis eine normale Schlafenszeit erreicht ist. Ein Beispiel: Sie schlafen normalerweise erst um vier Uhr morgens ein. Ihr Arzt wird Sie bitten, am nächsten Tag bis um sieben Uhr wach zu bleiben, am übernächsten Tag bis zehn Uhr usw. Das wird so lange weitergeführt, bis Sie um 21 oder 22 Uhr schlafen gehen. Die Chronotherapie ist sehr komplex. Suchen Sie sich deshalb einen erfahrenen Arzt, damit die Behandlung auch wirksam ist.

Wie bei anderen Störungen des zirkadianen Rhythmus profitieren Patienten mit einem verzögerten Schlafphasensyndrom auch von einer besseren Schlafhygiene. In Kapitel 6 können Sie nachlesen, wie Sie die Schlafhygiene verändern und neue Rituale in Ihre abendliche Routine einbinden können.

Seltenere Störungen des zirkadianen Rhythmus

Jetlag und Schichtarbeit sind sehr häufige Störungen des zirkadianen Rhythmus. Drei weitere Störungen treten deutlich seltener auf, gehören aber auch zu dieser Klassifikation: unregelmäßiger Schlaf-Wach-Rhythmus, das vorverlagerte Schlafphasensyndrom und die gestörte Anpassung an den 24-Stunden-Rhythmus. Diesen Schlafstörungen können Sie vorbeugen, indem Sie zu regelmäßigen Zeiten ins Bett gehen und jeden Morgen etwa zur gleichen Zeit aufstehen. Unterschiedliche Schlafens- und Aufstehzeiten und auch eine ständig wechselnde Schlafdauer kann Ihr Risiko erhöhen, eine der genannten Schlafstörungen zu entwickeln.

Die folgenden Abschnitte befassen sich mit diesen seltenen Störungen.

Ein unregelmäßiger Schlaf-Wach-Rhythmus

In unserem Buch betonen wir immer wieder, wie wichtig es ist, regelmäßige Schlafens- und Aufstehzeiten einzuhalten, um einen gesunden Schlaf zu unterstützen. Wenn diese Zeiten jedoch stark variieren, können Sie eine Schlafstörung entwickeln, die durch einen *unregelmäßigen Schlaf-Wach-Rhythmus* gekennzeichnet ist und es Ihnen schwer macht, einzuschlafen oder wach zu bleiben.

Menschen mit einem unregelmäßigen Schlaf-Wach-Rhythmus haben sehr wechselhafte Phasen, in denen sie schlafen oder wach sind. Meist schlafen sie in unregelmäßigen Abständen mehrmals täglich ein. Sie wachen nachts häufig auf und machen tagsüber mehrere Nickerchen, um ihre Müdigkeit zu kompensieren.

Auch Menschen, die in Schichten arbeiten oder häufig fliegen, können keine regelmäßigen Schlafenszeiten einhalten. Doch die Ursache dafür sind äußere Faktoren, die sie nicht ändern können. Wenn äußere Faktoren diesen unregelmäßigen Schlaf-Wach-Rhythmus verursachen, handelt es sich um eine extrinsische Schlafstörung. Sind innere Faktoren wie eine Fehlfunktion des Gehirns oder eine Störung der inneren Uhr dafür verantwortlich, handelt es sich um eine intrinsische Schlafstörung.

Menschen, die bettlägerig sind und schlafen, wann immer sie wollen, und Rentner, deren Tage ohne Struktur und sinnvolle Aufgaben verstreichen, können auch Tag und Nacht durcheinanderbringen.

Wie wirkt sich ein unregelmäßiger Schlaf-Wach-Rhythmus aus?

Menschen, die unter einem unregelmäßigen Schlaf-Wach-Rhythmus leiden, treiben ihre Familien in den Wahnsinn, weil ihr Rhythmus so unvorhersehbar ist. Nicht einmal die Betroffenen selbst können sagen, wann sie wach oder müde sein werden. Die Müdigkeit und der Schlaf überfallen sie einfach – Tag und Nacht. Auch wenn sie immer nur ein paar Stündchen schlafen, ist ihre Gesamtschlafzeit normal und liegt bei sieben bis acht Stunden pro 24 Stunden.

Auf folgende Symptome sollten Sie achten, wenn Sie vermuten, dass Sie unter einem gestörten Schlaf-Wach-Rhythmus leiden:

✔ Ihre Schlafperioden sind unregelmäßig.

✔ Sie können in 24 Stunden bis zu drei ausgeprägte Schlafzyklen haben.

✔ Sie können auch unter Ein- und Durchschlafstörungen und extremer Müdigkeit leiden.

Einen unregelmäßigen Schlaf-Wach-Rhythmus behandeln

Zum Glück ist diese Störung sehr selten. Sie wird mit Lichttherapie behandelt. Außerdem sollen die Betroffenen sich viel an der frischen Luft bewegen und die Nickerchen tagsüber einschränken. Die Patienten müssen daran arbeiten, zu regelmäßigen Zeiten schlafen zu gehen und aufzustehen.

Das vorverlagerte Schlafphasensyndrom

Das *vorverlagerte Schlafphasensyndrom* ist das genaue Gegenteil des verzögerten Schlafphasensyndroms. Menschen, die unter einem vorverlagerten Schlafphasensyndrom leiden, verspüren schon am frühen Abend eine starke Müdigkeit, der sie nicht widerstehen können. Deshalb gehen sie schon zwischen sechs und acht Uhr abends schlafen. Aber am nächsten Morgen sind sie bereits um vier Uhr putzmunter. Wir könnten diese Menschen zu den Lerchen zählen, doch sie fangen nicht den Wurm, sondern bekommen nur den Kummer und das Unverständnis ihrer Mitmenschen ab, weil sie immer so früh im Bett verschwinden.

Auch wenn man in jeder Altersgruppe ein vorverlagertes Schlafphasensyndrom entwickeln kann, tritt es doch bei älteren Menschen am häufigsten auf.

Genau wie beim verzögerten Schlafphasensyndrom erschwert der veränderte Schlaf-Wach-Rhythmus ein normales Leben. Für das Familienleben kann das eine große Belastung sein. Wenn die Familie ins Kino gehen möchte, Papa aber schon um 18:30 Uhr im Sessel eingeschlafen ist, sind Konflikte fast vorprogrammiert. Vor allem dann, wenn der wache Partner nicht versteht, dass es sich bei einem vorverlagerten Schlafphasensyndrom um eine Schlafstörung handelt und der müde Partner keine Kontrolle über seinen Schlaf-Wach-Rhythmus hat.

Wie wirkt sich ein vorverlagertes Schlafphasensyndrom aus?

Bei einem vorverlagerten Schlafphasensyndrom

✔ schlafen die Betroffenen vor der angestrebten Schlafenszeit ein,

✔ ist eine Schlafenszeit zwischen sechs und acht Uhr abends »normal«,

✔ wacht der Betroffene sehr früh auf (zwischen zwei und fünf Uhr) und kann nicht wieder einschlafen,

✔ klagt der Betroffene über starke Abendmüdigkeit oder zu frühes Erwachen (mehr über zu frühes Erwachen in Kapitel 4),

✔ leiden die Betroffenen häufig unter starker Müdigkeit, die auch das Familienleben und das soziale Leben beeinträchtigt,

✔ können die Betroffenen einen zunehmenden Schlafmangel aufbauen, wenn der Job oder andere Verpflichtungen sie zwingen, in den frühen Abendstunden wach zu bleiben.

 Aus ganz unterschiedlichen Gründen haben ältere Menschen mehr Schlafprobleme. Wenn in Ihrer Familie jemand lebt, der schon etwas älter ist und sehr früh schlafen geht und auch sehr früh wieder aufsteht, dann sollten Sie ihn zum Arzt schicken, damit er auf ein vorverlagertes Schlafphasensyndrom untersucht wird. Es gibt gute Behandlungsmöglichkeiten, mit denen wieder normale Schlafenszeiten erreicht werden können.

Das vorverlagerte Schlafphasensyndrom behandeln

Folgende Therapien können beim vorverlagerten Schlafphasensyndrom helfen:

✔ **Lichttherapie:** In diesem Fall wird am Abend eine sogenannte Lichtdusche durchgeführt, bei der der Patient in eine spezielle Tageslichtlampe schaut. So kann er sich an eine spätere Einschlafzeit gewöhnen.

✔ **Chronotherapie:** Die Schlafenszeit wird in täglichen Schritten weiter nach hinten verschoben, bis die gewünschte Schlafenszeit erreicht ist.

✔ **Hypnotika:** Schlafmittel können bei einem vorverlagerten Schlafphasensyndrom dann nützlich sein, wenn die Betroffenen zu früh erwachen. Wenn Sie beispielsweise um ein Uhr nachts aufwachen, können Sie ein vom Arzt verordnetes Schlafmittel nehmen, damit Sie auch die restliche Nacht schlafen.

Schlaf-Wach-Störung bei Abweichung vom 24-Stunden-Rhythmus

Diese seltene Schlafstörung wird dadurch charakterisiert, dass sich bei den Betroffenen die Einschlaf- und Aufwachzeiten jeden Tag um ein bis zwei Stunden verschieben. Sie folgen in erster Linie ihrer inneren Uhr und lassen sich durch äußere Zeitgeber nur wenig beeinflussen. Am häufigsten tritt diese Störung bei Blinden auf, da sie die Lichtsignale aus der Umwelt nicht verarbeiten können.

Menschen, die von dieser Störung betroffen sind, besitzen eine innere Uhr, deren Tag 25 Stunden oder mehr besitzt. Das bedeutet, dass ihr Rhythmus nie mit dem natürlichen Rhythmus von Helligkeit und Dunkelheit übereinstimmt.

Wie wirkt sich eine Abweichung vom 24-Stunden-Rhythmus aus?

Die Betroffenen gehen jede Nacht ein bis zwei Stunden später ins Bett als die Nacht zuvor und wachen dadurch auch jeden Morgen ein bis zwei Stunden später auf. Die Schlafzyklen verändern sich dadurch stetig.

Patienten, bei denen eine Abweichung vom 24-Stunden-Rhythmus besteht, besitzen eine innere Uhr, die nicht mit den äußeren Taktgebern wie Helligkeit und Dunkelheit übereinstimmt.

Sie können auch unter folgenden Beschwerden leiden:

✔ Starke Müdigkeit

✔ Gelegentliche Ein- und Durchschlafstörungen

✔ Unfähigkeit, einen normalen Schlaf-Wach-Rhythmus einzuhalten

Die Störung des 24-Stunden-Rhythmus behandeln

Blinde, die unter dieser Störung leiden, sind sehr schwer zu behandeln, da eine Lichttherapie keinen Sinn hat, wenn die Lichtsignale nicht vom Sehnerv an das Gehirn weitergegeben werden kann. Es gibt einige wissenschaftliche Untersuchungen, die darauf hindeuten, dass einigen Blinden eine Lichttherapie helfen kann. Die meisten profitieren allerdings von einer Melatoninbehandlung, mit der die innere Uhr immer wieder neu gestellt wird.

Bei Sehenden wird die Lichttherapie eingesetzt. Zwei Stunden unter einer Lichtdusche am Morgen und die Vermeidung von hellem Licht am Abend bringen die innere Uhr wieder in Takt. Das Licht reguliert den Schlaf-Wach-Rhythmus und kann Menschen helfen, die unter einer Störung des 24-Stunden-Rhythmus leiden, normale Schlafens- und Weckzeiten zu erreichen. Außerdem empfehlen die meisten Ärzte, tagsüber auf kleine Nickerchen zu verzichten.

Schnarchen, Stille, Schnarchen – Die Schlafapnoe

9

In diesem Kapitel

▶ Die Ursachen des Schnarchens

▶ Möglichkeiten der Behandlung

▶ Gefährliches Schnarchen: Die Schlafapnoe

Schnarchen ist nicht lustig – weder für den Partner, der wegen des Lärms nicht schlafen kann, noch für den Schnarcher selbst, denn wenn eine Schlafapnoe hinzukommt, kann der Schnarcher unter chronischem Schlafmangel leiden, und das Gehirn wird nachts zu schlecht mit Sauerstoff versorgt. Daraus können viele gesundheitliche Probleme entstehen.

Bevor Sie glauben, Schnarchen sei nur eine Laune der Natur, lesen Sie dieses Kapitel. Hier erfahren Sie alles über das Schnarchen.

Außerdem werden wir auch auf alle kleinen Geräte und Spielereien eingehen, die als Wunderwaffe gegen das Schnarchen angepriesen werden. Wir werden Ihnen sagen, welche wirklich helfen und wann Sie Ihr Geld besser stecken lassen sollten.

Schnarchen

Als Sie noch jung waren, sind Sie vermutlich eingeschlafen und haben die ganze Nacht geschlafen, ohne einen Ton von sich zu geben. Ein Schnarcher lässt allerdings eine wahre Symphonie ertönen, wenn die Luft seine Atemwege passiert. Nun gut, Symphonie ist vielleicht nicht die richtige Beschreibung, Kakophonie trifft es wohl eher.

Falls Sie glauben, Schnarchen sei keine große Sache, sollten Sie die Geschichte von einem New Yorker erfahren, dem die Wohnung gekündigt wurde, weil er zu laut schnarchte. Nachdem der Richter sich ein Band angehört hatte, auf dem das Schnarchen dieses Mannes zu hören war, gab er der Vermieterin Recht und erlaubte die Kündigung. Er glaubte ihr, dass der Schnarcher jeden im Haus störte. Der Schnarcher begab sich in ärztliche Behandlung. Es wurde eine Schlafapnoe festgestellt. Die Therapie besserte das Schnarchen und die Atemstörung.

Laut einer Umfrage der amerikanischen National Sleep Foundation von 2002 schnarchen 37 Prozent der Amerikaner mehr als einmal pro Woche. Einer von fünf Schnarchern gab sogar an, fast jede Nacht zu schnarchen. Männer schnarchen häufiger als Frauen. (42 Prozent der Männer schnarchen, aber nur 31 Prozent der Frauen.) Da bei dieser Umfrage die Befragten selbst Auskunft gaben, vermuten Experten, dass die Dunkelziffer der Schnarcher noch weit höher liegt, weil:

✔ Manche Befragten sich vermutlich zu sehr genieren, um zuzugeben, dass sie schnarchen.

✔ Manche Menschen gar nicht wissen, dass sie schnarchen (das wissen meist nur die Partner).

Möchten Sie wissen, wie das Schnarchen entsteht? Dann lesen Sie weiter!

Alles über Dezibel – Können Sie mich hören?

Dezibel ist keine Maßeinheit für die Lautstärke (ein häufiges Missverständnis), sondern ein Maß für den Schalldruckpegel. Ein Dezibel ist ein Zehntel Bel, benannt nach Alexander Graham Bell, dem Erfinder des Telefons. Der kleinste Wert, ein Dezibel, ist der schwächste Ton, den das menschliche Ohr wahrnehmen kann.

Eine normale Unterhaltung hat etwa 25 bis 90 Dezibel. Das hängt ganz davon ab, ob Sie Ihrem Liebsten etwas ins Ohr flüstern oder und nach Ihren Kindern rufen. Mit 70 Dezibel ist eine Unterhaltung am Telefon lauter als die durchschnittlichen 50 Dezibel bei einer Unterhaltung von Angesicht zu Angesicht.

Normales Schnarchen reicht von 60 bis 70 Dezibel. Das ist etwa so laut wie ein Staubsauger. Schnarchen, das bei einer Schlafapnoe auftritt, ist schon deutlich lauter und liegt bei 80 bis 90 Dezibel. Das entspricht der Lautstärke einer Kettensäge oder eines Rasenmähers. Ohrstöpsel können dem Partner des Schnarchers das Leben etwas erleichtern. Sie verringern Geräusche um etwa 25 Dezibel. Das sollte ausreichen, um schlafen zu können. Leider können die Schnarchgeräusche nicht vollständig eliminiert werden, da auch über die Schädelknochen Schall zum Innenohr weitergeleitet wird.

Die Wissenschaft vom Schnarchen

Das gewöhnliche Schnarchen kann verschiedene Ursachen haben. Durch verengte Atemwege oder eine verstopfte Nase wegen einer einfachen Erkältung kann der erhöhte Sog beim Atmen das weiche Gewebe der oberen Atemwege kollabieren lassen, sodass es einander berührt. Außerdem blockiert das kollabierte Gewebe die Nasenatmung und zwingt die Betroffenen, durch den Mund zu atmen. Wenn dann Luft durch diese enge Passage strömt, vibriert das weiche Gewebe ähnlich wie bei einem Kazoo. Und schon hören wir ein Schnarchen. Ein schwacher Muskeltonus, Fetteinlagerungen im Halsgewebe, Schleimbildung oder Schwellungen und Entzündungen durch Erkältungen oder Allergien können ebenfalls eine Rolle spielen.

Schnarchgeräusche entstehen normalerweise beim Einatmen. Verschiedene Weichteile erzeugen das Schnarchen. Dazu gehören

✔ der Rachen,

✔ der weiche Gaumen,

✔ das Gaumenzäpfchen.

Das *Gaumenzäpfchen* (Uvula) ist das längliche Gewebestück, das an Ihrem weichen Gaumen in den Rachen hängt. Wenn die Kamera einem Opernsänger beim hohen C in den Mund zoomt, können Sie das Gaumenzäpfchen vibrieren sehen. Oder stellen Sie sich vor den Spiegel, legen Sie den Kopf leicht zurück und öffnen Sie weit Ihren Mund, dann können Sie Ihr eigenes Gaumenzäpfchen bewundern. Wenn Sie es nicht sehen können, dann haben Sie eventuell ein ernsteres Problem. (Sie haben einen *schlaffen, tief stehenden weichen Gaumen.* Das steht häufig mit der Schlafapnoe in Zusammenhang.)

Auch wenn das gewöhnliche Schnarchen sehr lästig ist und bestimmt schon einige Beziehungen daran gescheitert sind, ist es nicht gesundheitsschädlich.

Bei der Schlafapnoe sieht das allerdings völlig anders aus. Die *Schlafapnoe* ist eine potenziell lebensbedrohliche Erkrankung, bei der die Betroffenen jede Nacht Dutzende, wenn nicht Hunderte Male aufhören zu atmen. Bei der *obstruktiven Schlafapnoe* kollabiert das Weichteilgewebe und blockiert vollständig die Atemwege sowohl in der Nase als auch im Mund. Diese Blockade dauert von zehn Sekunden bis zu einer Minute. In dieser Zeit kommt kein Sauerstoff in die Lunge. Während solch einer Blockade ist nichts mehr zu hören, nicht das geringste Geräusch, weil keine Luft mehr in Bewegung ist und nichts vibriert. Sie versuchen, gegen geschlossene Atemwege zu atmen. Dieses Ringen nach Luft führt zu einer Weckreaktion, und Sie öffnen Ihre Atemwege wieder. Es folgen einige besonders *heftige Atemzüge.* Dann schnarchen Sie weiter, bis die Atemwege wieder blockiert werden. Bei der *zentralen Schlafapnoe* sind die Atemwege offen. Die Atemaussetzer entstehen, weil die Steuerung der Atmung zeitweise aussetzt.

Das Schnarchen beeinfluss die Atmung ganz unterschiedlich. Bei der normalen Atmung (siehe Abbildung 9.1a) strömt die Luft hauptsächlich durch die Nase in die Lunge. Doch die Luft kann auch durch den Mund strömen. Wenn der weiche Gaumen und das Gaumenzäpfchen nach hinten kippen, berühren sie den hinteren Rachen und verlegen die Atemwege von der Nase zur Lunge. Der Betroffene muss jetzt durch den Mund atmen (siehe Abbildung 9.1b).

Bei der Schlafapnoe sind die Atemwege in Nase und Mund vollständig von Weichteilgewebe blockiert. Dadurch gelangt kein Sauerstoff in die Lunge (siehe Abbildung 9.1c).

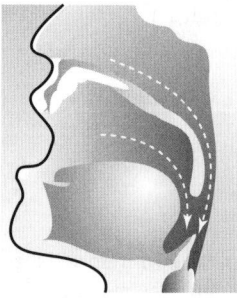 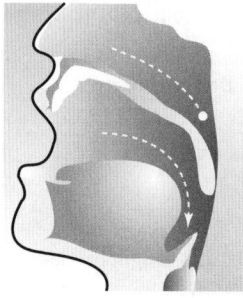 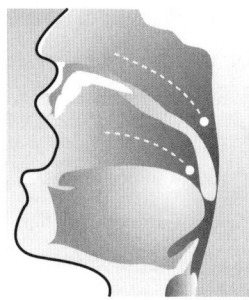

a. Die Zunge, das Gaumenzäpfchen und der weiche Gaumen werden von den Muskeln im Mund und im Rachen an der richtigen Stelle gehalten.

b. Bei jedem Atemzug vibriert das Weichteilgewebe und erzeugt das Schnarchgeräusch.

c. Wenn der Betroffene nach Luft ringt, wacht er lange genug auf, um zu atmen. Dann schläft er wieder fest ein.

Abbildung 9.1: Wie das Schnarchen die Atmung beeinflusst

Damit Sie normales von gefährlichem Schnarchen unterscheiden können, möchten wir Ihnen einige Ursachen für das alltägliche Schnarchen nennen und danach etwas genauer unter die Lupe nehmen, was es mit dem Schnarchen bei einer Schlafapnoe auf sich hat.

Schnarchen hat Ursachen

Eines Nachts wachen Sie auf, weil jemand direkt neben Ihnen plötzlich eine Kettensäge angeworfen hat. Sie entdecken aber nur Ihren netten Ehemann, der noch niemals zuvor geschnarcht hat. Er schläft immer noch, aber Sie liegen jetzt wach im Bett. Das Schnarchen ist so laut, dass Sie keine Chance haben, wieder einzuschlafen, es sei denn, Sie ziehen um auf die Couch. Wie kann jemand, der nie geschnarcht hat, plötzlich damit anfangen? Dafür gibt es ganz unterschiedliche Gründe, einfache und kompliziertere. Dazu gehören:

✔ Probleme mit der Atmung (aufgrund einer Erkältung oder Allergie)

✔ strukturelle Probleme in der Nase

✔ eine Mandelentzündung

✔ deutliche Gewichtszunahme

✔ Schlafen auf dem Rücken

✔ Alkohol und Zigaretten

✔ verschiedene Medikamente

✔ das Alter

Bevor Sie etwas gegen das Schnarchen unternehmen können, müssen Sie zuerst herausfinden, wodurch es verursacht wird. In den folgenden Abschnitten besprechen wir die häufigsten Ursachen für das normale Schnarchen.

Schniefen und Niesen

Eine verstopfte Nase kann immer dazu führen, dass Sie schnarchen, egal ob Sie erkältet sind oder unter einer Allergie leiden. Wenn Sie schon den ganzen Tag schniefen und niesen, ist die Wahrscheinlichkeit groß, dass die Nasenschleimhäute geschwollen sind und sie deshalb durch den Mund atmen müssen. Immer wenn Sie durch den Mund atmen, besteht das Risiko, dass Sie schnarchen, vor allem dann, wenn die Atemwege in irgendeiner Form blockiert sind.

Dieses Schnarchen können Sie ganz schnell unterbinden, indem Sie Ihre Atemwege wieder frei machen. Leiden Sie unter einer Allergie, sollten Sie mit Ihrem Arzt besprechen, welche Medikamente Ihnen dabei helfen, wieder normal zu atmen.

Wenn Sie sich eine Erkältung eingefangen haben, lassen Sie sich von Ihrem Apotheker rezeptfreie, abschwellende Nasentropfen empfehlen.

 Verwenden Sie kein Antihistaminikum, da es die Atemwege austrocknet und ein trockener Nasen-Rachen-Raum ebenfalls das Schnarchen begünstigt.

Eine krumme Nase

Viele Menschen haben eine gekrümmte Nasenscheidewand. Das bedeutet, dass eine Seite der Nase verengt ist. Diese Ungleichheit kann das Atmen durch die Nase erschweren und manchmal auch dazu führen, dass die Betroffenen schnarchen.

Auch Verletzungen können die Nasenscheidewand verschieben. Dazu müssen Sie nicht einmal in eine Prügelei geraten. Schon bei der Geburt kann die Nasenscheidewand in Mitleidenschaft gezogen werden. Doch viele Menschen wissen nicht, dass mit ihrer Nasenscheidewand etwas nicht in Ordnung ist, da die Nase selbst meist ganz gerade und normal aussieht.

Unbehandelt kann das zu einer chronisch verstopften Nase und zu Nebenhöhlenentzündungen führen. Sie können die Atemwege etwas erweitern, indem Sie nachts sogenannte Nasenstrips (Nasenpflaster) verwenden. Schwerwiegendere Krümmungen der Nasenscheidewand müssen mithilfe einer _Septoplastik_ operativ korrigiert werden (siehe Abschnitt »Eine Operation kann helfen« später in diesem Kapitel). Abhängig vom individuellen Befund wird die Nasenscheidewand wieder begradigt oder der Abschnitt, der die Atemwege verlegt, wird entfernt. Diese Operation setzt dem Schnarchen ein Ende, wenn die gekrümmte Nasenscheidewand die Ursache war.

Vergrößerte Mandeln

Vergrößerte Rachen- oder Gaumenmandeln können auch dazu führen, dass Sie schnarchen. In diesem Fall müssen Sie sich die Mandeln entfernen lassen.

 Die Rachen- und Gaumenmandeln sind Teil des lymphatischen Rachenrings und dienen in diesem Bereich der Abwehr von Viren und Bakterien. Sie produzieren auch Antikörper, um Infektionen zu bekämpfen. Bei einem Infekt schwellen die Mandeln an. Das kann die Atemwege einengen und die normale Atmung stören.

Gewichtszunahme

Auch ein paar Kilos zuviel können dazu beitragen, dass Sie schnarchen. Wenn Sie zunehmen, lagert Ihr Körper überall Fett ein, auch in Ihrer Rachenwand. Vergrößern sich die Fettdepots, werden Ihre Atemwege immer enger und enger, und schon bald werden Sie schnarchen.

Das Schnarchen kann wieder verschwinden, wenn Sie abnehmen. Sollten Sie trotz der Gewichtsabnahme nicht aufhören zu schnarchen, ist noch etwas anderes daran schuld. Lassen Sie sich von Ihrem Arzt untersuchen, damit die Ursache gefunden wird.

Auf dem Rücken liegen

Wenn Sie auf dem Rücken schlafen, ist die Wahrscheinlichkeit, dass Sie schnarchen, weitaus größer, da die Erdanziehungskraft dazu führt, dass Sie mit offenem Mund schlafen und dadurch von der Nasen- zur Mundatmung wechseln. Auch die Atemwege werden von der Gravitation beeinträchtigt. Sie flachen ab und neigen so eher dazu, zu vibrieren.

Wenn Sie auf der Seite liegen, werden Sie nicht schnarchen. Doch die meisten Partner von Schnarchern bestätigen diese Theorie nicht. Sie wissen aus leidvoller Erfahrung, dass man in jeder Körperhaltung schnarchen kann. Es gibt viele kleine Hilfsmittel, die verhindern sollen, dass Sie auf dem Rücken schlafen. Alle sind Variationen der Grundidee, sich einen Tennisball in den Rücken zu legen. Natürlich schnarchen viele immer noch. Wenn das auch bei Ihnen der Fall sein sollte, leiden Sie vielleicht unter einer Schlafapnoe. (Lesen Sie dazu den Abschnitt »Wenn Schnarchen gefährlich ist: Die Schlafapnoe«.)

Zigaretten und Alkohol

Wir wollen hier keinen Vortrag über die schädlichen Auswirkungen von Alkohol und Nikotin halten. Wir möchten Ihnen nur aufzeigen, wie sich Alkohol und Zigaretten auf das Schnarchen auswirken. Das Rauchen reizt die Atemwege in Nase und Rachen, wodurch wiederum die Schwellungen in diesem Bereich zunehmen und – Sie können es sich schon denken – das Risiko steigt, dass Sie schnarchen.

Alkohol entspannt die Muskulatur, auch die Muskeln im Rachen. Das Gewebe hat dadurch keine Spannung mehr, verengt die Atemwege und kann vibrieren, wenn Luft entlangströmt. So entsteht das Schnarchen.

Wenn Sie trotzdem ab und zu einen kleinen Schluck trinken möchten, ohne danach zu schnarchen, sollten zwischen Ihrem Glas Wein, dem Mai Tai oder dem Whisky und Ihrer Schlafenszeit mindestens vier Stunden liegen. Nach dieser Zeit hat Ihr Körper den beruhigenden und muskelentspannenden Effekt des Alkohols schon überstanden.

Medikamente

Antihistaminika erhöhen die Wahrscheinlichkeit, dass Sie schnarchen, weil sie die Atemwege austrocknen. Viele Anti-Schnarch-Produkte beruhen auf dem Konzept, die Atemwege feucht zu halten. Antihistaminika bewirken das genaue Gegenteil. Nehmen Sie diese Medikamente möglichst nicht am Abend ein.

Auch Beruhigungsmittel können genauso wie Alkohol das Schnarchen verschlimmern. Sie entspannen die Rachenmuskulatur. Dadurch kann das Weichteilgewebe kollabieren und es vibriert, wenn Atemluft entlangströmt. Sprechen Sie mit Ihrem Arzt darüber und ändern Sie eventuell den Einnahmezeitpunkt, wenn das Beruhigungsmittel Ihr Schnarchen verstärkt. Vielleicht sollten Sie auch ein anderes Präparat ausprobieren. Beruhigungsmittel vermindern außerdem den Atemantrieb und erhöhen die Weckreizschwelle.

Sie werden älter

Im Alter kommen häufig so einige Problemchen dazu. Das Schnarchen ist eines davon. In einer Studie fand man heraus, dass mehr als 60 Prozent aller Männer über 65 schnarchen. Im Alter wird leider das gesamte Gewebe etwas schlaffer. Und das gilt nicht nur für das Äußere. Aber es gibt noch eine Reihe anderer Faktoren, die zum Schnarchen im Alter beitragen:

✔ Ältere Menschen wiegen meist etwas mehr als in jüngeren Jahren, und wie wir in diesem Kapitel bereits erwähnt haben, können ein paar Pfunde mehr dazu führen, dass Sie schnarchen.

✔ Wenn der Mensch altert, lassen Kraft und Muskeltonus nach. Das gilt auch für die Rachenmuskulatur. Diese fehlende Spannung begünstigt das Schnarchen.

✔ Das Weichteilgewebe in Mund und Rachen wird mit zunehmendem Alter schlaffer. Auch das trägt zum Schnarchen bei.

Gegen die schlaffe Rachenmuskulatur kann man nicht viel tun. Doch Sie können auf Ihr Gewicht achten und ein paar von den Hilfsmitteln ausprobieren, die wir im nächsten Abschnitt besprechen. Vielleicht bessert sich das Schnarchen dadurch.

Was können Sie gegen das Schnarchen tun?

Es gibt unzählige Produkte auf dem Markt, die versprechen, dass Sie nicht mehr so stark schnarchen. Manche helfen wirklich, andere sind nur Geldverschwendung. Da so viele verschiedene Faktoren zum Schnarchen beitragen, müssen Sie einfach ausprobieren, was Ihnen persönlich hilft.

 Die Gefahr von Anti-Schnarch-Mitteln ist, dass sie nicht gegen eine Schlafapnoe helfen. Wie die Schlafapnoe am besten behandelt werden sollte, erfahren Sie im Abschnitt »Schlafapnoe behandeln« gleich in diesem Kapitel.

Das Schnarchen ist das Hauptsymptom der Schlafapnoe. Wenn das Schnarchgeräusch unterbunden wird, heißt das nicht gleichzeitig, dass auch die Atmung verbessert wurde. Es kann sehr gefährlich sein, nur das Symptom und nicht die Ursache zu behandeln. Die Erkrankung besteht weiter und verschlimmert sich. Wenn Sie beispielsweise wegen Durchblutungsstörungen am Herzen über Schmerzen in Ihrer Brust klagen und dagegen Schmerzmittel einnehmen, wird sich der Befund am Herzen immer weiter verschlimmern, bis es zu einem Herzinfarkt kommt. Wenn Ihr Schnarchen ein Symptom einer Schlafapnoe ist, muss die Apnoe behandelt werden (und nicht nur das Schnarchen), sonst erhöht sich Ihr Infarkt- und Schlaganfallrisiko, und Sie können hohen Blutdruck bekommen.

Es gibt drei große Gruppen an Gegenmitteln, aus denen man wählen kann, um das Schnarchen in den Griff zu bekommen: Tabletten, Sprays und technische Hilfsmittel. Vielleicht benötigen Sie eine Kombination dieser Behandlungsmöglichkeiten oder es reicht schon ein einfacher Nasenstrip, damit Sie nicht mehr schnarchen.

In Zeitschriften oder im Fernsehen werden immer wieder neue Wunderwaffen gegen das Schnarchen angepriesen. Auch Ihr Arzt kann Ihnen etwas verschreiben. Die Frage ist jedoch, hilft das alles überhaupt? Die Antwort lautet Ja. Einige Produkte helfen wirklich gegen das einfache Schnarchen. Doch keine Pille oder irgend ein anderes Wundermittelchen, das Sie sich kaufen können, wird helfen, wenn eine Schlafapnoe die Ursache für Ihr Schnarchen ist. Falls Sie sehr laut schnarchen, sollten Sie sich auf jeden Fall untersuchen lassen, um auszuschließen, dass Sie unter einer Schlafapnoe leiden. So können Sie viel Geld sparen, das Sie sonst vielleicht unnötigerweise investiert hätten.

Pillen schlucken

Wenn Sie beispielsweise unter einer Allergie leiden, können Sie ein homöopathisches Mittel oder ein rezeptfreies pflanzliches Präparat kaufen, das Ihre allergischen Symptome lindert. Manche Pflanzepräparate enthalten Substanzen, die auf das Weichteilgewebe abschwellend wirken, während andere die Schleimproduktion im Nasen-Rachen-Raum vermindern. Diese Präparate setzen alle voraus, dass Sie die Ursache für Ihr Schnarchen kennen und ein Präparat auswählen, das diese Ursache bekämpft.

Sprays versprühen

Anti-Schnarch-Sprays sind gerade der Renner. Ihre Wirkung beruht auf der Annahme, dass Menschen, deren Rachenraum sehr trocken ist, schnarchen. Anti-Schnarch-Sprays enthalten deshalb natürliche Öle wie Mandel-, Oliven-, Sesam- oder Traubenkernöl, die den Rachenraum feucht halten. Diese Feuchtigkeitssprays verhindern, dass das Weichteilgewebe aneinander klebt. Das kann das Schnarchen lindern. Vor dem Schlafengehen müssen Sie drei bis vier Sprühstöße in Ihren Rachen geben. Der Erfolg dieser Sprays ist unterschiedlich, doch bei den meisten wird das Schnarchen gelindert.

 Es gibt auch einige Nasensprays, die gegen Schnarchen helfen sollen. Doch sie können nur wirken, wenn das Schnarchen von einer verstopften Nase herrührt.

Verschiedene Hilfsmittel

Einige Erfinder sind Feuer und Flamme beim Thema Schnarchen, denn noch niemand hat ein hundertprozentiges Mittel dagegen gefunden, und jeder tüftelt an der 1-Million-Euro-Idee.

In den folgenden Abschnitten wollen wir uns mit einigen Anti-Schnarch-Mitteln beschäftigen, die derzeit sehr beliebt sind.

Der Anti-Schnarch-Rucksack

Bei dem Anti-Schnarch-Rucksack handelt es sich um eine Lagerungshilfe. Der Rucksack ist eine Art Kissen, das Sie sich nachts auf den Rücken schnallen. Er verhindert, dass Sie sich auf den Rücken legen, und sorgt dafür, dass Sie auf dem Bauch oder auf der Seite schlafen. Diese Anti-Schnarch-Rucksäcke helfen etwa 60 Prozent der normalen Schnarcher, denn sie schnarchen nur deshalb, weil sie auf dem Rücken liegen.

Das Kinnband

Kinnbänder sind verstellbare Bänder, die während des Schlafens um den Kopf getragen werden. Sie verhindern, dass der Mund im Schlaf aufklappt. Die Idee dahinter ist, dass Sie nicht schnarchen, wenn der Mund geschlossen ist. Auch wenn das bei einigen hilft, führt es bei anderen zu der weniger angenehmen Erfahrung, jetzt durch die Nase zu schnarchen. Wenn es Ihren Partner nicht stört mit jemandem ins Bett zu gehen, der aussieht, als käme er gerade von einer verrückten Kostümparty, können Sie das Kinnband einmal ausprobieren.

Nasenstrips

Nasenstrips oder Nasenpflaster sind dünne Klebestreifen, die auf den Nasenrücken geklebt werden, um die Nasenatmung während des Schlafes zu erleichtern. Sie wirken nur, wenn eine verlegte Nasenatmung der Grund für das Schnarchen ist.

Intraorale Apparaturen

Intraorale Apparaturen sind Hilfsmittel, die Sie nachts im Mund tragen, um das Schnarchen zu verhindern. Sie können zwischen drei Hauptarten auswählen:

✔ **Unterkiefer-Protrusionsschiene:** Diese Schiene wird individuell angefertigt und sitzt auf der oberen und unteren Zahnreihe. Sie bewirkt, dass der Unterkiefer leicht nach vorne geschoben wird. In dieser Kieferstellung wird der Rachenraum erweitert. Die Atmung ist freier, und das Schnarchen wird reduziert oder verschwindet ganz. Die Unterkiefer-Protrusionsschiene hilft vielen Schnarchern sehr gut. Doch man muss sich an sie gewöhnen und sie regelmäßig tragen.

 Es ist wissenschaftlich belegt, dass solche individuell angefertigten Schienen auch etwa der Hälfte der Patienten helfen, die unter einer leichten Form der Schlafapnoe leiden.

✔ **Die Vorhofplatte (auch Vorhofschiene genannt):** Die Vorhofplatte wird zwischen Lippen und Vorderzähne eingesetzt. Sie verhindert, dass die Zunge in den Rachenraum zurückfällt und so die Atemwege blockiert. Haben Sie schon einmal aus einer Flasche getrunken und zum Schluss war der Unterdruck so groß, dass Ihre Zunge in der Flasche steckte? Die Vorhofplatte funktioniert ähnlich. Sie dient als Spielzeug für die Zunge. Das wiederum löst einen Schluckreflex aus. Dabei wird die Zunge an die Vorhofplatte gepresst. Der entstandene Unterdruck hält die Zunge dann in Position, und die Atemwege sind frei. Doch Sie ahnen es vermutlich schon: Wirklich bequem ist das nicht.

✔ **Die Gaumenspange:** Diese Spange wird ebenfalls individuell angepasst. Sie wird in die Mundhöhle eingesetzt und fixiert das Gaumensegel. Die Atemwege können sich dadurch nicht mehr verschließen, und die Schnarchgeräusche werden direkt am Entstehungsort verhindert.

Es gibt viele verschiedene Varianten dieser Hilfsmittel. Sie werden von einem spezialisierten Zahnarzt angepasst und sind nicht ganz billig. Erkundigen Sie sich deshalb vorher bei Ihrer Krankenkasse, ob und wie weit sie die Kosten dafür übernimmt.

Patienten mit einer Schlafapnoe können zusätzlich zu diesen intraoralen Apparaturen noch ein spezielles Beatmungsgerät (CPAP) einsetzen. Das erhöht den Behandlungserfolg. Mehr zu dieser Beatmung lesen Sie im Abschnitt » Schlafapnoe behandeln« später in diesem Kapitel.

Eine Operation in Erwägung ziehen

Sie haben schon alles versucht, aber nichts kann Ihnen gegen Ihr Schnarchen helfen. Dann rät Ihnen Ihr Arzt vielleicht zu einer Operation, in der das Gaumenzäpfchen und der weiche Gaumen verkleinert und durch gezielte Vernarbung wieder verfestigt werden. Es stehen verschiedene Operationsmethoden zur Auswahl:

✔ Die Uvulopalatopharyngoplastik (UPPP)

✔ Die laser-unterstützte Uvulopalatopharyngoplastik (LAUP)

✔ Die Somnoplastie

✔ Cautery-Assisted Palatal Stiffening Operation (CAPSO)

✔ Snoreplasty

Auch wenn all diese Operationen das Schnarchen *vermindern* können, kann keine zuverlässig eine Schlafapnoe heilen. Die LAUP kann die Schlafapnoe sogar noch verschlimmern. Wenn Sie unter einer Schlafapnoe leiden, sollten Sie mit Ihrem Arzt besprechen, welche Methode in Ihrem speziellen Fall geeignet wäre. Möglicherweise rät er Ihnen zu einer Operation, aber nur im Rahmen eines umfassenderen Behandlungsplans. Wenn er Ihnen trotz Schlafapnoe zu einer LAUP rät, sollten Sie den Arzt wechseln, denn diese Operationsmethode ist in dieser Situation ungeeignet.

Eine Operation kommt nicht für jeden in Frage. Eingriffe wie die UPPP und die LAUP haben auch Nachteile. Ob die OP erfolgreich war, wissen Sie erst nach vier bis sechs Wochen, wenn die Heilung abgeschlossen ist. Wie alle größeren Eingriffe haben auch diese ein gewisses Infektions- und Komplikationsrisiko. Beide Eingriffe sind sehr schmerzhaft, und es dauert etwas, bis Sie sich davon erholt haben. Auch die Somnoplastie und die CAPSO tun weh, aber lange nicht so sehr. Egal für welche Methode Sie sich letztlich entscheiden, Sie sollten wissen, dass sich das Weichteilgewebe nachbilden und sich dadurch auch das Schnarchen wieder einstellen kann.

Alle Methoden, die in den folgenden Abschnitten erläutert werden, eigenen sich, wenn das Schnarchen durch das Weichteilgewebe des weichen Gaumens und des oberen Rachens verursacht wird. Sie sollten sich deshalb vor dem Eingriff gründlich untersuchen lassen, am besten in einem Schlaflabor. Nur so können Sie sicher sein, dass ein solcher Eingriff bei Ihnen sinnvoll ist, und Sie erfahren, ob Sie unter einer Schlafapnoe leiden oder einfach nur schnarchen.

Klären Sie vor einem Eingriff ab, ob Ihre Krankenkasse die Kosten dafür übernimmt.

Die Uvulopalatopharyngoplastik

Diese Operation finden Sie häufig unter der Bezeichnung UPPP, weil einfach kaum jemand dieses Wort Uvulopalatopharyngoplastik aussprechen kann. Der Eingriff ist teuer und wird unter Vollnarkose durchgeführt. Dabei werden (wenn noch vorhanden) mit einem Skalpell die Mandeln und Teile des Gaumenzäpfchens und des weichen Gaumens entfernt.

Die meisten Ärzte erwägen diesen Eingriff nur als letzte Möglichkeit, da die Patienten danach eine Zeit lang starke Schmerzen und Probleme beim Essen und Schlucken haben. Außerdem kann sich der Klang der Stimme verändern. Diese Operation hat auch ein hohes Blutungs- und Infektionsrisiko, da die Mundhöhle und der Rachen gut durchblutet sind und sich dort viele Keime befinden. Wenn der Arzt zu viel Gewebe entfernt, kann Magensaft bis in den Nasen-Rachen-Raum gelangen. Sie sollten auch bedenken, dass eine UPPP nur bei 30 bis 50 Prozent der Patienten erfolgreich ist.

Die laser-assistierte Uvulopalatopharyngoplastik

Die laser-assistierte Uvulopalatopharyngoplastik (LAUP) erfreut sich immer größerer Beliebtheit. Die Chirurgen verwenden bei diesem Eingriff statt eines Skalpells einen Laser, um Weichteilgewebe zu entfernen. Da der Laserstrahl sehr heiß ist, verschließt er sofort die Schnittstellen. Wenn die Wunden heilen und sich Narben bilden, ist das neue Gewebe straffer. Dadurch kann das Schnarchen verhindert werden. Meist sind mehrere Sitzungen notwendig, um ein optimales Ergebnis zu erzielen. Auch die LAUP kann den Klang Ihrer Stimme verändern.

Die Somnoplastie

Die Somnoplastie ist ein ambulanter Eingriff, bei dem mithilfe von Radiofrequenzenergie Weichteilgewebe abgetragen wird. Der Operateur verwendet eine Nadelelektrode. Mit dieser Elektrode leitet er einen Radiofrequenzstrom auf einen bestimmten Gewebebereich. Dieses Gewebe wird dadurch »verkocht«. Wenn der Körper die abgestorbenen Zellen absorbiert hat, schrumpft das behandelte Gewebe. Das kann das Schnarchen reduzieren. Bei diesem Eingriff gibt es kaum Komplikationen, und die Schmerzen sind mit einem rezeptfreien Schmerzmittel gut zu behandeln.

CAPSO – Cautery-Assisted Palatal Stiffening Operation

Die CAPSO setzt Wärme ein, um Gaumengewebe zu zerstören. Wenn das Gewebe heilt, entsteht festeres Narbengewebe, das den Gaumen strafft. Die Patienten haben nach dem Eingriff starke Schmerzen, jedoch etwas weniger als bei der UPPP oder der LAUP. Die Komplikationsrisiken sind geringer als bei anderen Eingriffen. Studien kamen zu dem Ergebnis, dass sich bei 92 Prozent der behandelten Patienten das Schnarchen kurzzeitig gebessert hatte. Trotzdem sollten Sie wissen, dass es sich bei der CAPSO bisher um keine etablierte Methode handelt. Es muss weiter untersucht werden, wie wirksam und sicher dieser Eingriff ist, bevor wir ihn empfehlen können.

Die Snoreplasty-Methode

Das Snoreplasty-Verfahren ist eine weitere, noch recht junge Methode, um das Schnarchen zu reduzieren. Dabei wird ein bestimmter Wirkstoff, der Narben bildet, in die Rückseite des Rachens gespritzt. Dadurch wird das Gewebe fester, und die Lautstärke des Schnarchens nimmt ab. Die Behandlung tut nicht sehr weh, und die ersten Erfahrungen mit dieser Methode sind sehr vielversprechend.

Wenn Schnarchen gefährlich ist: Die Schlafapnoe

Wenn Sie so laut schnarchen, dass Ihr Partner in einem anderen Zimmer schlafen muss und er Sie selbst dort noch hört, könnten Sie unter einer Schlafapnoe leiden. Dabei handelt es sich um eine Atemstörung, bei der es im Schlaf zu häufigen Atemaussetzern kommt.

Während einer Apnoe-Episode setzt die Atmung für mindestes zehn Sekunden aus. Ihr Ringen nach Luft löst einen Alarm im Gehirn aus, und Sie wachen genau so lange auf, dass Sie Ihre Atemwege wieder öffnen und nach Luft schnappen können. Gleich darauf fallen Sie wieder in tiefen Schlaf, ohne bewusst wahrzunehmen, was passiert ist.

Laut Definition treten diese Episoden mindestens fünf Mal pro Stunde auf. Die meisten Schlafapnoe-Patienten erleben allerdings zwischen 20 und 60 solcher Atemaussetzer pro Stunde. Deshalb wachen sie morgens auf und fühlen sich vollkommen gerädert. Viele Betroffene kennen aber die Ursache dafür nicht.

 Apnoe stammt von dem griechischen Wort *apnoia*, das Atemlosigkeit oder Windstille bedeutet. Eine Hypopnoe ist eine Atemstörung, bei der der Atemfluss stark vermindert ist. Sie kann auch bei Apnoe-Patienten auftreten.

Noch immer wissen viele Ärzte über die Schlafapnoe und ihre gesundheitlichen Folgen zu wenig. Sie suchen nicht nach Anzeichen einer Schlafapnoe, wenn Patienten über starke Tagesmüdigkeit klagen. Außerdem versäumen sie oft, weiterführende

Untersuchungen anzuordnen, obwohl die Patienten berichten, dass sie so laut schnarchen, dass die Wände wackeln.

Vielleicht sind Sie der Meinung: »Kein Problem, wenn ich schnarche. Ich werde keine Zeit und kein Vermögen verschleudern, um mich deswegen behandeln zu lassen.« Denken Sie noch einmal nach. Die Schlafapnoe ist eine lebensbedrohliche Erkrankung, die schlimme Folgen haben kann. Und je länger sie unbehandelt bleibt, desto schlimmer wird sie. Vielleicht sollten Sie sich doch untersuchen lassen. Lieber heute als morgen.

Formen der Schlafapnoe

Die Einteilung der Schlafapnoe erfolgt nach den Auslösern der Atemaussetzer. Die Behandlung der verschiedenen Apnoe-Arten unterscheidet sich geringfügig. Es gibt drei unterschiedliche Formen der Schlafapnoe:

✔ Die **obstruktive Schlafapnoe (OSA)** ist die häufigste Form. Die Schlafenden versuchen zu atmen, können aber keine Luft holen, weil ihre oberen Atemwege blockiert sind. Die Atemwege kollabieren, wenn der Betroffene versucht einzuatmen. Um die Atemwege wieder zu öffnen, muss der Schlafende aufwachen. Die Betroffenen schnarchen sehr laut und berichten, dass sie nach Luft schnappend aufwachen und tagsüber sehr müde sind.

✔ Die **zentrale Schlafapnoe (CSA)** ist seltener. Bei der CSA sind die Atemwege frei. Die Atemaussetzer entstehen aufgrund einer gestörten Hirnfunktion. Die zentrale Schlafapnoe tritt oft bei Patienten mit neurologischen Störungen, Stoffwechselstörungen oder nach einem Schlaganfall auf.

✔ Bei der **gemischten Schlafapnoe (MSA)** weist der Patient Merkmale der obstruktiven und der zentralen Schlafapnoe auf. Doch die gemischte Schlafapnoe ist in erster Linie auch ein Problem der blockierten Atemwege.

Ihr Arzt wird Ihre Krankengeschichte und die Ergebnisse aus dem Schlaflabor auswerten und Sie vollständig untersuchen, um herauszufinden, unter welcher Form der Schlafapnoe Sie leiden, denn das bestimmt auch Ihre Therapie.

Folgen der Schlafapnoe

Die Schlafapnoe kann zu hohem Blutdruck, Lungenhochdruck, Schlaganfall, einer Herzinsuffizienz und anderen Herz-Kreislauf-Erkrankungen führen. Außerdem steigt das Unfallrisiko, und die Lebenserwartung sinkt.

Die Betroffenen fragen sich oft, warum sie so müde sind. Das Gehirn durchläuft jede Nacht fünf Schlafstadien. Jedes Stadium dient einem anderen Ziel. (Mehr zu den verschiedenen Schlafstadien erfahren Sie in Kapitel 1.) Die Schlafapnoe stört diese vorgegebene Schlafstruktur auf unterschiedliche Weise:

✔ Schlafapnoe führt dazu, dass die Betroffenen häufig aufwachen.

✔ Durch das häufige Erwachen verlängert sich das erste Schlafstadium, doch das ist der leichteste und am wenigsten erholsamste Schlaf.

✔ Die Schlafapnoe verkürzt die Zeit, die Sie in Schlafstadium drei und vier verbringen. In diesen Stadien befinden Sie sich in einem tiefen, erholsamen Schlaf. Ohne diesen Schlaf fühlen Sie sich am nächsten Morgen schrecklich. Büßen Sie diese Schlafphasen jede Nacht ein, bekommen Sie ernste gesundheitliche Probleme.

✔ Die Schlafapnoe verkürzt auch den REM-Schlaf. Während des REM-Schlafs träumen Sie. Durch die ständigen Unterbrechungen werden auch Ihre Träume unterbrochen. Die meisten Apnoe-Episoden treten während des REM-Schlafs auf, denn in dieser Phase ist der Körper absolut entspannt. Das begünstigt die Blockade der Atemwege.

Zwischen den Apnoe-Episoden schnarchen die Betroffenen sehr laut. Schnarchen, das man sogar noch durch geschlossene Türen und Fenster hören kann, ist ein Hauptsymptom der Schlafapnoe.

Wir haben schon erwähnt, dass die Schlafapnoe zu Herz-Kreislauf-Erkrankungen führen kann. Sie fragen sich jetzt vielleicht, was das Schnarchen mit einer Herzkrankheit zu tun hat. Eine Menge! Laut des amerikanischen Komitees für Schlafstörungen kommt es in den USA jährlich zu 38.000 kardiovaskulären Todesfällen, die in direktem Zusammenhang mit einer Schlafapnoe stehen. Der ständige nächtliche Sauerstoffmangel ist für Herz und Lunge eine große Belastung, erhöht den Blutdruck und führt zu einem Sauerstoffmangel in lebenswichtigen Organen. Dieser anhaltende Stress schwächt das Herz. Bei einer bereits bestehenden Herzerkrankung vergrößert die Schlafapnoe das Risiko, am plötzlichen Herztod zu sterben.

Risikofaktoren für die Entstehung einer Schlafapnoe

Jeder kann eine Schlafapnoe bekommen, doch es gibt verschiedene Faktoren, die die Entstehung einer Schlafapnoe begünstigen. Ihr Risiko ist größer, wenn Sie

✔ **ein Mann sind:** Studien belegen, dass 9 bis 24 Prozent der Männer und nur 4 bis 15 Prozent der Frauen an einer Schlafapnoe leiden.

✔ **Übergewicht haben:** Natürlich besteht für alle Übergewichtigen das Risiko, eine Schlafapnoe zu bekommen, doch diejenigen, bei denen das Fett eher am Bauch sitzt, der Körper also die typische Birnenform aufweist, leiden häufiger unter einer Schlafapnoe als die, bei denen die zusätzlichen Pfunde gleichmäßiger verteilt sind.

✔ **älter als 40 sind:** Studien haben ergeben, dass die Häufigkeit der Schlafapnoe mit dem Alter zunimmt, obwohl Ärzte der Meinung sind, dass auch zwei bis vier Prozent der Kinder darunter leiden.

✔ **Raucher sind:** Wenn Sie zu denen gehören, die täglich etwa zwei Schachteln Zigaretten rauchen, haben Sie ein um 40 Prozent höheres Risiko, eine Schlafapnoe zu bekommen, als ein Nichtraucher.

✔ **eine chronische Atemwegserkrankung haben:** Krankheiten wie Asthma und chronische Bronchitis erhöhen das Risiko für eine Schlafapnoe.

✔ **jemanden in Ihrer Familie haben, der unter einer Schlafapnoe leidet:** Das erhöht Ihr Risiko, auch eine Schlafapnoe zu bekommen, um das Zwei- bis Vierfache.

Zahlreiche wissenschaftliche Untersuchungen haben einen Zusammenhang zwischen der Halsweite und einer obstruktiven Schlafapnoe gefunden. Männer mit einem Halsumfang größer als 43 Zentimeter und Frauen, bei denen er größer als 39 Zentimeter ist, schnarchen eher und bekommen mit größerer Wahrscheinlichkeit eine Schlafapnoe.

Auch Menschen, die charakteristische Merkmale in Mund und Gesicht aufweisen, haben ein höheres Risiko. Dazu gehören:

✔ ein hoher Gaumen – er kann genetisch bedingt sein, aber auch durch langes Flaschen- oder Daumennuckeln entstehen.

✔ ein besonders langes Gesicht – Menschen mit einem sehr langen Gesicht haben meist auch einen hohen Gaumen.

✔ ein fliehendes Kinn

✔ ein Überbiss

✔ ein schmaler Oberkiefer

✔ eine große Zunge

✔ ein großes Gaumenzäpfchen

✔ viel Weichteilgewebe in Mundhöhle und Rachen

Alkohol und Schlaftabletten können die Anzahl der Apnoe-Episoden erhöhen und die einzelnen Episoden verlängern. Wenn Sie wissen, dass Sie unter einer Schlafapnoe leiden, sollten Sie deshalb auf Alkohol am Abend verzichten. Schlaftabletten sollten Sie nur dann einnehmen, wenn Sie von einem Arzt überwacht werden.

Die Symptome der Schlafapnoe kennen

Leider sind viele Hausärzte immer noch nicht dazu in der Lage, Schlafstörungen zu erkennen. Auch den meisten Betroffenen sind die Symptome der Schlafapnoe unbekannt. Es ist besonders schwer herauszufinden, dass Sie ein gesundheitliches Problem haben, wenn die Symptome nicht schlagartig einsetzen, sondern sich ganz langsam entwickeln.

Die Wahrscheinlichkeit, dass Sie unter einer Schlafapnoe leiden, steigt deutlich an, wenn Sie zwei oder drei der folgenden Symptome aufweisen:

✔ **Sehr lautes Schnarchen:** Die Schlafapnoe wird von einem ganz charakteristischen Schnarchen begleitet. Bei dem Versuch, trotz der kollabierten Atemwege Luft zu bekommen, produziert der Betroffene die unterschiedlichsten Gurgel- und Glucksgeräusche. Er keucht und würgt, grunzt und schnarcht. Doch das sind keine normalen Schnarchgeräusche, sondern das sind besonders *laute* Schnarcher, die man durch das ganze Haus hört. Doch das Schnarchen kann nur ein Hinweis auf eine Schlafapnoe sein. 90 Prozent aller Menschen mit einer Schlafapnoe schnarchen, aber weniger als 50 Prozent aller Schnarcher leiden auch unter einer Schlafapnoe. Achten Sie deshalb darauf, dass Ihr Arzt zusammen mit dem Schnarchen auch die anderen Symptome, die wir in den nächsten Abschnitten erklären, in Betracht zieht. Und vergessen Sie nicht, dass einige Patienten, die unter einer Schlafapnoe leiden, nicht schnarchen.

Wenn Sie alleine schlafen, können Sie ein Diktiergerät neben Ihr Bett stellen, das durch Geräusche aktiviert wird. Es schaltet sich ein, sobald Sie schnarchen, und zeichnet alles auf, bis es wieder still ist. Hören Sie am Morgen die Aufzeichnung ab. Auch wenn Sie das Gefühl haben, dass Ihr Schnarchen gar nicht so laut war, sollten Sie es Ihrem Arzt vorstellen und ihn entscheiden lassen, ob Sie ein Fall fürs Schlaflabor sind.

✔ **Exzessive Tagesmüdigkeit:** Wenn Sie morgens aufwachen und sich so fühlen, als hätten Sie die ganze Nacht kein Auge zugemacht, oder wenn Sie einnicken, sobald Sie ein wenig Ruhe haben (zum Beispiel am Schreibtisch nach dem Mittagessen, in Meetings oder bei einem Film), ist das nicht nur ärgerlich (und schlecht für Ihre Karriere), sondern auch ein Hinweis darauf, dass Sie möglicherweise unter einer Schlafapnoe leiden. Wenn die Tagesmüdigkeit zu groß wird, schlafen die

Betroffenen ohne Vorwarnung ein. Das kann sehr gefährlich sein, vor allem, wenn Sie an Maschinen arbeiten oder Auto fahren.

 Der _Sekundenschlaf_ ist eine sehr kurze Zeitspanne, meist drei bis zehn Sekunden, in der das Gehirn einer Person, die unter starkem Schlafentzug leidet, in ein Schlafstadium eintritt.

✔ **Atemaussetzer:** Wenn Ihr Partner Ihnen erzählt, dass Sie ihn durch Ihr Schnarchen geweckt hätten und dass er dann _richtig wach_ war, als er Ihren Atemaussetzer bemerkt hat, dann können Sie davon ausgehen, dass Sie unter einer Schlafapnoe leiden.

✔ **Verminderte Aufmerksamkeit am Tage:** Wenn Sie normalerweise ganz fit sind und nun feststellen, dass Sie tagsüber einfach nicht mehr so aufmerksam sind wie früher, könnte es sein, dass Sie eine Schlafapnoe haben. Das gilt vor allem dann, wenn Sie noch andere Symptome aufweisen. Die verminderte Aufmerksamkeit erhöht Ihr Unfallrisiko, Sie machen mehr Fehler und haben Gedächtnisprobleme.

✔ **Morgendliche Kopfschmerzen:** Morgendliche Kopfschmerzen können durch einen starken nächtlichen Sauerstoffmangel entstehen.

✔ **Mundtrockenheit:** Wenn Sie mit einem trockenen Mund aufwachen, bedeutet das, dass Sie nachts über einen längeren Zeitraum durch den Mund geatmet haben. Das kann ein Hinweis auf eine Schlafapnoe sein.

✔ **Bluthochdruck:** Hoher Blutdruck an sich bedeutet nicht automatisch, dass Sie unter Schlafapnoe leiden. Doch wenn Sie andere Schlafapnoe-Symptome aufweisen und dann auch noch ein erhöhter Blutdruck hinzukommt, ist das ein Warnsignal und bedeutet, dass Ihr Herz-Kreislauf-System jede Nacht sehr belastet wird. Ist Ihr Blutdruck nach dem Aufwachen höher als am Abend, könnten Sie eine Schlafapnoe haben, denn normalerweise fällt der Blutdruck im Schlaf.

✔ **Nächtliches Sodbrennen:** Wenn Sie nachts oder nach dem Erwachen unter Sodbrennen leiden, kann das ein Hinweise auf eine Schlafapnoe sein. Der Versuch, gegen die verschlossenen Atemwege zu atmen, erhöht den Druck im Brustkorb und drückt den Mageninhalt nach oben. Tritt das regelmäßig auf, kann der Magenpförtner (ein Muskel, der den Magen nach oben verschließt) erschlaffen, und die Magensäure steigt bis in den Rachen oder Mund auf.

✔ **Würgen:** Magensäure, die in den Rachen aufsteigt, kann einen Würgereiz auslösen. Außerdem reizt die Magensäure das kollabierte Rachengewebe, was dazu führt, dass sich die Atemwege unter Keuchen und Würgen öffnen.

✔ **Nächtliches Schwitzen:** Gegen blockierte Atemwege zu atmen, ist anstrengend. Die Betroffenen schwitzen häufig stark, vor allem im Schulter- und Nackenbereich.

✔ **Herzrhythmusstörungen:** Der ständige Sauerstoffmangel und der negative Druck im Brustkorb, der bei dem Versuch entsteht, gegen die blockierten Atemwege einzuatmen, kann das Herz schädigen und zu Herzrhythmusstörungen führen. Der ständige Sauerstoffmangel regt außerdem den Körper an, vermehrt rote Blutkörperchen zu bilden. Das führt zu einer Erkrankung, die *Polyzythämie* genannt wird und zu einer Rechtsherzinsuffizienz beiträgt.

✔ **Geschwollene Beine:** Wenn Sie unter Schlafapnoe leiden, kann sich Ihr Gehirn niemals vollständig erholen. Es kämpft jede Nacht darum, dass Ihr Körper genügend Sauerstoff bekommt. Sinkt die Sauerstoffsättigung während der Nacht, werden die Extremitäten nicht mehr so gut durchblutet, da der Körper zuerst alle lebenswichtigen Organe versorgt. Wenn Sie starkes Übergewicht haben, kann sich dadurch Flüssigkeit in Ihren Beinen sammeln, und Sie stehen morgens mit geschwollenen Beinen auf.

 Geschwollene Knöchel und Beine können auch auf eine Herz- oder Ateminsuffizienz hindeuten. Gehen Sie deshalb sofort zum Arzt, wenn Ihre Beine anschwellen.

✔ **Vermehrter Harndrang während der Nacht:** Wenn Sie häufiger als zwei Mal nachts zur Toilette müssen, könnten Sie unter einer Schlafapnoe leiden. Durch das häufige Erwachen bleibt der Körper in einem aktiveren Zustand. Dadurch wird die Urinproduktion nachts nicht ausreichend gedrosselt.

✔ **Ungewöhnliche Reizbarkeit:** Die Schlafapnoe verursacht einen zunehmenden Schlafmangel. Das kann die Persönlichkeit stark verändern, und selbst die ruhigsten Zeitgenossen werden unausstehlich.

✔ **Gedächtnisstörungen:** Menschen, die unter chronischem Schlafmangel leiden, bekommen Probleme mit ihrem Gedächtnis. Auch wenn Gedächtnisstörungen allein kein Beweis für eine Schlafapnoe sind, sind sie doch ein deutlicher Hinweis, wenn noch andere typische Symptome auftreten.

Haben Sie zwei oder mehr dieser Symptome, sollten Sie mit Ihrem Arzt darüber sprechen. Behalten Sie dabei im Hinterkopf, dass Ihr Arzt sich mit der Schlafapnoe und ihren Auswirkungen auf die Gesundheit vielleicht nicht so gut auskennt. Sie müssen am Ball bleiben, damit Sie die notwenigen Überweisungen zu einem Spezialisten bekommen.

Die Schlafapnoe diagnostizieren

Für eine genaue Diagnose müssen Sie in einem Schlaflabor untersucht werden. Nur ein Spezialist kann diese Untersuchung anordnen. (In Kapitel 3 steht noch mehr zu den Untersuchungen im Schlaflabor.) Die Tests im Schlaflabor sind die einzige Möglichkeit, eine korrekte Diagnose zu stellen, weil nur durch diese speziellen Untersuchungen nachgewiesen werden kann, ob sich wirklich Schlafapnoe-Episoden ereignen.

Vor einer Anti-Schnarch-OP ist eine Untersuchung im Schlaflabor Pflicht, denn einige Operationen können die Schlafapnoe verschlimmern. Deshalb müssen Sie wissen, ob Ihr Schnarchen von einer Schlafapnoe herrührt. Wäre durch die OP nur das Symptom Schnarchen beseitigt, wird sich die Schlafapnoe immer weiter verschlimmern, und Sie werden mit Folgen wie Herzinfarkt oder Schlaganfall zu kämpfen haben. Die Untersuchung im Schlaflabor gibt dem Arzt einen Überblick über Ihre Symptome. Das ist wichtig, um einen genaue Diagnose zu stellen.

Wissenswertes übers Schnarchen

Die folgende Tabelle vergleicht das Schnarchen mit einigen anderen alltäglichen Geräuschen.

Geräusch	Dezibelwert
Normales Schnarchen	60 bis 70 Dezibel
Schnarchen bei der Schlafapnoe	80 bis 90 Dezibel
Weckerklingeln	80 Dezibel
Weinendes Baby	60 Dezibel
Startendes Flugzeug	120 Dezibel
Rasenmäher	90 Dezibel
Laubbläser	70 Dezibel
Rockkonzert	110 Dezibel
Flüsternde Unterhaltung	20 Dezibel

Können Sie sich vorstellen, dass nur ein Rockkonzert oder ein startendes Flugzeug lauter ist als das Schnarchen bei einer Schlafapnoe? Wenn Sie neben jemandem schlafen, der unter einer Schlafapnoe leidet, lautet Ihre Antwort mit Sicherheit Ja.

Die Untersuchungen im Schlaflabor werden auch *Polysomnographie* genannt. Wie der Name schon sagt, werden dabei verschiedene Aufzeichnungen von Ihrem Schlaf gemacht. Die Hirnaktivität, die Augenbewegungen, die Atmung, der Puls, die Körpertemperatur, Körperbewegungen und die Sauerstoffsättigung werden gemessen. Außerdem wird aufgezeichnet, ob es Atemaussetzer gibt.

Die Schlafapnoe behandeln

Die CPAP-Therapie (Continuous Positive Airway Pressure = kontinuierlicher Atemwegsüberdruck) stellt heute die Therapie der Wahl bei einer Schlafapnoe dar. Dabei wird dem Betroffenen mit einem leichten Überdruck Umgebungsluft über eine Atemmaske zugeführt, die über Mund und Nase sitzt. Das hält die Atemwege offen und verhindert das Schnarchen und Apnoe-Episoden. Leider finden viele Patienten diese CPAP-Therapie nicht sehr angenehm. Sie finden die Maske unbequem und schwer oder können wegen des zischenden Beatmungsgerätes nicht schlafen. Manche stört, dass ihnen die ganze Nacht kalte Luft ins Gesicht geblasen wird. Auch wenn diese Behandlungsmethode sehr wirkungsvoll ist, halten sie derzeit doch nur etwa 50 Prozent der Patienten durch.

Am Steuer einschlafen

Sind Sie schon einmal für eine Sekunde am Steuer eingenickt und auf die andere Fahrbahnseite geraten? In diesem Fall sollten Sie nicht wieder in ein Auto steigen, bis Sie tagsüber wieder wacher und aufmerksamer sind. Sie sind so müde, dass Sie eine Gefahr für sich und andere darstellen, weil Ihre Reaktionszeiten einfach viel zu lang sind. Durch Ihre verminderte Aufmerksamkeit und Ihr mangelndes Urteilsvermögen besteht ein enormes Unfallrisiko.

Bei etwa vier Prozent aller tödlichen Unfälle ist die Müdigkeit der Fahrer Schuld. Fahren Sie auf einen Parkplatz und machen Sie ein Nickerchen oder rufen sie jemanden an, der Sie abholen kann oder machen Sie etwas anderes, damit Sie nicht mehr so müde auf die Straße zurückkehren.

Ärzte arbeiten mit Medizintechnikfirmen zusammen, um die CPAP-Geräte leiser und die Atemmasken bequemer zu gestalten. Auch wenn der Patient die CPAP-Therapie zu Beginn nicht konsequent anwendet, wird der Arzt versuchen, diese Behandlungsmethode weiter zu optimieren. Er versucht, die richtige Kombination von Gerät und Atemmaske zu finden, um dem Patienten zu helfen, die Therapie durchzuhalten. Verglichen mit anderen Behandlungsmöglichkeiten ist die CPAP-Therapie kostengünstig, schmerzfrei, nichtinvasiv und wirkungsvoll.

Manche Patienten halten die CPAP-Behandlung nicht durch. Diesen Patienten bleibt nur die Möglichkeit einer Operation oder intraoralen Apparatur. Wobei eine Operation nicht unbedingt die beste Behandlungsmöglichkeit ist, denn manche Eingriffe können die Schlafapnoe sogar noch verschlimmern. Außerdem sind die Operationsergebnisse nicht von Dauer. (Mehr zu den Operationsmöglichkeiten lesen Sie im Abschnitt »Eine Operation in Erwägung ziehen« etwas weiter vorne in diesem Kapitel.)

Die Beliebtheit intraoraler Apparaturen, vor allem der Unterkiefer-Protrusionsschiene, nimmt derzeit stetig zu. Studien haben belegt, dass diese sogenannten Schnarchschienen dabei helfen, die Atemwege offen zu halten und Patienten mit einer leichten bis mittelgradigen obstruktiven Schlafapnoe eine normale Atmung zu ermöglichen. Doch »helfen« ist nicht gleichbedeutend mit »gut behandelt«. Diese Hilfsmittel können die Apnoe um 50 Prozent reduzieren, doch die Atemprobleme können noch immer schwer genug sein, um andere gesundheitliche Probleme zu verursachen.

Ihr Arzt kann gemeinsam mit Ihnen versuchen, für Sie die beste und effektivste Behandlungsmethode zu finden, die Sie regelmäßig anwenden werden. Doch vorher müssen Sie unbedingt gründlich untersucht werden, damit eine exakte Diagnose gestellt wird. Die Schlafapnoe ist gefährlich. Unbehandelt kann sie tödlich sein.

Teil IV

Gehen, Sprechen und andere Parasomnien

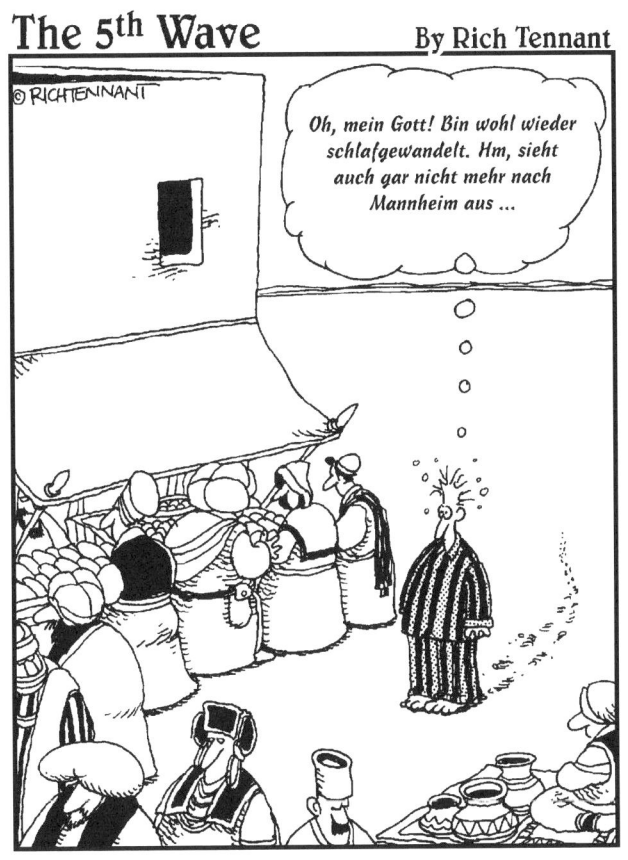

In diesem Teil ...

Sie haben vielleicht gar keine Vorstellung, was Parasomnien sind. Doch viele häufig auftretende Schlafstörungen fallen unter diese Gruppe. Bei einer *Parasomnie* tun Sie mitten in der Nacht, während Sie schlafen, etwas Unerwartetes – etwas, weswegen andere annehmen, dass Sie eigentlich wach sind. Schlafwandeln und Sprechen im Schlaf sind beispielsweise Parasomnien.

Wir erklären Ihnen in Teil IV genau, was Parasomnien sind, und erläutern verschiedene Arten dieser Schlafstörungen. Einige davon sind wirklich lustig, andere eher erschreckend. Außerdem erfahren Sie, wie Parasomnien diagnostiziert und behandelt werden, und wir haben noch ein paar clevere Tipps auf Lager, wie man mit einer Parasomnie besser leben kann.

Während Sie schlafen: Gehen, Sprechen und andere verrückte Aktionen

10

In diesem Kapitel

- Parasomnie genau erklärt
- Zum Arzt gehen
- Schlafwandeln, Schlaftrunkenheit und schlafbezogene Störungen
- Sprechen im Schlaf
- Headbanging ohne Rock 'n' Roll
- Wadenkrämpfe
- Knirschen und Knacken
- Nachtschweiß

S ie denken sicherlich, dass Sie nach dem Einschlafen ganz ruhig im Bett liegen und sich während der gesamten Nacht kaum noch bewegen. Doch für Menschen, die unter einer Parasomnie leiden, kann die Nacht eine sehr aktive Zeit sein. Das wirkt sich natürlich auch auf die Schlafqualität aus.

Parasomnie-Patienten stehen nachts auf und laufen im Haus herum. Manche erzählen viel, plündern den Kühlschrank oder essen, was immer ihnen in die Hände fällt. Andere schlagen um sich und fallen aus dem Bett. Und während dieser ganzen Zeit schlafen sie tief und fest. Parasomnien lassen sich in Aufwachstörungen, Störungen des Schlaf-Wach-Übergangs oder in REM-Schlaf-Parasomnien untergliedern.

In diesem Kapitel begleiten wir Sie in die absonderliche Welt der Parasomnien. Wir stellen Ihnen Parasomnien vor, die ein ungewöhnliches Verhalten hervorrufen. Das reicht von Zähneknirschen über verwirrt im Bett sitzen bis zum Sprung aus dem Fenster.

Wir erklären die Parasomnie und betrachten die verschiedensten Verhaltensweisen, die Ihren Schlaf stören können. Für jede Störung beschreiben wir die Symptome genau und zeigen, was man dagegen unternehmen kann. In Kapitel 11 besprechen wir Parasomnien, die emotionale Reaktionen wie Angst oder Panik auslösen. Diese Parasomnien können mit dem REM-Schlaf in Zusammenhang stehen. Wenn das der Fall ist, werden sie REM-Schlaf-Parasomnien genannt. Andere Parasomnien entstehen eher am Übergang vom Wachzustand zum Schlaf. In Kapitel 12 finden Sie zahlreiche Tipps, wie Sie besser mit diesen nächtlichen Störenfrieden leben können.

Was ist eine Parasomnie?

Parasomnie ist der Oberbegriff für eine Gruppe von Schlafstörungen, die durch unfreiwillige körperliche Aktivitäten während des Schlafs gekennzeichnet sind. Das vegetative Nervensystem der Betroffenen kann aktiviert sein, und das zentrale Nervensystem kann zum Teil aktiv sein. Das hat zur Folge, dass sie sich bewegen oder andere Verhaltensweisen an den Tag legen.

Die Parasomnien werden in vier Gruppen aufgeteilt:

✔ Aufwachstörungen

✔ Störungen des Schlaf-Wach-Übergangs

✔ REM-Schlaf-Parasomnien

✔ Andere Parasomnien

In diesem Kapitel und auch in Kapitel 11 unterteilen wir die Parasomnien danach, welches Verhalten sie auslösen, und nicht danach, zu welcher der oben genannten Gruppen sie gehören. Doch wir werden erwähnen, zu welcher Gruppe man die jeweilige Parasomnie zählt.

 Das Wort *Parasomnie* setzt sich zusammen aus dem griechischen *para*, was so viel bedeutet wie *nebenher, bei, während* und aus dem lateinischen Wort *somnus,* das *Schlaf* bedeutet.

Auch wenn der Schlafende mitten in einer Parasomnie-Episode nicht wahrnimmt, was er gerade tut, wird sein Partner es mit Sicherheit merken. Menschen, die unter einer Parasomnie leiden, weisen meist alle klassischen Symptome eines chronischen Schlafmangels wie Tagesmüdigkeit, Reizbarkeit und Stimmungsschwankungen auf. Und vielleicht sogar noch ein bisschen mehr, zum Beispiel ein paar Beulen oder blaue Flecken, je nach dem, woran sie sich gestoßen haben, während sie durchs Haus gegeistert sind.

Bei den Parasomnien handelt es sich nicht um Schlafstörungen im eigentlichen Sinne, sondern es sind Störungen, die aus dem Schlaf heraus entstehen. Ein *Schlafwandler* läuft im Schlaf herum, ein *Schlafredner* spricht im Schlaf.

Einige Parasomnien wie beispielsweise das Schlafwandeln sind auch bekannt als Aufwachstörungen, da eine partielle Hirnaktivität mit einer körperlichen Aktivität einhergeht. Der Schlafende ist so wach, dass er herumlaufen oder reden kann, aber nicht wach genug, um sich dessen bewusst zu sein.

Andere Parasomnien, darunter auch die rhythmischen Bewegungen, gehören in die Gruppe der Störungen des Schlaf-Wach-Übergangs, da sie beim Übergang von einem Schlafstadium in ein anderes oder beim Übergang vom Wach- in den Schlafzustand auftreten.

Was verursacht Parasomnien?

Auch wenn man noch nicht ganz genau weiß, was eine Parasomnie auslöst, gibt es doch einige gute Erklärungsansätze. Der Schlaf ist ein sehr komplexer Vorgang. Während der Nacht werden immer wieder verschiedene Schlafstadien durchlaufen. Dabei fallen die Schlafenden manchmal in einen tieferen Schlaf, und manchmal tauchen sie daraus auf und befinden sich auf einem Niveau höherer Wachsamkeit. Bei den meisten Menschen folgen diese Schlafphasen einem genau aufeinander abgestimmten Rhythmus, ohne dass sie davon etwas merken. Während des Übergangs von einem Schlafstadium in ein anderes überlappen sie sich. Diese Übergänge sind normalerweise sehr sanft und haben für den Schlafenden keine Folgen.

Doch bei einer Parasomnie läuft etwas mit der Steuerung der Schlaf-Wach-Zyklen schief. Ein Teil des Gehirns wird geweckt, während ein anderer Teil weiter in die Tiefen des Schlafs abtaucht. Diese fehlerhafte Steuerung löst die merkwürdigen Reaktionen und Verhaltensweisen aus. Merkwürdig deshalb, weil diese Verhaltensweisen sonst nur im Wachtzustand auftreten, und weil Menschen, die unter bestimmten Parasomnien leiden, nur sehr schwer zu wecken sind. Wenn Sie es wirklich schaffen, einen Betroffenen zu wecken, ist dieser meist durcheinander, erschrocken oder aggressiv. Er befindet sich noch immer in dieser Schattenwelt: noch nicht richtig wach, aber auch nicht mehr schlafend.

Stress und/oder Erschöpfungszustände können eine Parasomnie auslösen oder verschlimmern. Sie können aber auch durch übermäßigen Alkoholgenuss oder von einigen Medikamenten hervorgerufen werden. Das Gleiche gilt für den Schlafentzug. Schlafentzug kann auch Krampfanfälle auslösen. Deshalb muss man unterscheiden, ob ein merkwürdiges nächtliches Verhalten eine Parasomnie oder die Folge eines Anfallsleidens ist.

 Etwa zehn Prozent aller Erwachsenen leiden unter einer Form der Parasomnie.

Eine genetische Veranlagung

Viele Parasomnien wie beispielsweise das Zähneknirschen (siehe Abschnitt »Mit den Zähne mahlen: Bruxismus«) treten familiär gehäuft auf. Deshalb wird eine genetische Veranlagung vermutet, doch das Gen oder die Gene, die dafür verantwortlich sind, wurden noch nicht gefunden.

Parasomnien diagnostizieren und behandeln

Viele Menschen wissen nicht, dass sie unter einer Parasomnie leiden. Vielleicht laufen oder sprechen sie ab und zu einmal im Schlaf, wenn sie etwas mehr Stress hatten oder am Wochenende ein wenig zu viel gefeiert haben. Doch sie verspüren keine Langzeitauswirkungen.

Andere Menschen erleben fast jede Nacht oder sogar mehrmals pro Nacht Parasomnie-Episoden. Wenn die Parasomnie Ihre Schlafqualität beeinträchtigt und Sie unter Schlafmangel leiden, sollten Sie mit Ihrem Arzt darüber sprechen.

Die Diagnostik ist für alle Parasomnien identisch. Ihr Arzt wird Sie bitten, für mindestens zwei zusammenhängende Wochen oder länger ein Schlaftagebuch zu führen. So erhält er ein vollständiges Bild Ihrer Parasomnie und versteht, wie Sie dadurch beeinträchtigt werden. (In Kapitel 2 erfahren Sie noch einmal ganz genau, wie ein Schlaftagebuch zu führen ist, und finden dort sogar eine Tabelle, die Sie dafür kopieren können.)

Ihr Arzt wird Sie außerdem gründlich untersuchen und Ihre gesamte Krankengeschichte aufnehmen. Falls nötig, wird er Sie auch in ein Schlaflabor überweisen, wo Ihr Schlaf eine Nacht lang überwacht wird und von Gehirn und Körperfunktionen einige Daten wie Gehirnströme, Atmung und Herzfrequenz aufgezeichnet werden, um genau zu bestimmen, unter welcher Schlafstörung Sie leiden. Hat Ihr Arzt die Diagnose gestellt, wird er einen Behandlungsplan aufstellen, damit Sie besser mit der Parasomnie leben können und Ihre Schlafqualität sich wieder verbessert.

Die Diagnostik ist für alle Parasomnien identisch, aber ihre Behandlungsmöglichkeiten unterscheiden sich deutlich voneinander. Wir erläutern sie deshalb extra unter der Beschreibung der jeweiligen Parasomnie.

Ich bin letzte Nacht aufgestanden, aber ich weiß davon nichts mehr – Aufwachstörungen

Wenn Sie schon jemals mit einer riesigen Beule aufgewacht sind und nicht wussten, woher sie kommt, könnten Sie unter einer Aufwachstörung leiden.

Aufwachstörungen sind Parasomnien, die mit dem Slow-Wave-Schlaf zusammenhängen, einer Art des Non-REM-Schlafs. Das ist der tiefste Schlaf, der normalerweise in den ersten drei Stunden auftritt.

 Der Slow-Wave-Schlaf beinhaltet die Schlafstadien drei und vier und hat seinen Namen von den langsamen Hirnströmen, die für diese Schlafarten typisch sind.

Wenn jemand unter einer Aufwachstörung leidet, wirkt er nicht nur verwirrt, sondern kann auch in einem Erregungszustand sein, in dem seine Herzfrequenz und seine Atmung beschleunigt sind. Er kann aufgeregt sein und schwitzen.

Zu den Aufwachstörungen gehört das Schlafwandeln, das mit oder ohne nächtliches Essen, Nachtterror oder Schlaftrunkenheit auftreten kann. Mit Ausnahme des Nachtterrors, den wir erst in Kapitel 11 näher behandeln, erläutern wir all diese Störungen in den folgenden Abschnitten. Wir beschäftigen uns außerdem mit dem Sprechen im Schlaf und dem Zähneknirschen, die auch zu den Parasomnien zählen, wenngleich sie keine Aufwachstörungen sind.

Schlafwandeln

Schlafwandeln mag in einem Film manchmal ganz lustig erscheinen, doch wer im realen Leben darunter leidet, für den ist es alles andere als das. Manchmal kann es sogar gefährlich, wenn nicht sogar tödlich sein.

Zum Schlafwandeln gehören eine Reihe von komplexen Verhaltensweisen, die ausgelöst werden, wenn ein Schlafender teilweise aufwacht. Ein Teil des Gehirns, das eigentlich schlafen sollte, wird wieder aktiv und bringt ihn dazu, aufzustehen und herumzulaufen. Meist tritt das im ersten Drittel der Nacht während des Slow-Wave-Schlafs auf. Doch es kann auch während des REM-Schlafs gegen Morgen passieren. Das Schlafwandeln während des REM-Schlafs ist jedoch etwas ganz anderes, denn es gehört zu den REM-Schlaf-Parasomnien. Es verläuft anders und wird anders behandelt.

Der klassische Schlafwandler erinnert sich am nächsten Morgen nur dunkel oder überhaupt nicht an das, was er in der Nacht gemacht hat. Meist glaubt er seinen Angehörigen nicht einmal, wenn sie ihm erzählen, dass er nachts um drei Uhr durchs Haus gegeistert ist. Aber vielleicht überzeugt ihn der riesige blaue Fleck an seinem Schienbein, den er sich geholt hat, als er nachts gegen den Esstisch gestoßen ist.

Symptome

Das ist typisch für das Schlafwandeln:

✔ Die Episoden beginnen normalerweise zwischen einer und drei Stunden nach dem Einschlafen.

✔ Sie dauern 5 bis 15 Minuten, selten auch bis zu einer Stunde.

✔ Die Schlafwandler schlafen ganz tief, sie sind sich nicht bewusst, was sie tun, und haben keinerlei Kontrolle darüber.

✔ Manchmal nehmen sie die Umgebung teilweise wahr. Schlafwandler können komplexe Tätigkeiten ausführen (das Auto aufschließen, einsteigen und den Motor starten).

✔ Schlafwandler haben die Augen geöffnet, sie haben einen starren Blick, und die Pupillen sind geweitet, doch sie sind nicht wach.

✔ Das Sehen scheint zu funktionieren, doch die Koordination ist schlecht.

✔ Schlafwandler urinieren manchmal an dafür ungeeigneten Orten.

✔ Sie können eine obszöne Sprache verwenden, die sie im Wachzustand niemals benutzen würden.

✔ Schlafwandler leben *nicht* ihre Träume aus. Das Schlafwandeln hat mit dem Träumen nichts zu tun.

✔ Auf Fragen murmeln sie unzusammenhängende Dinge.

✔ Sie können nur sehr schwer geweckt werden.

✔ Schlafwandler können keine angemessenen Entscheidungen treffen.

 Auch wenn viele Menschen glauben, dass das Schlafwandeln eher im Kindesalter auftritt (bis zu 30 Prozent der Kinder schlafwandeln irgendwann einmal), so sind fünf bis sieben Prozent der Erwachsenen ebenfalls betroffen. Bei den meisten Kindern wächst sich das Schlafwandeln wieder aus. Wenn die Störung allerdings erst im Erwachsenenalter beginnt, hält sie mit großer Wahrscheinlichkeit auch für den Rest des Lebens an. Bei manchen Erwachsenen nimmt die Häufigkeit und Schwere des Schlafwandelns sogar im Laufe der Zeit zu.

Die meisten Schlafwandler wandeln ein bis zwei Mal im Monat. Doch es gibt auch Betroffene, die wirklich fast jede Nacht unterwegs und deshalb auch von einem deutlichen Schlafmangel betroffen sind. Wenn Sie schlafwandeln, sich dabei oft verletzen und tagsüber müde sind, sollten Sie sich behandeln lassen.

Männer schlafwandeln häufiger als Frauen. Außerdem scheint es eine genetische Veranlagung dafür zu geben, denn es gibt Familien, in denen das Schlafwandeln gehäuft auftritt. Erwachsene Schlafwandler sind generell auch etwas aggressiver in ihrem Verhalten als Kinder und haben dadurch während des Schlafwandelns ein höheres Verletzungsrisiko.

Therapie

Da Schlafwandler ihre Umgebung nur mit Einschränkungen wahrnehmen, muss dafür gesorgt werden, dass die Schlafumgebung so sicher wie möglich ist. Gestalten Sie Ihr Schlafzimmer so, dass die Verletzungsmöglichkeiten gering sind. Verzichten Sie auf unwichtige Möbel und lagern Sie nichts im Schlafzimmer, damit Sie sich nicht stoßen oder stolpern und stürzen. Polstern Sie die Ecken von Kommoden oder Nachttischen und entfernen Sie Bettvorleger oder Teppiche. Schließen Sie Fenster und Türen ab, damit Sie in einem sicheren Zimmer bleiben.

Schlafen Sie im zweiten Stock Ihres Hauses, wohnen Sie in einem Hochhaus oder hat Ihre Wohnung einen Balkon, sollten Sie Fenster und Türen ganz besonders absichern, um sich vor einem Sturz zu bewahren. Leider gab es schon tragische Unfälle, bei denen Schlafwandler aus dem Fenster oder vom Balkon gefallen und tödlich verunglückt sind.

Überlegen Sie, ob Sie etwas anbringen können, das Ihren Partner alarmiert und weckt, falls Sie schlafwandeln (zum Beispiel ein Windspiel an der Tür). Er sollte Sie vorsichtig zurück ins Bett begleiten, nicht zu laut mit Ihnen sprechen und auch nicht versuchen, Sie zu wecken. Denn stellen Sie sich vor, jemand wacht völlig durcheinander auf und registriert als Erstes, dass man ihn schüttelt und anschreit. Gut möglich, dass der Schlafwandler dann einfach um sich schlägt, um sich zu verteidigen. Wenn Sie als Partner eines Schlafwandlers nicht geschlagen werden möchten, sollten Sie ruhig und behutsam handeln.

 Bei Schlafwandlern erhöhen Müdigkeit und Schlafmangel die Wahrscheinlichkeit für das Schlafwandeln. Sie sollten deshalb darauf achten, dass Sie nicht zu müde sind. Regelmäßige Schlafenszeiten helfen, die Schlafwandelepisoden zu reduzieren. Außerdem verbessert sich dadurch die Schlafqualität.

Zur Behandlung erwachsener Schlafwandler gehört eine psychologische Beratung. Sie kann dabei helfen, mit den Ängsten besser umzugehen, die diese Störung auslöst. Auch Entspannungstechniken können die Situation verbessern. In schwereren Fällen ist ein Antidepressivum nötig, um die Symptome unter Kontrolle zu haben.

Wenn das Schlafwandeln eine Folge von Drogen- oder Alkoholmissbrauch ist, muss der Betroffene zuerst seine Sucht in den Griff bekommen, bevor das Schlafwandeln behandelt werden kann.

Die Schlaftrunkenheit

Die _Schlaftrunkenheit_ ist so etwas wie die Halbschwester des Schlafwandelns. Menschen, die schlaftrunken erwachen, haben viele Symptome, die auch bei Schlafwandlern auftreten. Sie setzen sich im Bett auf, sind desorientiert und durcheinander und wissen nicht, wo sie sind und was passiert.

Während der Schlaftrunkenheit ist ein Teil des Gehirns wach, das andere schläft. Aber, und das ist ein großer Unterschied, die Betroffenen bleiben normalerweise im Bett. Sie stehen nicht auf und wandern durch die Wohnung wie Schlafwandler.

Bei Kindern ist die Schlaftrunkenheit sehr häufig, unter Erwachsenen nicht mehr. Doch ein paar sind davon betroffen, deshalb haben wir sie hier aufgenommen.

Symptome

Schlaftrunkenheitsepisoden treten hauptsächlich während der ersten drei Stunden nach dem Einschlafen in einem besonders tiefen Schlafstadium auf. Folgende Symptome sind sehr typisch:

✔ Die einzelnen Episoden dauern zwischen 5 und 10 Minuten, können aber auch bis zu 45 Minuten andauern.

✔ Sie beginnen häufig mit Schreien. Die Betroffenen sitzen im Bett und machen wilde Bewegungen.

✔ Es kann mehr als eine Schlaftrunkenheitsepisode pro Nacht auftreten.

✔ Die Augen können dabei offen oder geschlossen sein.

✔ Die Betroffenen schwitzen häufig dabei.

✔ Schlaftrunkenes Erwachen hat nichts mit Träumen zu tun.

✔ Die Betroffenen können sich an nichts mehr erinnern.

✔ Sie erkennen während einer Episode scheinbar ihre Angehörigen nicht mehr.

✔ Schlaftrunkenheit kann von meist unverständlichem Sprechen begleitet werden.

Die Veränderung Ihrer Schlafumgebung kann eine Schlaftrunkenheitsepisode auslösen. Wenn Sie beispielsweise immer gemeinsam mit Ihrem Ehemann in einem Bett schlafen und dieser auf Geschäftsreise geht, kann es zu einer Schlaftrunkenheitsepisode kommen, da sich Ihre gewohnte Umgebung durch seine Abwesenheit verändert hat.

Therapie

Normalerweise kann man bei der Schlaftrunkenheit nichts anderes tun, als den Betroffenen zu beruhigen. Auch wenn das auf den ersten Blick anders aussieht, der Betroffene leidet nicht und ist im Gegensatz zum Schlafwandler nicht gefährdet. Die Schlaftrunkenheit ist deshalb für den Partner meist schlimmer als für den Betroffenen selbst. Auch bei der Schlaftrunkenheit sind regelmäßige Schlafenszeiten von Vorteil, denn starke Müdigkeit kann Schlaftrunkenheitsepisoden auslösen.

Auf nächtlicher Plünderungstour – Essen im Schlaf

Sie achten auf Ihre Ernährung und nehmen auf geheimnisvolle Weise trotzdem ständig zu. Nahrungsmittel verschwinden aus dem Kühlschrank, und Sie sind tagsüber sehr müde. Des Rätsels Lösung: Vielleicht leiden Sie an einer schlafbezogenen Essstörung.

Die _schlafbezogene Essstörung_ ist eine seltene Parasomnie, bei der es nicht nur zum Schlafwandeln kommt (so gelangen Sie zum Kühlschrank), sondern Sie essen auch, während Sie schlafen. Zwei Drittel der Betroffenen sind Frauen, und fast die Hälfte ist übergewichtig. Stress, Depressionen und einige Medikamente können eine schlafbezogene Essstörung auslösen.

Eine Zeit lang hat man das nächtliche Esssyndrom mit der schlafbezogenen Essstörung gleichgesetzt, doch diese Begriffe stehen mittlerweile für zwei unterschiedliche Störungen. Das nächtliche Esssyndrom wird jetzt als Kombination einer Ein- oder Durchschlafstörung mit einer nächtlichen Heißhungerattacke gesehen. Die Betroffenen sind dabei hellwach und wissen genau, was sie tun. Beim nächtlichen Esssyndrom handelt es sich nicht um eine Schlafstörung.

 Etwa drei Prozent aller Menschen leiden unter schlafbezogenen Essstörungen. Etwa 10 bis 15 Prozent der Menschen, die unter einer Essstörung wie Magersucht oder Bulimie leiden, haben entweder auch eine schlafbezogene Essstörung oder ein nächtliches Esssyndrom.

Die schlafbezogene Essstörung ist für den Betroffenen nicht ungefährlich, denn es besteht immer die Gefahr, dass er sich verschluckt (denken Sie an die schlechte Koordination im Schlaf) oder etwas Giftiges zu sich nimmt. Außerdem kann er sich schneiden oder verbrennen, denn manche Betroffenen versuchen, sich im Schlaf eine vollständige Mahlzeit zuzubereiten. Doch wegen der mangelnden Koordination und ihrem fehlenden Urteilsvermögen verletzen sie sich häufig beim »Kochen«.

Die nächtlichen Kühlschrankplünderer essen so ziemlich alles, was sie in die Finger bekommen. Sehen Sie selbst, was manche schon zu essen versucht haben:

✔ Katzenfutter mit Zigarettenkippen (unser persönlicher Favorit)

✔ den Müll des Nachbarn (und ja, davon ist er krank geworden)

✔ ein Salat aus kleinen Pappstückchen mit Lampenöl-Dressing

✔ Seifenstückchen mit Schinkenspeck

Ein Ehemann wachte nachts auf und fand seine Frau völlig schokoladenverschmiert. Er ging in die Küche und sah, dass seine Frau alle drei Osternester der Kinder leergegessen hatte. Als er sie weckte, wurde sie sehr wütend und stritt vehement ab, die Schokolade gegessen zu haben, sogar als ihr Mann ihr zeigte, wie sie aussah. Zu ihrer Verteidigung muss man allerdings sagen, dass sie sich an diesen Vorfall einfach nicht mehr erinnern kann, denn sie hat dabei tief geschlafen.

Menschen, die sich tagsüber beim Essen sehr stark einschränken, neigen eher zu schlafbezogenen Essstörungen. Sie essen nachts dann auf ihrer Plündertour viel Fettes und Süßes, alles Dinge, die sie in wachem Zustand meiden. Experten nehmen an, dass diese nächtlichen Raubzüge eine unbewusste Kompensation des Verzichts vom Tage sind.

Schämen Sie sich nicht, wenn Sie so ein nächtlicher Esser sind. Sie essen den Kühlschrank ja nicht mit Absicht leer. Man nimmt heute an, dass diese schlafbezogene Essstörung eine Reaktion auf bestimmte Stressfaktoren im Leben des Patienten ist.

Symptome

Die Symptome der schlafbezogenen Essstörung sind leicht zu erkennen, doch allzu oft wird dafür die offenkundige Erklärung übersehen. In der nachfolgenden Liste finden Sie alle Symptome von den häufigsten bis zu den seltensten:

✔ Ungeklärte Gewichtszunahme

✔ Essen verschwindet aus dem Kühlschrank oder Vorratsschrank. Meist sind das sehr kohlenhydratreiche, zuckerreiche und fetthaltige Nahrungsmittel wie Kekse, Kuchen, Süßigkeiten, Chips und so weiter.

✔ Ungeklärte Lebensmittelvergiftung

✔ Häufige morgendliche Magenverstimmung

✔ Unerklärliche Unordnung in der Küche, obwohl sie am Abend aufgeräumt war

✔ Angst, den Verstand zu verlieren

✔ Tagesmüdigkeit und andere Symptome des Schlafmangels wie Launenhaftigkeit, Reizbarkeit und Depression

Ihr Arzt kann eine schlafbezogene Essstörung durch eine Untersuchung im Schlaflabor (siehe Kapitel 3) aufdecken. Auch ein Schlaftagebuch und die Angaben Ihres Partners sind sehr aussagekräftig. Die nächtlichen Esser weisen außerdem mitunter Veränderungen bestimmter Hormonspiegel auf. Die _Melatonin-_ und _Leptinspiegel_, die beide sowohl den Schlaf als auch den Appetit beeinflussen, sind niedriger. Das Stresshormon _Cortisol_ dagegen ist erhöht. Schlafbezogene Essstörungen kommen häufiger bei Menschen vor, die auch unter einer anderen Essstörung wie Magersucht, Bulimie oder Esssucht leiden. Außerdem sind häufiger Menschen betroffen, die auch unter einer anderen Schlafstörung wie dem Schlafwandeln oder dem Restless-Legs-Syndrom leiden.

Therapie

Menschen, die unter einer schlafbezogenen Essstörung leiden, müssen beraten werden und lernen, besser mit Stress umzugehen. Dazu eigenen sich natürlich verschiedene Entspannungstechniken, mit denen die Betroffenen ihre Gefühle, die die nächtlichen Essattacken auslösen, besser in den Griff bekommen. Sie sollten auf Koffein, Alkohol und Drogen verzichten, denn diese können zu einer Häufung der nächtlichen Essattacken führen.

Schließen Sie Ihren Kühlschrank oder die Vorratskammer nicht ab, um zu verhindern, dass Sie nachts essen. Wenn Sie nämlich in der Küche nichts zu essen finden, kann es sein, dass Sie alles essen, was Sie in die Finger bekommen. Und es ist weit gefährlicher, Müll zu essen oder Abflussreiniger zu trinken, als ein paar Pfund zu viel auf den Hüften zu haben, weil Sie jede Nacht Schokopudding schlemmen.

In einigen Fällen trat die schlafbezogene Essstörung in Zusammenhang mit der Entwöhnung vom Rauchen auf. Wenn Sie sich also gerade das Rauchen abgewöhnen und plötzlich stark zunehmen, ohne dass Sie Ihre Ernährungsgewohnheiten verändert haben, besteht die Möglichkeit, dass Sie an einer schlafbezogenen Essstörung leiden.

In schweren Fällen können Ärzte das Antidepressivum Fluoxetin verordnen, das zu den Serotonin-Wiederaufnahmehemmern gehört. Dieses Medikament wirkt nicht nur stimmungsaufhellend, sondern beeinflusst auch den Appetit. Auf jeden Fall sollten beruhigende Antidepressiva vermieden werden, denn sie können dazu führen, dass die nächtlichen Essattacken noch häufiger auftreten.

Bringen Sie einen sehr lauten Handtaschenalarm am Kühlschrank an. Er wird Alarm schlagen, wenn Sie die Kühlschranktür öffnen. Sie werden wach und registrieren, was Sie gerade tun.

Störungen des Schlaf-Wach-Übergangs

Bei einer weiteren Gruppe der Parasomnien handelt es sich um Störungen des Schlaf-Wach-Übergangs, die normalerweise bei Übergang vom Wach- in den Schlafzustand oder beim Übergang von einem Schlafstadium in ein anderes auftreten und es dem Betroffenen schwer machen, wirklich tief einzuschlafen. Bei dieser Störung sprechen die Betroffenen im Schlaf, vollführen rhythmische Bewegungen, haben nächtliche Wadenkrämpfe und Einschlafzuckungen.

Sprechen im Schlaf – Somniloquie

Haben Sie Angst davor, was Sie im Schlaf vielleicht alles erzählen? Keine Sorge, bis auf einzelne lustige Dinge ergibt das Meiste keinen Sinn, was Schlafredner so von sich geben.

Als *Somniloquie* bezeichnet man das Sprechen während des Schlafs. Die meisten Episoden sind sehr kurz und bestehen nur aus ein paar gemurmelten Worten. In einigen Fällen dauern die Episoden auch länger und werden von unerklärlichen Wutausbrüchen begleitet. Es gibt sogar Patienten, die im Schlaf gesungen haben.

Auch die Schlafredner merken nicht, was sie tun. Viel Stress kann solche Episoden auslösen oder verschlimmern. Das Sprechen im Schlaf kann auch bei hohem Fieber auftreten und ein Symptom anderer Schlafstörungen wie dem Nachtschreck, der Schlafapnoe oder der Schlaftrunkenheit sein. Diese Störung hat keinerlei gesundheitliche Folgen, es sei denn, sie tritt so häufig auf, dass sie den Schlaf stört und Sie dadurch unter Schlafmangel leiden.

Symptome

Das einzige Symptom der Somniloquie ist, dass Sie im Schlaf sprechen oder Geräusche von sich geben. Das Sprechen im Schlaf kann zu jedem Zeitpunkt im Schlafzyklus auftreten. Wenn Sie sich in einem leichten Schlaf befinden, ist das, was Sie erzählen, meist etwas sinnvoller als das, was Sie in einer Tiefschlafphase von sich geben.

Abhängig vom Schlafstadium, in dem Sie sich beim Sprechen befinden, murmeln Sie nur ein paar Worte oder halten eine vollständige Rede. Der Schlafredner lebt keinen Traum aus. Die Wahrscheinlichkeit, dass Sie während eines Traumes reden, ist sogar geringer, da die mit der Traumphase einhergehende zeitweise Lähmung das Sprechen hemmt.

Therapie

Menschen, die viel Stress haben oder die wegen einer Angststörung behandelt werden, sprechen häufiger im Schlaf. Da Angst und Stress die Schlafqualität beeinträchtigen, sind Experten der Meinung, dass sie bei einer Reihe von Parasomnien eine Rolle spielen.

Wenn Sie häufiger im Schlaf sprechen, sollten Sie auf regelmäßige Schlafenszeiten achten, Ihr Bett und Ihr Schlafzimmer so gemütlich wie möglich gestalten und am Abend nichts Schweres mehr essen. Nehmen Sie sich auch ein wenig Zeit und erlernen Sie einige Entspannungstechniken.

Schlafstörungen durch rhythmische Bewegungen

Schlafstörungen durch rhythmische Bewegungen kommen vor allem im Kindesalter vor. Doch bei einem geringen Prozentsatz bleibt diese Störung auch im Erwachsenenalter bestehen. Bei dieser Störung kommt es zu gleichartigen, wiederholten Muskelbewegungen, die kurz vor dem Einschlafen beginnen und auch im Schlaf andauern können.

Symptome

Menschen, die unter Schlafstörungen aufgrund rhythmischer Bewegungen leiden, zeigen meist eines von vier charakteristischen Bewegungsmustern:

✔ Rhythmisches Kopfschlagen (headbanging)

✔ Rhythmisches Kopfrollen (headrolling)

✔ Rhythmisches Rollen des gesamten Körpers (bodyrolling)

✔ Rhythmisches Stoßen des gesamten Körpers (bodyrocking)

Therapie

Schlafstörungen durch rhythmische Bewegungen sind nicht behandlungsbedürftig, es sei denn, sie sind so stark, dass sie die Schlafqualität beeinträchtigen oder ein Verletzungsrisiko darstellen. Ist das der Fall, können Sie mit einer kognitiven Verhaltenstherapie versuchen, die charakteristischen Bewegungsmuster zu erkennen und zu verändern. Sollte beim Headbanging die Gefahr einer Kopfverletzung bestehen, ist es sinnvoll, einen Helm zu tragen.

Autsch, jetzt bin ich richtig wach! – Nächtliche Wadenkrämpfe

Hatten Sie schon einmal einen Wadenkrampf? Dann wissen Sie, wie unangenehm und schmerzhaft das ist.

Wenn Sie die krampfende Wade abtasten, werden Sie feststellen, dass sich der Wadenmuskel hart wie Beton anfühlt. Man muss wohl nicht dazu sagen, dass ein nächtlicher Wadenkrampf so wehtut, dass Sie davon aufwachen.

Untersuchungen haben eine erhöhte elektrische Aktivität in den betroffenen Muskeln nachgewiesen, doch man weiß eigentlich immer noch nicht, was die nächtlichen Wadenkrämpfe verursacht. In manchen Fällen handelt es sich um ein Ungleichgewicht im Flüssigkeitshaushalt oder um einen Vitaminmangel. Diese Krämpfe wecken die Schlafenden mehrmals pro Nacht. Um die Schlafqualität nicht zu gefährden, müssen sie behandelt werden.

Symptome

Das Symptom nächtlicher Wadenkrämpfe ist die schmerzhafte Kontraktion der Waden- und manchmal auch der Fußmuskulatur. Sie treten beim Übergang von verschiedenen Schlafstadien auf. Die Krämpfe sind so schmerzhaft, dass die Betroffenen davon aufwachen.

Therapie

Die Behandlung von Wadenkrämpfen ist ganz einfach. Vermeiden Sie schwere Bettdecken, denn die können den Fußrücken nach unten drücken und später Wadenkrämpfe auslösen. Dehnen Sie vor dem Schlafengehen fünf Minuten Ihre Wadenmuskulatur. Und falls Sie einen Krampf bekommen, ziehen Sie Ihren Fuß nach oben oder stehen Sie auf und lehnen sich nach vorne.

 Es gibt Belege dafür, dass Kaliummangel nächtliche Wadenkrämpfe auslösen kann. Viele haben ihre Wadenkrämpfe durch eine kaliumreiche Ernährung in den Griff bekommen. Zu den kaliumreichen Nahrungsmitteln gehören

✔ Bananen, Aprikosen, Nektarinen, Datteln, Trauben oder Rosinen

✔ Bohnen

✔ Alle möglichen Kohlarten

✔ Orangen, Grapefruit und ihre Säfte

✔ Schweine- und Lammfleisch

✔ Kartoffeln und Mais

✔ Salzwasserfisch (zum Beispiel Thunfisch)

✔ Tomaten und Tomatensaft

Natürlich hilft die Banane nicht, wenn Sie gerade einen Wadenkrampf haben. Deshalb möchten wir Ihnen noch ein paar Tipps mit auf den Weg geben, wie Sie die verkrampften Muskeln ganz schnell wieder lockern:

✔ Legen Sie eine heiße Kompresse auf den verkrampften Muskel.

✔ Massieren Sie den verkrampften Muskel.

✔ Beugen und dehnen. Legen Sie sich auf den Rücken, heben Sie Ihre Beine und strecken Sie sie mit gestreckten Fußspitzen zur Decke. Danach beugen Sie Ihre Beine in der Kniekehle. Wiederholen Sie diese Übung, bis sich der Krampf wieder gelöst hat. Besonders effektiv dehnen Sie Ihre Wadenmuskulatur, indem Sie die Fußspitze nach oben ziehen. Sie werden ein Ziehen im Wadenmuskel spüren.

Einige Studien haben einen Zusammenhang von Flüssigkeitsmangel und Wadenkrämpfen gefunden. Es ist aus vielen Gründen wichtig, immer genug zu trinken. Nun können Sie auch noch die _Vorbeugung von nächtlichen Wadenkrämpfen_ auf die Liste der positiven Auswirkungen setzen. Auch Schwangere, Diätpatienten, Menschen, die Entwässerungsmedikamente nehmen, und solche, die unter Durchfall und erbrechen leiden, können Wadenkrämpfe bekommen, denn ihr Kalzium- und Phosphorspiegel sind aus dem Gleichgewicht geraten. Wenn Sie zu einer dieser Gruppen gehören und regelmäßig von nächtlichen Wadenkrämpfen heimgesucht werden, sollten Sie mit Ihrem Arzt darüber sprechen, was Sie dagegen unternehmen können.

Hilfe, ich falle – Einschlafzuckungen

Ist es Ihnen schon einmal passiert, dass Sie beim Einschlafen plötzlich wieder aufgewacht sind, weil Arme, Beine und/oder Ihr Kopf plötzlich gezuckt haben und Sie vielleicht auch noch das Gefühl hatten zu fallen? Dann haben Sie genau das erlebt, was *Einschlafzuckung* genannt wird – eine plötzliche, kurze und heftige Kontraktion der Arm- und Beinmuskulatur, die Ihnen das Gefühl geben kann, als fielen Sie.

Diese Einschlafzuckungen sind nicht schlimm. Sie kommen als natürliches Einschlafphänomen bei fast allen Menschen vor.

Die Einschlafzuckungen können auch visuelle und auditive Formen annehmen. Bei der visuellen Form »sieht« der Betroffene einen hellen Lichtblitz, obwohl seine Augen geschlossen sind. Bei der auditiven Form kann er ein lautes, oft knackendes Geräusch wahrnehmen, das aus dem Inneren seines eigenen Kopfes zu kommen scheint. Außerdem gibt es noch eine (zum Glück) sehr seltene Form, die »Exploding Head Syndrom« genannt wird. Dabei haben die Betroffnen das Gefühl eines Knalls oder einer Explosion im Kopf. Auch wenn Einschlafzuckungen beunruhigend sind und das Einschlafen hinauszögern, sollten Sie sich deswegen nicht zu große Sorgen machen. Doch wenn diese Einschlafzuckungen zu häufig auftreten und den Schlaf stören, können sie zu einer Einschlafstörung führen.

Synonyme für Einschlafzuckungen

Möchten Sie andere gerne beeindrucken? Werfen Sie einfach mit den Fachbegriffen um sich, die in der Medizin verwendet werden, um Einschlafzuckungen zu bezeichnen: *hypnagoge Zuckungen, hypnische Zuckungen, Einschlafmyoklonie, benigner Schlafmyoklonus.*

Mit den Zähnen knirschen – Bruxismus

Bruxismus ist eine weit verbreitete Parasomnie, bei der die Betroffenen im Schlaf mit den Zähnen knirschen und die Kiefer aufeinanderpressen. Sie knirschen die ganze Nacht mit den Zähnen, ohne das bewusst wahrzunehmen. Doch Ihr Partner wird es merken. Und auch Ihre Zähne bekommen das nächtliche Knirschen zu spüren, denn sie werden dadurch ganz schön in Mitleidenschaft gezogen. Das Knirschen kann die Zähne ruinieren, wenn es unbehandelt bleibt.

Menschen, die mit den Zähnen knirschen, sind angespannt oder leiden chronisch unter Stress. Wenn sie wach sind, kauen sie auch gerne auf allem Möglichen wie Bleistiften, Fingernägeln oder ihren Haaren herum. Frauen knirschen häufiger mit dem Zähnen als Männer. Doch man kennt die Ursache dafür noch nicht.

Symptome

Sehen Sie sich folgende Liste mit Symptomen an (beginnend mit den häufigsten bis zu den seltensten Symptomen):

✔ Angespannte und schmerzhafte Kiefer- und Gesichtsmuskulatur

✔ Knirschen und Knacken im Kiefergelenk

✔ Morgendliche Abschürfungen an den Innenseiten der Wangen

✔ Zähne sind aus keinem ersichtlichen Grund abgenutzt

✔ Flache Zahnoberflächen

✔ Empfindliche Zähne

✔ Gesichts- oder Kopfschmerzen

✔ Ihr Partner beschwert sich, dass Sie die ganze Nacht mit den Zähnen knirschen oder mit dem Kiefergelenk knacken

✔ Ausgerenktes Kiefergelenk

Therapie

Wenn Sie sich nicht behandeln lassen, ruinieren Sie nicht nur die Zähne, sondern ziehen auch das Kiefergelenk in Mitleidenschaft und überstrapazieren Ihre Kiefermuskulatur. Außerdem können Sie schlimme Kopf- und Ohrenschmerzen bekommen. Die Kiefermuskulatur ist so kräftig, dass die ständige Anspannung die Zähne und sogar den Kiefer brechen kann.

Das Zähneknirschen wird ganz unterschiedlich behandelt. Es gibt individuell angepasste Bissschienen, die das Zähneknirschen verhindern sollen. Die Patienten können auch ihr Verhalten umtrainieren, sodass Zunge, Zähne und Lippen im Schlaf in einer natürlicheren und bequemeren Position bleiben.

Nachtschweiß

Nachtschweiß (Schlaf-Hyperhidrose) ist ein ebenso lästiges und wie häufiges Problem, bei dem der Schlafende geweckt wird, weil sein Pyjama und sein Bettzeug mitunter völlig schweißdurchtränkt sind. Viele Betroffene schwitzen oft auch tagsüber sehr stark. Doch das gilt nicht für alle.

Ursachen

Die Ärzte kennen die Ursachen der primären Hyperhidrose noch nicht, die während des Tages auftritt. Doch mittlerweile sind einige Faktoren bekannt, die zum nächtlichen Schwitzen beitragen. Dazu gehören Diabetes, Epilepsie, Schlaganfälle, zerebrale Lähmungen, Kopfverletzungen, Rückenmarksverletzungen und Schwangerschaft. Es gibt auch eine genetisch bedingte Form.

Bei Menschen, die unter einer Schlafapnoe (siehe Kapitel 9) leiden, tritt Nachtschweiß häufig als Symptom dieser Erkrankung auf. Auch einige Medikamente gegen Übelkeit können nächtliche Schweißausbrüche auslösen.

Symptome

Das Hauptsymptom des Nachtschweißes ist das übermäßige Schwitzen. Er wird in eine leichte, mittelgradige und schwere Form unterteilt. Das ist davon abhängig, wie stark der Betroffene schwitzt, ob das Schwitzen den Schlaf stört und der Betroffene sich sogar mitten in der Nacht umziehen und das Bett neu beziehen muss.

Therapie

Die Therapie des nächtlichen Schwitzens hängt in erster Linie von der zugrundeliegenden Ursache ab. In den meisten Fällen wird das Schwitzen besser oder verschwindet gänzlich, wenn die Ursache behandelt wird.

Nachtterror und andere erschreckende Schlafprobleme

11

In diesem Kapitel

▶ Nachts von Angst geschüttelt werden

▶ Albträume erleben

▶ Hypnagogische Halluzinationen verstehen

▶ Verhaltensstörungen im REM-Schlaf

▶ Mit Schlaflähmung leben

▶ Schmerzhafte Erektion im Schlaf und Schlafepilepsie loswerden

▶ REM-Schlaf-abhängige Asystolie

*H*ollywood dreht schreckliche Horrorfilme, und die Menschen stürmen die Kinokassen. Steven Kings Thriller stehen regelmäßig auf den Bestsellerlisten, und an Halloween treffen sich die Menschen, um gemeinsam ein wenig zu spuken – und das alles nur für ein bisschen Grusel und Gänsehaut.

Doch der Schrecken, der sich nachts ungebeten in Ihr Schlafzimmer schleicht, stört Ihren Schlaf. Viele Menschen haben aber leider mit diesem ungebetenen Gast zu kämpfen und müssen sich mit Nachtschreck und anderen angsteinflößenden, unangenehmen oder schmerzhaften Schlafproblemen herumschlagen.

Schlafende wachen voller Panik auf und lassen sich nicht trösten, wenn sie einen Nachtschreck (auch Nachtterror genannt) erleben mussten. Ihr Herz rast, und sie sind panisch. Dabei können die Betroffenen häufig nicht einmal sagen, was ihnen Angst macht. Danach schlafen sie wieder ein und können sich an den Vorfall am nächsten Morgen gar nicht oder kaum noch erinnern.

Andere Parasomnien dieser Art sind Albträume und angsteinflößende hypnagogische Halluzinationen. (*Hypnagogische Halluzinationen* sind Bilder, die entstehen, wenn der Betroffene gerade einschläft. Die *hypnopompische Halluzination* tritt im Gegensatz dazu beim Erwachen auf.) Beide Parasomnien sind letztendlich nichts anderes als beängstigende Träume, doch sie entspringen verschiedenen Schlafstadien. Bei all diesen Parasomnien kann der Betroffene von einem Bild oder Traum so verängstigt und von der scheinbaren Gefahr so überzeugt sein, dass er sich bei dem Versuch zu fliehen selbst schwer verletzt. Manche sind auf ihrer panischen Flucht schon die Treppen hinuntergestürzt oder aus einem Fenster gesprungen. Bei Verhaltensstörungen im

REM-Schlaf sind Verletzungen besonders häufig. Bei dieser Störung kann sich der Schlafende in einen gewalttätigen Fremden verwandeln, der sich oder seinen Bettnachbarn verletzt. Andere Störungen wie die schmerzhafte Erektion können den Schlafenden mit plötzlichen qualvollen Schmerzen aus dem Schlaf reißen.

In diesem Kapitel wollen wir ein wenig Licht in das Dunkel dieser beängstigenden Schlafstörungen bringen. Und wir besprechen ihre Symptome und Behandlungsmöglichkeiten.

Sich zu Tode erschrecken und nicht wissen warum – Der Nachtschreck

Schon bald nachdem Sie eingeschlafen sind, schlafen Sie tiefer, und Ihr Gehirn kommt in den Slow-Wave-Schlaf oder tiefen Non-REM-Schlaf. Diese Phase kann 45 bis 75 Minuten dauern. Dann wechseln Sie wieder in ein leichteres Schlafstadium oder werden sogar für ein paar Sekunden wach. Dieser Wechsel gehört zum ganz normalen Schlafmuster.

Bei manchen Menschen scheinen die Übergänge zwischen den Schlafstadien allerdings nicht so reibungslos zu funktionieren, und sie sind irgendwo zwischen Schlaf und Wachheit gefangen. Ein Teil des Gehirns schläft, ein anderer Teil ist wach. Wie wir schon in Kapitel 10 beschrieben haben, kann es dadurch dann zu einer Aufwachstörung kommen. Auch der Nachtschreck gehört zu dieser Gruppe. Etwa drei Prozent der Kinder und ein Prozent der Erwachsenen sind davon betroffen.

Wenn Menschen unter Nachtschreck leiden, wachen sie ganz plötzlich auf, meist aus dem Slow-Wave-Schlaf. Ihr Herz rast, sie schwitzen und atmen schnell. Sie sind panisch, können aber nicht sagen, was ihnen solche Angst einjagt. Manchmal können sie ein Bild beschreiben.

 In einer älteren Terminologie wurde der Nachtschreck auch als *Pavor nocturnus* bezeichnet. Das entspricht einer wörtlichen Übersetzung von Nachtschreck. Jahrelang nannte man die gleiche Störung auch *Inkubus*. Inkubus kommt aus dem Lateinischen und bedeutet »kleiner Dämon«. Diese Bezeichnung rührt daher, dass man Jahrhunderte lang glaubte, dass der Nachtschreck etwas mit Besessenheit zu tun hat. Gut zu wissen, dass dem nicht so ist. Auch der Begriff »Albdrücken« wurde früher für diese Störung verwendet.

Verwechseln Sie den Nachtschreck nicht mit Albträumen oder hypnagogischen Halluzinationen – das sind drei vollkommen verschiedene Störungen, die nichts miteinander zu tun haben und in unterschiedlichen Schlafstadien entstehen. Auch wenn Menschen, die unter Nachtschreck leiden, auch Albträume haben können, bedeutet das nicht, dass Menschen, die gelegentlich einen Albtraum haben, auch unter Nachtschreck leiden. Andere haben regelmäßig Albträume, erleben aber niemals eine hypnagogische Halluzination.

Um Ihnen die Unterschiede zwischen Nachtschreck, hypnagogischen Halluzinationen und Albträumen besser zu verdeutlichen, haben wir die Tabelle 11.1 zusammengestellt.

Nachtschreck	Erschreckende hypnagogische Halluzination	Albtraum
Kein Zusammenhang zu Träumen	Der Schlafenden kann sich an einige Details erinnern, z. B. dass er sich nicht mehr bewegen konnte	tritt während eines Traumes auf
Tritt während des Non-REM-Schlafs auf	Tritt am Übergang von REM- zu Non-REM-Schlaf auf	Tritt während des REM-Schlafs auf
Der Schlafende hat keine oder nur wenig Erinnerung an die Episode	Steht in Zusammenhang mit dem Traum von einem Wesen, das oft auf der Brust des Betroffenen sitzt und vielleicht die Lebenskraft aus ihm aussaugt oder Sex mit ihm hat	Der Schlafende kann sich gut an Einzelheiten seines Albtraumes erinnern
Verwirrt und desorientiert beim Erwachen	Manchmal desorientiert, aber normalerweise nicht	Beim Erwachen nicht durcheinander oder desorientiert
Kann mit Schlafwandeln einhergehen	Kein Schlafwandeln	Kein Schlafwandeln
Stark erhöhte Herzfrequenz und erhöhter Blutdruck, begleitet von anderen vegetativen Symptomen (zum Beispiel Schwitzen)	Stark erhöhte Herzfrequenz und erhöhter Blutdruck, begleitet von anderen vegetativen Symptomen (zum Beispiel Schwitzen)	Leichte oder keine Erhöhung der Herzfrequenz oder des Blutdrucks und keine anderen körperlichen Symptome

Tabelle 11.1: Vergleich Nachtschreck, hypnagogische Halluzination und Albtraum

Ursachen

Die Mediziner sind sich immer noch nicht sicher, was die genaue Ursache des Nachtschrecks ist. Die meisten Experten glauben, dass er physiologische Ursachen hat. Sie nehmen an, dass die intensive Slow-Wave-Schlaf-Aktivität, wie sie in der Kindheit typisch ist, den Nachtschreck hervorruft. Mittlerweile ist bekannt, dass Schlafmangel, der zu einer gesteigerten Slow-Wave-Schlaf-Aktivität führen kann, Nachtschreck auslöst. Wenn Sie Ihre normalen Schlafenszeiten nicht einhalten, kann das zu einer Episode beitragen. Auch Angst und Stress können Nachtschreck auslösen. Doch psychische Faktoren scheinen trotzdem eine eher untergeordnete Rolle zu spielen. In sehr seltenen Fällen kann Nachtschreck auch durch traumatische Erlebnisse hervorgerufen werden, bei denen die Erinnerung daran tagsüber verdrängt wird.

Auch Medikamente wie trizyklische Antidepressiva und MAO-Hemmer können Nachtschreckattacken verstärken. Das gilt insbesondere, wenn Sie diese Medikamente plötzlich absetzen. Auch Alkohol- und Drogenmissbrauch machen Sie anfälliger für Nachtschreck.

Mediziner wissen, dass der zugrundeliegende Mechanismus für den Nachtschreck eine gesteigerte Aktivität des sympathischen Nervensystems ist. Doch niemand weiß, was diese gesteigerte Aktivität verursacht. Es gibt familiäre Häufungen, doch das Gen, das dafür verantwortlich ist, wurde noch nicht gefunden.

Bis Wissenschaftler den genauen Ursachen des Nachtschrecks auf den Grund gegangen sind und effektive Behandlungsmethoden entwickelt haben, behandeln Ärzte diese Störung vorbeugend.

Symptome

Der Nachtschreck hat sehr charakteristische und dramatische Symptome. Dazu gehören (vom häufigsten bis zum seltensten geordnet):

✔ Erwachen mit einem durchdringenden, panischen Schrei, gefolgt von Wimmern, Grunzen oder Keuchen

✔ Herzrasen, das eine Frequenz von 160 bis 170 Schläge pro Minute haben kann

✔ Schweißausbruch

✔ Zunahme der Atemfrequenz

✔ Starke Erregung und Ruhelosigkeit

✔ Erhöhter Blutdruck

✔ Aktivierung der Kampf-oder-Flucht-Reaktion (das bedeutet, dass das Gehirn sich in Alarmbereitschaft versetzt)

✔ Um-sich-schlagen

✔ Episoden dauern von 5 bis 20 Minuten

✔ Die Augen können weit aufgerissen oder geschlossen sein, offen ist häufiger

✔ Keine Reaktion auf Bemühungen, ihnen zu helfen, oder aggressive Reaktion

✔ Nach dem Aufwachen am nächsten Morgen wenig oder keine Erinnerung an die Episode

✔ Kann mit Schlafwandeln einhergehen

Der Nachtschreck ist nicht nur für die Betroffenen gefährlich, sondern auch für ihre Partner, die mit ihnen in einem Bett schlafen. Es ist schon passiert, dass sich die Betroffenen Frakturen, Prellungen oder Platzwunden zugezogen haben. Wenn der Partner in solch einer Situation versucht einzugreifen, kann auch er verletzt werden. Das geschieht natürlich nicht absichtlich, aber die betroffene Person ist während eines Nachtschrecks einfach in Panik.

Therapie

Es ist das Beste, einem Betroffenen während eines Nachtschrecks Unterstützung und Hilfe anzubieten. Sprechen Sie leise und beruhigend auf ihn ein. Seien Sie vorsichtig und berühren Sie ihn nicht, bis er anfängt, sich zu beruhigen, denn der Schlafende kann eine Berührung als Angriff interpretieren.

Wenn Sie unter Nachtschreck leiden, sollten Sie regelmäßige Schlafenszeiten einhalten, denn Schlafmangel begünstigt das Auftreten des Nachtschrecks (vor allem bei Kindern). Versuchen Sie außerdem, Stress und Ängste zu reduzieren, und meiden Sie ab dem Nachmittag Koffein. Außerdem sollten Sie darauf achten, nicht zu müde zu werden und abends keine schweren Mahlzeiten mehr zu sich zu nehmen, denn auch das begünstigt das Auftreten eines Nachtschrecks.

Machen Sie Ihr Schlafzimmer unfallsicher. Sichern Sie Fenster und Türen, damit Sie während einer Episode nicht aus dem Zimmer können.

Erwachsene, die unter häufigen Nachtschreckattacken leiden, können von einer Gesprächs- oder Psychotherapie profitieren.

Es gibt für den Nachtschreck eigentlich keine medikamentöse Therapie. Manche Ärzte verschreiben den Betroffenen über einen kurzen Zeitraum trizyklische Antidepressiva, um zu sehen, ob die Nachtschreck-Episoden dadurch seltener werden und ob ihre Stärke abnimmt. Andere Ärzte empfehlen wiederum schlaffördernde Medikamente wie beispielsweise das Antihistaminikum Benadryl®, um die Häufigkeit der Episoden zu reduzieren. Manche Mediziner hatten auch Erfolge mit Biofeedback oder Hypnose. Doch es gibt für all diese Behandlungsoptionen keinerlei wissenschaftlich gesicherten Daten über ihre Wirksamkeit.

Das Monster im Kleiderschrank – Albträume

Albträume können alle Menschen auf dieser Welt bekommen, doch Männer scheinen etwas häufiger betroffen zu sein als Frauen. Albträume gehören nicht zu den Schlafstörungen und sind kein Anzeichen für eine psychische oder physische Erkrankung. *Albträume* sind ganz einfach schlechte Träume, die Sie aufwecken und an die Sie sich manchmal noch vollständig erinnern können. Albträume werden dann zu einer Störung, wenn sie so häufig und heftig auftreten, dass sie Ihren Schlaf stören, dazu führen, dass Sie sich schon davor fürchten, schlafen zu gehen, oder gar nicht mehr schlafen können.

Albträume treten während des REM-Schlafs auf. Das ist die Phase, in der Sie häufig träumen. Doch im Gegensatz zum Nachtschreck sind die Betroffenen, die aus einem Albtraum erwachen, orientiert und können meist schnell wieder einschlafen (was nach einem besonders schlimmen Albtraum allerdings auch Probleme bereiten kann). Wenn zusätzlich keine psychischen Probleme bestehen, können die Betroffenen die beängstigenden Bilder und Gefühle aus ihrem Albtraum schnell wieder vergessen.

 Sie haben vielleicht schon davon gehört, dass Menschen in schwarz-weiß träumen. Doch das ist nicht wahr. Bei Untersuchungen im Schlaflabor fand man heraus, dass sich zwei Drittel der Probanden, die während des REM-Schlafs geweckt wurden, daran erinnern konnten, dass sie in Farbe geträumt hatten.

Ursachen

Albträume in der Kindheit hängen oft mit einem Schreck oder traumatischen Erlebnis zusammen. Das Ereignis gelangt in unsere Träume, vielleicht sogar nur auf symbolische Weise, weil es uns bis in den Schlaf hinein beschäftigt. Sigmund Freud nannte das *Tagesreste.* Wenn ein Kind älter wird und lernt, mit Ängsten und Gefühlen besser umzugehen, werden die Albträume seltener und weniger schlimm oder sie verschwinden ganz.

Im Erwachsenenalter haben Albträume meist einen Bezug zum Alltag (Angst um den Job, Scheidung oder finanzielle Probleme). Doch Sie können auch Albträume haben, die absolut nichts mit Ihrem Leben zu tun haben.

 Schreckliche Erlebnisse wie ein Unfall, Überfall, Krieg oder eine Naturkatastrophe können schlimme Albträume auslösen, in denen Sie die beängstigenden Situationen immer wieder durchleben. Diese wiederkehrenden Träume sind ein Symptom der posttraumatischen Belastungsstörung. Davon sind etwa acht Prozent der Menschen betroffen und etwa doppelt so viele Frauen wie Männer. Eine posttraumatische Belastungsstörung kann über Jahre anhalten, wenn Sie sich keiner angemessenen Therapie unterziehen, die aus einer Psychotherapie und einer medikamentösen Therapie besteht.

Alkohol- und Drogenmissbrauch und einige verschreibungspflichtige Medikamente können Albträume hervorrufen. Auch manche Nahrungsmittel können Albträume auslösen. In Studien hat sich beispielsweise gezeigt, dass Schokolade bei empfindlichen Menschen schlimme Albträume zur Folge hatte.

In Tabelle 11.2 haben wir Medikamente zusammengestellt, die Albträume auslösen können.

Einnahme kann Albträume auslösen	Absetzen kann Albträume auslösen
Betablocker	Barbiturate
Flutamid	Benzodiazepin
Ketamin	Alkohol
Procarbazin	
Kurz wirksame Barbiturate	

Tabelle 11.2: Medikamente und Substanzen, die Albträume verursachen können

Einige Menschen schwören, dass auch Wassermelonen, Anchovis, scharfes Essen, Zucker und Farb- und Konservierungsstoffe Albträume verursachen, doch dafür gibt es bisher keinerlei wissenschaftliche Beweise. Scharfes oder sehr schweres Essen belastet natürlich nachts den Verdauungstrakt, und das stört den Schlaf. Magenschmerzen, die von Chili oder einer fetten Pizza herrühren, können sich bis in Ihre Träume schleichen.

 Etwa fünf bis sieben Prozent der Erwachsenen haben regelmäßig oder gelegentlich Albträume. Unter Alkohol- und Drogenabhängigen sind es weit mehr. Hier leiden etwa 25 Prozent unter Albträumen.

Auch Stress kann schlimme Träume bringen. Ein Grund mehr, dass Sie Ihren Stresspegel so rasch wie möglich wieder senken.

Symptome

Albträume sind beängstigende Träume, von denen Sie aufwachen. Sie sind sofort richtig wach und erinnern sich sehr genau an Ihren Traum (im Gegensatz zum Nachtschreck, bei dem der Betroffene nicht sagen kann, was ihm so große Angst macht).

Albträume haben immer wieder ähnliche Themen. Sie träumen vielleicht, dass Sie plötzlich nackt in der Öffentlichkeit stehen, dass Sie fallen oder von einer gesichts- und namenlosen Person oder einem gefährlichen Tier gejagt werden. Ihr Traum ist häufig ein Hinweis. Wenn Sie beispielsweise fallen, sind die Dinge im Traum außer Kontrolle geraten. Vielleicht ist das in Ihrem Leben momentan auch der Fall.

Träume deuten

Schon im Altertum gab es Menschen, die Träume deuteten. Der ägyptische Pharao belohnte Joseph, indem er ihn zum Landesvater ernannte, weil dieser einen beängstigenden Traum richtig gedeutet hatte. Und im Talmud kann man von dem geldsüchtigen Traumdeuter Bar Hedia lesen, der jedem einen Traum positiv deutete, der ihn gut genug bezahlte. Gab es wenig Geld, gab es auch eine negative Prognose. Seine Aussagen wurden geradezu prophetisch, denn nachdem die Menschen seinen Rat gehört hatten, taten sie unterbewusst alles dafür, dass er auch wahr wurde.

Denken Sie daran, dass das Träumen ein Prozess im Gehirn ist. Alle Erfahrungen, Wünsche, Ängste, die den Träumenden tagsüber beschäftigen, befinden sich im selben Gehirn, das nachts träumt. Symbole, die im Traum erscheinen, haben für unterschiedliche Menschen auch eine unterschiedliche Bedeutung. Trotzdem haben Menschen komplexe und sehr phantasievolle Erklärungen für Symbole und Bedeutungen von Träumen entwickelt. Denken Sie daran, dass alles in Ihrem Traum durch Sie dort hineingelangt ist. Niemand hat diesen Traum für Sie geschrieben. Der Traum ist also eher informativ und enthält keinerlei vorgegebene Symbole.

Wenn Sie unter einer posttraumatischen Belastungsstörung leiden, kann es sein, dass Sie denselben beängstigenden Traum immer und immer wieder träumen oder dieselben Bilder sehen und die gleichen Gefühle durchleben, die Sie bei dem auslösenden Ereignis sehen und durchleben mussten.

Albträume wecken die Betroffenen meist auf. Sie sind dann sofort wach und können sich an die Bilder und Gefühle ihres Traumes erinnern. Zum Glück können sie sich auch sehr schnell wieder an der Realität orientieren und wieder einschlafen.

 Auch wenn ein Albtraum beängstigend ist, messen ihm die meisten Menschen keine besondere Bedeutung bei. Sie wissen, dass Albträume eine Besonderheit des Schlafs sind und nichts, worüber man sich Sorgen machen müsste. So lange die Albträume nicht ständig auftreten und Ihren Schlaf stören, müssen Sie sich keine Sorgen machen und auch nicht behandelt werden.

Albträume erzeugen unterschiedliche Gefühle. Dazu gehören:

✔ Angst

✔ Furcht

✔ Enttäuschung

✔ Schuld

✔ Traurigkeit

Obwohl diese Gefühle während des Traums sehr stark sein können, erinnern Sie sich an diese Gefühle nach dem Erwachen nur noch vage.

Albträume haben im Gegensatz zum Nachtschreck nur leichte körperliche Symptome wie eine geringe Steigerung der Herz- und Atemfrequenz.

Therapie

Albträume müssen in den meisten Fällen nicht behandelt werden. Wenn Sie die Albträume jedoch stören, können Sie die üblichen Ratschläge befolgen: Sorgen Sie für regelmäßige Schlafenszeiten und meiden Sie Alkohol, Drogen und schweres Essen vor dem Schlafengehen. Sollten Sie allerdings noch immer häufig von Albträumen aus dem Schlaf gerissen werden, fragen Sie einfach Ihren Arzt um Rat.

Hypnagogische Halluzinationen

Als Kind hatten Sie bestimmt Spaß daran, sich bei Pyjamapartys oder am Lagerfeuer Gruselgeschichten zu erzählen. Doch was, wenn Sie dann tatsächlich eines Nachts aufgewacht sind und davon überzeugt waren, dass ein echter Vampir im Zimmer ist und auf Ihnen sitzt und Ihr Blut aussaugt? Dann hatten Sie aller Wahrscheinlichkeit nach eine hypnagogische Halluzination.

Hypnagogische Halluzinationen sind Sinnestäuschungen, die beim Einschlafen auftreten können. Sie haben allerdings nichts mit den Wahnvorstellungen oder Halluzinationen zu tun, die Menschen erleben können, die unter einer Psychose leiden. Bei der hypnagogischen Halluzination sehen Sie traumartige Bilder oder riechen etwas. Alles scheint sehr real zu sein. Diese Halluzinationen treten im Halbschlaf auf, also beim Einschlafen oder Aufwachen.

 Nur für den Fall, dass jemand fragt: Wenn diese Halluzination beim Einschlafen auftritt, wird sie *hypnagogisch* genannt, beim Aufwachen nennt man sie *hypnopompisch*.

In seltenen Fällen können hypnagogische Halluzinationen auch sehr erschreckend sein. Die Hexen, Geister und Ghule aus den alten Märchen scheinen uns zu diesen dämonischen Erscheinungen zu inspirieren.

Ursachen

Bis heute konnten Mediziner noch keine echte Ursache für hypnagogische und hypnopompische Halluzinationen finden. Doch wie bei anderen Erkrankungen spielt auch hier Stress eine Rolle.

Symptome

Halluzinationen, die im Halbschlaf auftreten, können unterschiedliche Symptome aufweisen. Die meisten davon gleichen Sinneswahrnehmungen. Die Schlafenden sind sich absolut sicher, dass sie etwas Außergewöhnliches oder Beängstigendes sehen, fühlen, hören oder riechen. Auch wenn dieses Erlebnis nur ganz kurz ist, sind die Gefühle, die solch eine Halluzination auslöst, sehr heftig, und die Schlafenden sind davon überzeugt, dass das Erlebte real war. Natürlich wissen sie, dass es nicht wirklich passiert sein kann, doch es schien so. Manchmal haben die Betroffenen Angst, dass sie ihren Verstand verlieren, doch ein echter Realitätsverlust ist sehr selten und kann auch nur vorkommen, wenn zusätzlich eine psychiatrische Erkrankung besteht.

Manchmal geht mit der Halluzination eine *Schlaflähmung* einher. Sie ist zweifellos real und macht die Halluzination noch erschreckender, weil der Betroffene sich nicht mehr rühren kann und der Halluzination völlig wehrlos ausgeliefert ist. Eine Schlaflähmung kann eine beängstigende Situation schon mal bis zur Panik verschlimmern. Manche Menschen haben während einer Halluzination auch das Gefühl zu ersticken. Die häufigste Beschreibung davon ist, dass sich die Brust wie zerbrochen anfühlt. (Lesen Sie dazu auch »Im Bett erstarrt – Die Schlaflähmung« etwas später in diesem Kapitel.)

Häufig haben die Betroffenen während der Halluzinationen das Gefühl, als wäre ein Fremder in ihrem Schlafzimmer, als würden sich Schritte nähern oder als würden wilde Tiere oder teuflische Monster ins Schlafzimmer einfallen. Manchmal berichten Betroffene, dass sie eine Glocke hören oder ein Blitzlicht sehen. Sie haben große Angst, dass sie sterben müssen oder jetzt hier in ihrem Bett umgebracht werden. Und dann ist der ganze Spuk plötzlich wieder genauso schnell vorbei, wie er begonnen hat.

Therapie

Wenn die Symptome nicht anhalten oder Sie sonst irgendwie belasten, müssen Sie sich wegen der hypnagogischen und hypnopompischen Halluzinationen nicht behandeln lassen. Sollten Sie unter Narkolepsie leiden und diese Halluzinationen bekommen, insbesondere wenn auch eine Schlaflähmung besteht, sollten Sie mit Ihrem Arzt über eine geeignete Therapie sprechen.

Verhaltensstörungen im REM-Schlaf

Etwa zwei Prozent aller Menschen sind von Verhaltensstörungen im REM-Schlaf oder auch Episoden mit heftigen Bewegungen und aggressivem Verhalten während des Schlafs betroffen. Das ist nicht nur belastend, sondern kann sowohl für die Betroffenen als auch ihre Bettgenossen sehr gefährlich sein.

Männer sind deutlich stärker betroffen als Frauen. Außerdem steigt das Risiko für eine REM-Schlaf-Verhaltensstörung mit zunehmendem Alter. Am häufigsten tritt sie nach dem 60. Lebensjahr auf.

Obwohl der Körper während des Schlafs ganz ruhig und entspannt ist, arbeitet das Gehirn vor allem während des REM-Schlafs auf Hochtouren. Während des REM-Schlafs ist die Muskulatur völlig entspannt, sie ist *atonisch*. Sie befinden sich in einer völlig natürlichen Schlaflähmung (siehe »Im Bett erstarrt – Die Schlaflähmung« später in diesem Kapitel).

 Der Neurotransmitter *Glycin* kontrolliert unter anderem die Aktivität des Rückenmarks. Während des REM-Schlafs sendet der Hirnstamm keine Signale, die die Muskulatur veranlassen, sich zu bewegen.

Auch wenn die Mediziner noch nicht genau wissen, warum Sie während des REM-Schlafs eine Schlaflähmung bekommen, nehmen sie an, dass es sich dabei um eine natürliche Sicherheitsmaßnahme handelt, damit Sie während eines Traumes nicht aus dem Bett springen und versuchen, Ihren Traum auszuleben und sich dabei verletzen. Wenn Ihr Gehirn in die REM-Schlaf-Phase eintritt, bleibt Ihr Körper ganz entspannt. So können Sie weiter ganz friedlich schlafen, obwohl Sie träumen.

 Wenn Sie unter einer REM-Schlaf-Verhaltensstörung leiden, können Sie sich und Ihren Bettpartner verletzen. In einer Untersuchung hatten sich 32 Prozent der Patienten so stark verletzt, dass sie medizinisch versorgt werden mussten, und 62 Prozent hatten ihre Bettpartner so verletzt, dass diese medizinische Hilfe benötigten.

Bei der REM-Schlaf-Verhaltensstörung ist der Mechanismus gestört, der den Körper in dieser Schlafphase normalerweise lähmt. Wenn Sie träumen, leben Sie diese Träume auch aus. Träumen Sie, dass Sie Fußball spielen, springen Sie vielleicht aus dem Bett, greifen die Kommode an, laufen geradewegs in eine Wand oder hechten über die Torlinie, die in Wirklichkeit Ihr Badezimmer ist. Die Episoden sind so heftig, dass Sie sich und Ihren Bettpartner schnell verletzen können. REM-Schlaf-Verhaltensstörungen unterscheiden sich vom Schlafwandeln, weil Sie während einer REM-Schlaf-Verhaltensstörung von Ihren Träumen beeinflusst werden und sich nach dem Aufwachen noch genau an alles erinnern. Sie handeln je nach Inhalt Ihres Traumes und nicht in der realen Welt. Ein Schlafwandler kann beispielsweise zum Fenster gehen, es öffnen und hinaustreten. Im Gegensatz dazu können Sie bei einer REM-Schlaf-Verhaltensstörung durch das Fenster springen, weil Sie träumen, dass Sie von einem Sprungbrett in den Pool springen.

Ursachen

In den meisten Fällen ist die Ursache der REM-Schlaf-Verhaltensstörung unbekannt. Doch auch Erkrankungen können diese Störung auslösen. Dazu gehören Hirntumore, Demenz, multiple Sklerose, verschiedene Arten der Gehirnatrophie und die Parkinson-Erkrankung. In manchen Fällen tritt die REM-Schlaf-Verhaltensstörung einige Jahre vor Ausbruch einer parkinsonschen Erkrankung auf. Doch nicht alle Patienten, die unter einer REM-Schlaf-Verhaltensstörung leiden, bekommen Parkinson. Außerdem nehmen Wissenschaftler an, dass die Degeneration von Hirnstammneuronen eine wichtige Rolle bei den REM-Schlaf-Verhaltensstörungen spielt.

Symptome

Wenn ein Betroffener in die REM-Schlaf-Phase eintritt, kann es sein, dass er seine Träume heftig auslebt. Er kann treten, schlagen, springen, kämpfen, laufen oder irgendeine andere körperliche Aktivität an den Tag legen. Er lässt sich nur schwer wecken und wird aggressiv, wenn sich ihm jemand nähert.

Therapie

Legen Sie die Matratze auf die Erde, um einem Sturz vorzubeugen, und verbannen Sie alles, was scharfkantig oder sonst irgendwie gefährlich sein könnte, aus Ihrem Schlafzimmer.

Zur Behandlung der REM-Schlaf-Verhaltensstörung ist Clonazepam das Medikament der Wahl. Es hilft bei über 90 Prozent der Betroffenen, die Verhaltensstörungen im REM-Schlaf wieder in den Griff zu bekommen. Allerdings ist dieses Medikament bei einer Leberschwäche, einer Schlafapnoe oder einem grünen Star nicht geeignet. Sie müssen dieses Präparat außerdem auf unbestimmte Zeit einnehmen, um die REM-Schlaf-Verhaltensstörung unter Kontrolle zu behalten. Sie würde sehr schnell wiederkehren, wenn Sie das Medikament absetzen.

Wenn der Patient zusätzlich auch an Parkinson erkrankt ist, hat sich L-Dopa als sehr nützlich erwiesen, sowohl die Parkinsonsymptomatik als auch die Symptome der REM-Schlaf-Verhaltensstörung zu behandeln. Auch mit anderen Parkinson-Medikamenten wie Pramipexol konnten Erfolge nachgewiesen werden.

Im Bett erstarrt – Die Schlaflähmung

Die Schlaflähmung ist eine ganz normale Körperfunktion. Jeder hat sie im Schlaf, wenn das Gehirn während des REM-Schlafs die Motorik hemmt, damit wir nicht aus dem Bett fallen oder uns irgendwie verletzen. Doch dieses nächtliche Phänomen nehmen Sie nicht bewusst wahr. Erst, wenn Sie merken, dass Sie sich nicht mehr bewegen können, wird die Schlaflähmung zu einem Problem.

Sind Sie schon einmal wach geworden und haben sich gefühlt, als wären Sie im Bett festgetackert, weil Sie keinen Muskel mehr rühren konnten? Oder dass etwas Schweres auf Ihrer Brust kniet und Sie zerquetscht?

Sie träumen nicht, sondern Sie erleben gerade eine Schlaflähmung und können keine einzige große Muskelgruppe wie Arme und Beine mehr rühren. Es ist sogar möglich, dass Sie nicht mehr sprechen können.

Ängste, düstere Vorahnungen und lebhafte Halluzinationen können eine Schlaflähmung begleiten (siehe Abschnitt »Hypnagogische Halluzinationen«).

 Wenn die Schlaflähmung beim Einschlafen auftritt, wird sie als *prädormital* bezeichnet. Tritt sie beim Erwachen auf, bezeichnet man sie als *postdormital*.

Ursachen

Bisher ist noch nicht genau bekannt, was die Schlaflähmung verursacht. Doch es gibt die Theorie, dass es sich bei der Schlaflähmung um einen natürlichen Sicherheitsmechanismus unseres Gehirns handelt, um uns davor zu bewahren, unsere Träume im Schlaf unkontrolliert auszuleben. Meistens bekommen wir von dieser Schlaflähmung nichts mit. Doch wenn Sie beim Übergang von einem Schlafstadium in ein anderes plötzlich erwachen, kann es sein, dass noch einige Erscheinungen des letzen Schlafstadiums anhalten. Der Wechsel hat noch nicht komplett stattgefunden. Deshalb kann die Schlaflähmung als eine Erscheinung des REM-Schlafs bis in die Wachphase anhalten.

Menschen, die unter zirkadianen Rhythmusstörungen wie bei Jetlag oder Schichtarbeit leiden, sind häufiger von Schlaflähmungen betroffen (siehe Kapitel 8). Auch Schlafmangel oder chronischer Stress können zu solchen Episoden führen.

Bei etwa 16 Prozent der Menschen, die unter Schlaflähmungen leiden, wurde eine Panikstörung diagnostiziert. Doch sie sind nicht die einzigen, die davon betroffen sind. Auch Patienten, die unter Depressionen oder bipolaren Störungen leiden, haben oft Schlaflähmungen.

 Je tiefer Sie schlafen, desto mehr entspannen sich Ihre Muskeln und desto schwieriger wird es für Ihr Gehirn, eine Muskelkontraktion auszulösen. Im REM-Schlaf ist die Muskulatur fast vollständig erschlafft, und Sie sind nicht mehr dazu in der Lage, sich zu bewegen. Diese Atonie betrifft nicht die Muskulatur, die vom vegetativen Nervensystem gesteuert wird. Dazu gehört auch die Muskulatur, die Herzschlag und Atmung ermöglicht. Sie funktioniert glücklicherweise weiter ganz normal.

Es gibt einige wissenschaftliche Hinweise darauf, dass Neurotransmitter (Botenstoffe, die Informationen weitergeben, damit sich unter anderem Muskeln bewegen können) während des REM-Schlafs deaktiviert werden.

Symptome

Der Schlafende wacht auf, seine Gliedmaßen sind sehr schwer, und er kann sich nicht bewegen. Er kann auch einen schweren Druck auf der Brust fühlen und schreckliche Angst bekommen. Manche haben das Gefühl, als wäre etwas im Raum. Ein Teil ihrer Angst rührt daher, dass sie das Gefühl haben, dieses »Etwas« will ihnen etwas tun. Die Schlaflähmung kann von 30 Sekunden bis zu 5 Minuten oder länger anhalten.

Der Druck auf der Brust, den Menschen bei einer Schlaflähmung verspüren, hat in früheren Zeiten zu dem Irrglauben geführt, dass ein Dämon auf der Brust des Schlafenden sitzt und ihm die Lebenskraft aussaugt.

Manche Menschen haben während einer Schlaflähmung das Gefühl, als würden sie aus ihrem Körper heraustreten und über ihrem Bett schweben und sich selbst beobachten. Anderen scheint es, als würde man sie durch einen engen Tunnel pressen.

Die Schlafenden können auch Lichter sehen oder Geräusche wie beispielsweise ein Glockenklingeln hören. Das ist vor allem dann der Fall, wenn die Schlaflähmung von einer Halluzination begleitet wird.

Therapie

Menschen, die übermüdet sind und unregelmäßige Schlafenszeiten haben, sind anfälliger für eine Schlaflähmung. Regelmäßiger Sport kann die Muskulatur stärken und den Schweregrad der Schlaflähmung vermindern.

 Versuchen Sie, nicht auf dem Rücken zu schlafen, denn die meisten Schlaflähmungen treten in dieser Schlafposition auf.

Manche Betroffene berichten, dass eine Berührung die Schlaflähmung unterbrechen kann. In einigen Fällen hilft es auch, mit den Augen zu rollen (die Augen sind nicht gelähmt).

Wenn die Schlaflähmungen sehr häufig, schwer und lang anhaltend sind, sollten Sie mit Ihrem Arzt besprechen, ob er Ihnen ein geeignetes Medikament verordnen kann.

Schlafepilepsie

Einige Menschen, die unter Epilepsie leiden, können _nächtliche Krampfanfälle_ bekommen. Mediziner sind der Ansicht, dass diese nächtlichen Krampfanfälle mit den Schlafstadien in Zusammenhang stehen, da sie immer am Übergang zwischen zwei

Schlafstadien oder im Schlafstadium zwei auftreten, also gerade wenn der Betroffene einschläft oder aufwacht. Häufig kommen sie auch am Übergang zum Slow-Wave-Schlaf vor.

Manche Menschen, die unter Schlafepilepsie leiden, hatten noch nie tagsüber einen Anfall. Doch die meisten können zu jeder Zeit einen Krampfanfall bekommen. Die Schlafanfälle können auch während eines Mittagschläfchens auftreten.

Ursachen

Krampfanfälle können so viele verschiedene Auslöser haben, dass wir diesem Thema ein eigenes Kapitel widmen müssten. Die Ursache für viele nächtliche Krampfanfälle ist allerdings unbekannt. Übermüdung trägt auf jeden Fall zur Häufigkeit der Anfälle bei.

Außerdem löst auch die Überdosierung oder das plötzliche Absetzen von bestimmten Medikamenten Krampfanfälle aus. Zu diesen Medikamenten gehören trizyklische Antidepressiva, Lithium, Barbiturate, Benzodiazepine, Opioide, einige Bronchodilatatoren, Antipsychotika und hohe Penicillindosen. Auch ein chronischer Drogenmissbrauch kann zu Krampfanfällen führen. Eine Hirnhautentzündung, ein Hirntumor und degenerative Erkrankungen können sie ebenfalls auslösen.

Wenn Sie unter nächtlichen Krampfanfällen leiden und außerdem Schlafstörungen haben, dürfen Sie auf keinen Fall rezeptfreie Schlafmittel einnehmen, denn sie können das Anfallsleiden verschlimmern. Fragen Sie Ihren Arzt, welches Medikament für Sie das richtige ist, um wieder besser zu schlafen. Meiden Sie außerdem stimulierende Substanzen wie Koffein, um den Tag zu überstehen, wenn Sie müde sind, denn auch Stimulanzien können Krampfanfälle hervorrufen.

Symptome

Die Symptome nächtlicher Krampfanfälle unterscheiden sich abhängig von der Art des Anfallsleidens. Die meisten Menschen weisen klassische Symptome wie Muskelsteifigkeit, Zuckungen, Bewusstlosigkeit und manchmal auch den Verlust der Harnblasenkontrolle auf. Wenn sie wieder zu Bewusstsein kommen, sind sie desorientiert. Die Betroffenen sind am Ende eines Anfalls häufig sehr erschöpft.

Es gibt viele verschiedene Anfallsleiden, doch die meisten der Schlafepilepsien gehören zu den _tonisch-klonischen_ oder _Grand-mal-Anfällen_. Das bedeutet, dass sich zuerst die Muskeln versteifen (_tonische Phase_), dann folgen die Zuckungen (_klonische Phase_).

Therapie

Vielleicht sind Sie es schon müde, zu hören, doch wir sagen es deshalb so oft, weil es einfach wahr ist. Sie können Ihre nächtlichen Krampfanfälle reduzieren, wenn Sie auf regelmäßige Schlafenszeiten achten, immer zur gleichen Zeit aufstehen und dafür sorgen, dass Sie genug Schlaf bekommen, denn solche nächtlichen Anfälle können auftreten, wenn Sie zu wenig schlafen (interessanterweise auch, wenn Sie zu viel schlafen). Alles, was Ihr normales Schlafmuster beeinträchtig, kann einen nächtlichen Krampfanfall begünstigen. Deshalb sollten Sie Stress vermeiden und lernen, besser damit umzugehen.

Ihr Arzt wird die medikamentöse Therapie der Schlafepilepsie nicht von der Uhrzeit abhängig machen, zu der die Anfälle auftreten, sondern er wird sich an der Art der Krampfanfälle orientieren. Es gibt einige Einzelfallberichte, die darauf schließen lassen, dass die Wahrscheinlichkeit für einen nächtlichen Krampfanfall sinkt, wenn Sie nachts ein kleines Licht brennen lassen oder neben Ihrem Bett ein Wecker laut tickt. Ihr Arzt kann außerdem die abendliche Dosis Ihres Epilepsiemedikamentes erhöhen, um die nächtlichen Krampfanfälle besser in den Griff zu bekommen. Wenn das nicht wirkt, können Sie mit Ihrem Arzt besprechen, ob für Sie abends ein Medikament sinnvoll wäre, das seine Wirkstoffe zeitverzögert abgibt (time-release Medikament).

Schmerzhafte Erektion im Schlaf

Schmerzhafte Erektionen im Schlaf sind zum Glück sehr selten. Doch für die betroffenen Männer ist diese Störung schrecklich und raubt ihnen den Schlaf.

Schmerzhafte Erektionen im Schlaf gehören zu den REM-Schlaf-Parasomnien. Für Männer ist es ganz normal, im Schlaf eine Erektion zu bekommen, besonders dann, wenn sie in den REM-Schlaf eintreten. Doch die Erektion hat nichts mit dem Inhalt eines Traums zu tun. Sie tritt vollkommen unabhängig davon auf. Um festzustellen, ob eine Impotenz psychische oder körperliche Ursachen hat, wird bei den betroffenen Männern untersucht, ob im Schlaf Erektionen auftreten oder nicht. (Wenn der Mann während des REM-Schlafs eine normale Erektion bekommt, aber unter Impotenz leidet, dann hat sie vermutlich eher einen psychischen als einen physischen Grund.)

Ursachen

Die Ursache für schmerzhafte Erektionen im Schlaf ist unbekannt. Manche Untersuchungsergebnisse deuten darauf hin, dass Plaques im Penis (die man mit den arteriosklerotischen Plaques in den Gefäßen vergleichen kann) dabei eine Rolle spielen. Doch die Plaques allein reichen nicht aus, um die schmerzhaften nächtlichen Erektionen zu erklären, denn nicht alle Männer, die diese Plaques aufweisen, haben auch schmerzhafte Erektionen. Die Betroffen haben außerdem tagsüber keinerlei Schmerzen bei einer sexuell stimulierten Erektion. Eine Theorie über die Ursachen der schmerzhaften Erektionen im Schlaf lautet, dass der Blutdruck im Penis während einer Erektion im REM-Schlaf zu stark ansteigt. Das könnte die Schmerzen hervorrufen. Doch diese Hypothese ist reine Spekulation.

Symptome

Die Erektionen im Schlaf sind so stark und schmerzhaft, dass die Männer davon aufwachen. Manchmal ist das Problem so gravierend, dass die Betroffenen Angst haben, schlafen zu gehen, und dadurch eine vielleicht bereits bestehende Insomnie und damit ihren Schlafentzug weiter verschlimmern.

Therapie

Zur Behandlung können bei Bedarf den REM-Schlaf unterdrückende Antidepressiva wie MAO-Hemmer verordnet werden. In der medizinischen Literatur findet man auch Berichte darüber, dass das Neuroleptikum Clozepin in einigen Fällen geholfen hat. Doch diese Patienten müssen genau beobachtet werden, da dieses Medikament eine sehr gefährliche Nebenwirkung haben kann: die Agranulozytose. Dabei kommt es zu einem Rückgang der weißen Blutkörperchen, der lebensbedrohlich werden kann. Manche Ärzte haben mit unterschiedlichem Erfolg das Neuroleptikum Olanzapin ausprobiert. Allerdings muss beachtet werden, dass diese Medikamente zwar die nächtliche Erektion hemmen können, im Wachzustand dann aber auch eine erektile Dysfunktionen (Impotenz) hervorrufen.

Die unsichtbare Gefahr – REM-Schlaf- abhängiger Sinusarrest

Der REM-Schlaf-abhängige Sinusarrest ist eine sehr seltene Störung, bei der es während des REM-Schlafs für einige Sekunden zum Herzstillstand kommt.

Der REM-Schlaf-abhängige Sinusarrest ist vermutlich für die plötzlichen Todesfälle während des Schlafs von scheinbar völlig gesunden jungen Menschen verantwortlich. Man hat diese Störung eher zufällig entdeckt, als eine Gruppe gesunder Freiwilliger in einem Schlaflabor untersucht wurde, weil sie sich zur Teilnahme an einem Experiment bereiterklärt hatten.

Ursachen

Die genauen Ursachen des REM-Schlaf-abhängigen Sinusarrestes sind noch unbekannt. Doch man vermutet eine Störung des vegetativen Nervensystems, das die Atmung und den Kreislauf reguliert.

Symptome

Bei dieser Störung kommt es während des REM-Schlafs immer wieder zu Herzstillständen. Bei Untersuchungen hat man festgestellt, dass das Herz zwischen 9 und 20 Sekunden zu schlagen aufgehört hatte. Die Betroffenen haben keine Schlafbeschwerden.

Therapie

In manchen Fällen wird ein Herzschrittmacher implantiert oder ein Medikament verordnet, dass den Herzrhythmus stabilisiert.

Mit einer Parasomnie leben

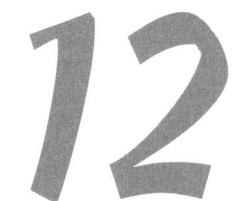

In diesem Kapitel

▸ Sicherheit garantieren

▸ Die Parasomnie im Team managen

▸ Sich an Veränderungen gewöhnen

Stellen Sie sich vor, Sie wachen auf und gehen in die Küche, um sich Ihren Morgenkaffee zu kochen. Ihr Magen tut weh und grummelt. Als Sie in die Küche kommen, bleiben Sie wie angewurzelt stehen. Sie sehen das Papier von fünf Schokoriegeln auf dem Fußboden. Wie in aller Welt sind die dorthin gekommen? Sie bücken sich, um das Papier aufzuheben, und entdecken, dass der Boden auch voller Kekskrümel ist. Ihr Blick schweift über die Arbeitsplatte, und Sie entdecken eine leere Plastikbox. Alle Kekse, die Sie gestern für den Ausflug Ihrer Tochter gebacken haben, sind verschwunden.

Sie sind fassungslos. Sie fragen Ihren Mann, wer die Küche so verwüstet und ob er all das gegessen hat. Er verneint Ihre Frage und starrt Sie an, als kämen Sie von einem anderen Stern. Ihre Kinder haben heute Nacht bei Freunden geschlafen, deshalb können sie es auch nicht gewesen sein. Sie fragen sich gerade noch einmal, wer das hier angerichtet hat, als Ihr Magen sich wieder mit einem Gurgeln meldet. Jetzt kann es doch nur noch der Hund gewesen sein. Doch eigentlich wissen Sie genau, dass er sich niemals eine Dose aus der Speisekammer holen könnte.

Wenn Ihnen diese Situation bekannt vorkommt, leiden Sie vielleicht unter einer schlafbezogenen Essstörung. *Parasomnien* sind eine Gruppe verschiedener Schlafstörungen. Bei einigen davon kommt es zu unbewussten Aktivitäten, die die Betroffenen im Schlaf ausüben. (In den Kapiteln 10 und 11 finden Sie wichtige Informationen über verschiedene Parasomnien.)

Haben Sie den Verdacht, an einer Parasomnie zu leiden? Nachdem Sie beim Arzt waren und er eine genaue Diagnose gestellt hat, müssen Sie etwas unternehmen, um sich und Ihre Familie zu schützen. In diesem Kapitel sprechen wir darüber, wie sich diese ungewöhnlichen Schlafstörungen auf Sie und das Leben Ihrer Familie und Freunde auswirken. Sie möchten wissen, warum? Weil Sie deren Hilfe brauchen werden, um besser mit den Symptomen und möglichen Problemen, die diese Schlafstörungen mit sich bringen, umzugehen.

Vielleicht sind Sie der Ansicht, dass so eine unbedeutende Parasomnie keine besonderen Auswirkungen auf Ihr Leben und Ihre zwischenmenschlichen Beziehungen haben kann. Doch da irren Sie sich. Wenn die Menschen um Sie herum nicht verstehen, dass

Sie unter einer anerkannten Erkrankung leiden, die Sie dazu bringt, im Schlaf irgendwelche Dinge zu tun, werden sie Ihnen dieses merkwürdige nächtliche Verhalten vorwerfen. Vor einigen hundert Jahren hätte man Sie vermutlich einfach für besessen erklärt und auf dem Scheiterhaufen verbrannt.

Die meisten Parasomnien erfordern keine besonderen Sicherheitsmaßnahmen. Aber das Schlafwandeln und Verhaltensstörungen im REM-Schlaf können recht gefährlich sein. Andere Parasomnien wie das Zähneknirschen oder die schlafbezogene Essstörung können gesundheitliche Probleme wie Zahnverlust oder Gewichtszunahme mit sich bringen. Das lässt sich mit ein paar Vorsichtsmaßnahmen vermeiden.

In diesem Kapitel haben wir für Sie einige Tipps zusammengestellt, wie Sie besser mit diesen ungewöhnlichen nächtlichen Verhaltensweisen umgehen können. Außerdem geben wir einige Sicherheitsempfehlungen für Sie selbst und für Ihren Partner. Wir zeigen Ihnen, wie Sie Ihr Schlafzimmer und die gesamte Wohnung in eine Sicherheitszone verwandeln, und welche Möglichkeiten es gibt, dass Ihr Partner rechtzeitig vor einer Episode geweckt wird, damit er dafür sorgt, dass niemandem etwas geschieht.

Mit der richtigen Therapie und ein klein wenig Planung können Sie gut mit Ihrer Parasomnie leben.

Bleiben Sie unverletzt

Während einer Parasomnie-Episode verletzen sich Betroffene häufig, weil sie in dieser Situation Dinge tun, die sie eigentlich nur machen würden, wenn sie hellwach sind. Da die Betroffenen schlafen, können sie die Situation nicht wie im Wachzustand beurteilen oder sie besitzen nicht die gleiche Koordinationsfähigkeit. Die eingeschränkte Koordination führt zu einem erhöhten Verletzungs- und Unfallrisiko.

Jemand, der nachts im Schlaf ein scharfes Messer in die Hand nimmt, um eine Zwiebel zu schneiden, kann dabei schnell auch seinen Finger erwischen. Oder Ihr Mann ist Raucher, zündet sich während des Schlafwandelns eine Zigarette an und steckt dabei das Haus in Brand.

Und der Typ, der tagsüber friedlich wie ein Lämmchen ist, verwandelt sich nachts in seinen Träumen in einen tollen Fußballstar. Dabei kann er sich oder seine Partnerin wirklich schlimm verletzen, ohne dass er sich dessen bewusst ist.

 Eine aktuelle Studie, bei der 100 Erwachsene untersucht wurden, die sich im Schlaf verletzt hatten, ergab, dass sich 54 von ihnen beim Schlafwandeln, 36 durch REM-Schlaf-Verhaltensstörungen und zwei durch einen nächtlichen Krampfanfall verletzt hatten. 50 Prozent der Studienteilnehmer litten unter Depressionen oder waren drogenabhängig. Doch die anderen 50 Prozent hatten keine psychischen Probleme oder andere Erkrankungen.

Einen Plan aufstellen

Weil die bei einer Parasomnie auftretenden Verhaltensweisen so verschieden sind, ist es am wichtigsten herauszufinden, wo Sicherheitsprobleme auftauchen und was sie dagegen unternehmen können. Entwerfen Sie einen Plan, der allen Sicherheit bietet, aber das Familienleben nicht zu sehr beeinträchtigt. Sie sollten überlegen, ob Ihr Plan praktikabel und einfach umzusetzen ist, das Familienbudget nicht übersteigt und auf die Bedürfnisse und Gefühle aller Beteiligten Rücksicht nimmt.

Holen Sie sich Hilfe und haben Sie dabei keine Angst, was andere über Sie denken könnten. Sprechen Sie mit Ihren Freunden, mit der Familie und vielleicht sogar mit den Nachbarn über Ihre Parasomnie, damit sie Ihnen helfen können, falls sie Sie einmal mitten in der Nacht während einer Parasomnie-Episode antreffen.

Das klingt nach einer schwierigen Aufgabe, doch Sie können das schaffen. Sie müssen sich nur mit Ihrer Familie, Ihrem Partner oder Ihren Mitbewohnern zusammensetzen. Erklären Sie allen, worunter Sie leiden und wie sich das äußern kann, und bitten Sie sie auch um Ideen, wie man die Sicherheit für alle noch erhöhen kann. Jetzt müssen Sie alle Ideen nur noch umsetzen.

In den folgenden Abschnitten geben wir Ihnen ein paar hilfreiche Tipps, wie Sie nachts trotz Ihrer Parasomnie in Sicherheit sind.

Das sichere Schlafzimmer

Nachdem eine Diagnose wie Schlafwandeln oder REM-Schlaf-Verhaltensstörung feststeht, wird Ihr Arzt mit Ihnen besprechen, was Sie tun müssen, um mit dieser Störung zu leben. Die Therapie ist ein Teil davon. Doch es ist auch äußerst wichtig, was Sie zu Hause unternehmen.

Zuerst müssen Sie Ihr Schlafzimmer so sicher wie möglich machen. Es sollten nur die Möbel darin stehen, die unbedingt notwendig sind. Außerdem sollten Sie nichts in Ihrem Schlafzimmer lagern, also keine Kleiderkisten, Bügelbretter oder Ähnliches. All das kann für Sie gefährlich werden, wenn Sie im Schlaf aufstehen und umherwandeln. Und wenn Sie zu denen gehören, die abends gerne Schuhe und Kleidung einfach auf den Boden werfen, sollten Sie sich das dringend abgewöhnen. Jeder Gegenstand auf dem Fußboden ist eine Stolperfalle.

Im Schlafzimmer sollten nur folgende Möbel stehen:

✔ Ein Bett

✔ Eine Nachttischlampe

✔ Eine Kommode

✔ Ein Nachttisch

Wenn Sie noch gerne einen weichen Sessel im Zimmer hätten, auf den Sie sich morgens setzen können, um Ihre Strümpfe anzuziehen, sollten Sie dafür sorgen, dass genug Platz dafür vorhanden ist. Ein Schlafzimmer, das mit Möbeln zugestellt ist, kann für Sie genauso gefährlich sein, wie auf einem Seil zu balancieren. Ist Ihr Schlafzimmer sehr klein, sollten Sie sich anstelle des Sessels lieber für eine gepolsterte Bank oder Ähnliches entscheiden. Stellen Sie sie aber so, dass Sie nicht darüber stolpern können.

Schließen Sie alle Fenster und Türen ab. Das gilt vor allem für Türen, die nach draußen führen. Ihr Unfallrisiko steigt nämlich deutlich an, wenn Sie es schaffen, Ihr sicheres Schlafzimmer zu verlassen und nach draußen in eine unberechenbare Umgebung zu gelangen.

Am sichersten ist es, Sie haben im Schlafzimmer einen Parkett- oder Laminatboden oder einen fest verlegten Teppichboden. Sollten Sie sich aber nicht von dem wunderschönen Läufer trennen können, über den Sie erst kürzlich nachts gestolpert sind und sich das Bein gebrochen haben, dann wandeln Sie ihn doch einfach in einen Wandteppich um.

Sie müssen nicht in einer Gummizelle schlafen oder alles rauswerfen, woran Ihr Herz hängt, wenn Sie unter einer Parasomnie leiden (doch das könnte helfen). Sie sollten aber alles so weit vereinfachen, dass Ihr Unfallrisiko und die Gefahr, dass Einrichtungsgegenstände kaputt gehen, nicht mehr so groß sind. Wenn Ihr Partner nicht damit einverstanden ist, das gemeinsame Schlafzimmer so umzugestalten, sollten Sie darüber nachdenken, in einem anderen Raum zu schlafen. (Lesen Sie »Getrennte Schlafzimmer« später in diesem Kapitel.) So sind Sie in Sicherheit, und Ihr Partner kann das Schlafzimmer trotzdem nach seinen Wünschen gestalten.

Wenn Sie sich den Bodenbelag aussuchen können, sollten Sie rutschige Oberflächen wie Fliesen oder Marmor vermeiden. Denken Sie daran, dass sich ein Schlafwandler nur scheinbar sicher bewegt. Tatsächlich besitzt er aber nicht seine normale Koordinationsfähigkeit, und ihm ist nicht bewusst, was er sieht.

Achten Sie darauf, dass keine Kabel herumliegen, über die Sie nachts stolpern könnten. Entfernen Sie kleinere Einrichtungsgegenstände wie Fußbänke oder Hocker, denn Sie können darüber stürzen. Oder finden Sie dafür einfach einen neuen Platz, an dem sie Ihnen nicht mehr im Weg stehen.

Entfernen und sichern Sie:

✔ Alles, was Sie als Waffe benutzen könnten, wie beispielsweise einen Baseballschläger oder einen dicken Ledergürtel.

✔ Streichhölzer und Feuerzeuge.

✔ Medikamente, bei denen eine Überdosis gefährliche Folgen hätte. (Das Schubfach in Ihrem Nachtschränkchen ist also kein geeigneter Ort, um Ihre Schlaftabletten aufzubewahren. Lagern Sie Medikamente in einem abschließbaren Schrank im Bad.)

✔ Scheren, Brieföffner und andere scharfe Gegenstände.

Wenn wir sagen, Sie sollen etwas sichern, dann meinen wir _wegschließen_! Legen Sie es nicht einfach nur in ein Schubfach oder in einen Schrank, an den Sie oder Ihr Kind herankommen. Das Verletzungsrisiko wäre einfach zu hoch.

Das Bett

Achten Sie darauf, wie hoch Ihr Bett ist. Hohe Betten sind vor allem für Schlafwandler oder auch bei anderen Parasomnien gefährlich, da die Betroffenen aus dem Bett fallen können. (Das bedeutet, Sie müssen Ihrem Kind leider auch ein Hochbett verweigern.) Am besten liegt die Matratze direkt auf dem Boden, damit Sie sich nicht verletzen, wenn Sie aus dem Bett purzeln.

 Je mehr Dinge Sie in oder um Ihr Bett haben, desto mehr Dinge können Sie beschädigen oder als Waffe einsetzen.

Wenn Sie allerdings unbedingt ein normales, gut aussehendes Bett haben möchten, sollten Sie auf Folgendes achten:

✔ **Kaufen Sie ein Bett, dessen Kopfteil aus Massivholz besteht oder gepolstert ist.** Kopfteile, die aus Leisten oder anderen netten Kleinteilen bestehen, erhöhen Ihr Verletzungsrisiko.

✔ **Eine Polsterung wäre gut.** Möbel mit abgerundeten oder gepolsterten Ecken sind eine gute Investition, da sie Sie vor schweren Verletzungen bewahren.

✔ **Achten Sie darauf, dass das Bett nicht zu hoch ist.** Je näher die Matratze am Boden ist, desto geringer ist Ihre Fallhöhe und damit Ihr Verletzungsrisiko bei einem Sturz.

✔ **Verzichten Sie auf viele Kissen oder andere Dekoartikel im Bett.** Halten Sie alles so minimalistisch wie möglich.

Falls Sie kein Schlafwandler sind, können Sie auch den Bereich vor Ihrem Bett mit Kissen auspolstern. Dann tun Sie sich bei einem Sturz nicht so weh.

Der Nachttisch

Zu Nachttischen gibt es zwei unterschiedliche Meinungen. Die einen sagen, der Nachttisch sollte direkt am dem Bett stehen. Die anderen sind der Meinung, zwischen Bett und Nachttisch sollten mindestens 30 Zentimeter Abstand sein. Wir raten Ihnen, dass Sie sich einfach beobachten. Wenn Sie dazu neigen, aus dem Bett zu rollen und sich dabei den Kopf am Nachttisch anzuschlagen, dann sollten Sie ihn nicht direkt ans Bett stellen. Natürlich ist im Schlafzimmer nicht immer genug Platz, um den Nachttisch weit weg zu stellen – ein Grund mehr, die Matratze auf den Boden zu legen und damit das Problem ganz aus der Welt zu schaffen.

Wenn Sie Ihren Nachttisch direkt ans Bett stellen möchten, dann sollten Sie sich einen Eckenschutz kaufen (die, mit denen man auch Kleinkinder davor bewahrt, sich am Tisch ständig neue Beulen zu holen).

Legen Sie so wenig wie möglich auf Ihren Nachttisch. Am besten, es stehen nur eine Lampe und ein Wecker darauf.

Die Kommode

In manchen Wohnungen scheinen die begehbaren Kleiderschränke größer zu sein als das Schlafzimmer. Wenn das bei Ihnen der Fall sein sollte, können Sie die Kommode einfach in den Schrank stellen. Dadurch haben Sie im Schlafzimmer mehr Platz, und noch eine Gefahrenquelle ist aus dem Weg, denn Schlafwandler können sich an einer Kommode ganz schön wehtun. Ist Ihr Schlafzimmer sehr klein, sollten Sie überhaupt keine Kommode aufstellen, sondern Ihre gesamte Kleidung im Kleiderschrank aufbewahren.

Auch für die Kommode gilt dasselbe wie fürs Bett oder den Nachttisch. Egal wie hübsch es aussieht, stellen Sie nichts darauf. Wenn Sie im Schlaf diese Deko erwischen, können Sie sich und andere schwer verletzen.

Die Treppe

Schlafen Sie im ersten Stock, sollten Sie oben ein Treppenschutzgitter anbringen, damit Sie nicht im Schlaf die Treppen hinunter stürzen. Entsprechendes gilt, wenn Sie im Erdgeschoss schlafen: Dann sollte das Gitter unten an der Treppe angebracht werden, damit Sie während einer Schlafwandelepisode auch unten bleiben.

Das Home Office

Wenn Platz in Ihrer Wohnung Mangelware ist, dann haben Sie Ihren Arbeitsplatz vielleicht im Schlafzimmer. Doch gerade bei Schlafstörungen ist es besonders wichtig, dass das Schlafzimmer nur diese eine Funktion hat. Das gilt für Ein- und Durchschlafstörungen genauso wie für Parasomnien. Bei Parasomnien ist das sogar besonders wichtig, denn eine teure Büroausstattung wäre im Schlafzimmer einfach viel zu gefährlich. Entfernen Sie deshalb alles aus Ihrem Schlafzimmer, was nicht zerstört werden darf.

Dazu gehören wichtige Unterlagen wie Rechnungen, Versicherungspolicen, Hypotheken, Autopapiere. Bewahren Sie sie außerhalb des Schlafzimmers auf (am besten in einer feuerfesten, verschlossenen Box).

Bis Sie mit Ihrem Arzt einen wirkungsvollen Behandlungsplan entworfen haben (es kann ein wenig dauern, bis das richtige Medikament und die geeignete Dosis gefunden sind), sollten Sie Ihr Home Office so lange in Ihre Küche oder an einen anderen sicheren Ort auslagern.

Die Küche und das Bad absichern

Küche und Bad sind gefährlicher als alle anderen Räume. In der Küche lauern folgende Gefahren:

✔ Gefährliche Gerätschaften wie Mühlen, Mixer, Brotschneidemaschinen

✔ Schwere Geräte wie Fleischklopfer oder Topfuntersetzer

✔ Fließendes Wasser

✔ Spitze Ecken

✔ Scharfe Gegenstände wie Messer oder Scheren

✔ Feuerquellen wie Streichhölzer und Öfen

✔ Giftige Haushaltsreiniger

✔ Mülleimer

Im Bad können Sie Folgendes finden:

✔ Ein Katzenklo (falls Sie eine Katze haben)

✔ Fließendes Wasser

✔ Spitze Ecken

✔ Scharfe Gegenstände wie Rasierapparate, Manikürsets, Nagelknipser, Nagelfeilen

✔ Giftige Haushaltsreiniger

Es ist sicherlich nicht immer möglich, eine Küche abzuschließen, denn heutzutage gibt es viele offene Küchen, die nicht einmal mehr Türen besitzen. Und das Bad abzuschließen, ist auch unpraktisch, denn was ist, wenn jemand aus der Familie nachts das Bad benutzen möchte?

Es ist besser, Sie gestalten Ihr Bad so sicher wie möglich, ohne dass dabei seine Nutzung eingeschränkt wird. Betrachten Sie den Raum und gehen Sie jedes Möbelstück, alle Gerätschaften oder Dekoartikel einzeln durch. Überlegen Sie sich: Was davon ist wirklich absolut notwendig? Worauf können Sie verzichten? Was stellt ein zu großes Risiko dar? Was ist gefährlich aber notwendig, und wie können Sie es sichern, um das Verletzungsrisiko zu minimieren? Vergessen Sie auch nicht die Küchenausstattung und das Essen im Kühlschrank, im Vorratsschrank und in der Speisekammer (und sogar den Müll), wenn Sie unter einer schlafbezogenen Essstörung leiden. Sichern Sie alles, damit Sie nicht im Schlaf essen oder kochen.

Wenn Sie alle Antworten auf diese Fragen haben, können Sie planen und die Räume so einrichten, dass sie Ihren Sicherheitsanforderungen entsprechen. In den folgenden Abschnitten bekommen Sie ein paar Tipps, die Ihnen bei diesem Vorhaben helfen werden.

Die Küche

In einer Küche sind normalerweise so viele gefährliche Gegenstände, dass es nicht leicht ist, an alles zu denken. Schließen Sie Streichhölzer, Feuerzeuge, Messer und andere scharfe Küchenwerkzeuge in einem Schubfach ein und deponieren Sie den Schlüssel so, dass Sie ihn nicht so leicht erreichen – beispielsweise in einer Keksdose auf einem Regal, denn es ist sehr viel schwieriger, im Schlaf komplexe Vorgänge (wie ein Versteck suchen) auszuführen.

Ihre Küchenschubladen sind nicht abschließbar? Das können Sie nachrüsten. Fragen Sie im Küchenstudio oder im Baumarkt nach geeigneten Möglichkeiten.

 Auch scheinbar ungefährliche Dinge wie Aspirin oder Vitamine können tödlich sein, wenn sie in viel zu hohen Dosen genommen werden. Sollten Sie solche Sachen auch in der Küche aufbewahren, müssen sie ebenfalls weggeschlossen werden. Bewahren Sie Ihre Medikamente in einer Box auf, die Sie abends schnell wegschließen können.

Stellen Sie gefährliche Küchengeräte wie Mixer, Küchenmaschinen oder Mühlen außer Sichtweite an einen schwer erreichbaren Platz, sodass Sie sie im Schlaf nicht benutzen können. Wenn Sie jedoch die Erfahrung machen, dass Sie es trotzdem irgendwie schaffen, an diese Utensilien heranzukommen, sollten Sie auch diese Küchengeräte wegschließen.

 Vielleicht entfernen Sie jeden Abend die Knöpfe vom Herd, damit Sie im Schlaf nicht »kochen« können.

Wenn Sie dazu neigen, im Schlaf zu futtern, ist es besser, Weckeinrichtungen einzubauen, anstatt Ihr gesamtes Essen wegzuschließen, denn es wird nicht einfach, den

Kühlschrank, alle Vorräte in der Küche, die Speisekammer und auch die Reinigungsmittel, die sich in der Küche normalerweise finden, wegzusperren. Man weiß, dass Schlafwandler häufig zu den giftigen Haushaltsreinigern greifen, wenn sie an das Essen im Kühlschrank nicht herankommen können. Windspiele oder Alarmanlagen, die ausgelöst werden, wenn Sie einen Bereich überschreiten, können dabei helfen, Sie aufzuwecken. Sorgen Sie dafür, dass auch das Tierfutter weggeschlossen wird, denn Sie wollen sich sicherlich kein Katzenfuttermenü gönnen, nicht wahr?

Achten Sie darauf, dass Sie die Schlüssel für alle Türen und Schubfächer an einem zentralen, aber schwer zugänglichen Ort aufbewahren, damit Sie sie nachts nicht so einfach erreichen.

 Wenn Sie sehr viele Schlüssel haben, sollten Sie sie mit einem Schlüsselanhänger kennzeichnen und beschriften, wozu der Schlüssel gehört, sonst gibt es jeden Tag ein riesiges Durcheinander.

Sie müssen vielleicht auch Ihren Mülleimer verstecken, denn manche nächtlichen Esser vergreifen sich am Müll, wenn nichts anderes zu finden ist. Wie unappetitlich.

Eine nächtliche Köchin war am nächsten Morgen sehr erstaunt, als sie in ihre Küche kam und den gesamten Müll fein säuberlich in kleine Vorratsboxen verpackt im Kühlschrank vorfand. Nachdem sie herausfand, dass sie das im Schlaf selbst besorgt hatte, beschloss sie, sich behandeln zu lassen.

Das Badezimmer

Das Bad gehört zu den meistgenutzten Räumen in einer Wohnung, deshalb können Sie nicht einfach die Tür abschließen. Ihr Sicherheitsplan muss schon ein wenig ausgefeilter sein. Sie müssen Möglichkeiten finden, Gefahren auszuschalten, ohne dabei die Zweckmäßigkeit dieses Raumes zu sehr zu beeinträchtigen.

Das Bad ist ein gefährlicher Ort. Dort lauern spitze Ecken und Kanten, rutschige Oberflächen, Medikamente und Reinigungsmittel. All das kann Ihnen bei einer Parasomnie-Episode zum Verhängnis werden.

Um Ihr Bad so sicher wie möglich zu gestalten, sollten Sie Ihre Medikamente und alle giftigen Pflege- und Putzmittel wegschließen. (Rasierschaum eignet sich nicht wirklich als Dessert.) Polstern Sie Ecken und Kanten.

Der Fußboden im Bad ist meist sehr rutschig. Achten Sie deshalb darauf, dass er immer trocken ist. Lassen Sie keine Badematten liegen, denn sie sind eine Stolperfalle.

Überlegen Sie, ob Sie die Armaturen im Bad irgendwie abpolstern können, denn bei einem Sturz können Sie sich sehr schwer daran verletzen.

Alle Fluchtwege versperren

Für Menschen, die unter einer Parasomnie leiden, ist es sehr wichtig, dass sie nachts im Schlaf nicht nach draußen gelangen können. Natürlich können Sie sich auch in Ihrer Wohnung verletzen, doch die größten Gefahren lauern vor der Haustür. Deshalb hat die Absicherung Ihrer Wohnung oder Ihres Hauses höchste Priorität.

Türen und Garagen

Egal ob Sie in einer Wohnung oder in einem Haus leben – verschließen Sie nachts alle Türen, die nach draußen führen, damit Sie auf keinen Fall die Wohnung oder das Haus verlassen können.

In Häusern können Sie häufig direkt vom Haus in die Garage gelangen. Das ist für Schlafwandler sehr gefährlich, denn wenn Sie es schaffen, in die Garage zu kommen und den Autoschlüssel zur Hand haben, besteht die Gefahr, dass Sie das Auto starten und losfahren, obwohl Sie schlafen. Das ist lebensgefährlich.

Lassen Sie einen sogenannten Kill-Switch-Schalter in Ihr Auto einbauen, mit dem Sie die Zündung unterbrechen, oder verschließen Sie einfach die Türen Ihres Autos. So verhindern Sie, dass Sie im Schlaf losfahren.

 Folgen Sie nicht der Empfehlung, das Garagentor zu verschließen, damit Sie mit dem Auto nicht losfahren können, denn falls Sie es schaffen, das Auto zu starten, würde sich die Garage mit gefährlichem Kohlenmonoxid füllen. Das kann tödlich sein!

Denken Sie darüber nach, ob Sie an Ihrer Wohnungstür noch eine zusätzliche Verriegelung anbringen lassen, die sich an einer ungewöhnlichen Stelle befindet, beispielsweise oberhalb der Tür. Falls Sie es nämlich schaffen, das normale Türschloss zu öffnen, stehen Sie immer noch vor dem Problem, diesen Extrariegel aufzuschließen. (Diese Verriegelungen eignen sich auch hervorragend, wenn Sie kleinere Kinder haben.) Da das Öffnen einer Verriegelung an einer ungewöhnlichen Stelle eine sehr komplexe Aufgabe darstellt, kann dieser Riegel Sie daran hindern, im Schlaf nach draußen zu gelangen.

Schließen Sie alle Fenster und Schiebetüren ab und kontrollieren Sie vor dem Schlafengehen, ob sie wirklich verschlossen sind. Legen Sie vor jede Tür, die nach draußen führt, und vor Ihre Schlafzimmertür eine Alarmmatte. So werden die anderen Familienmitglieder geweckt, wenn Sie wieder herumgeistern, und können darauf achten, dass Ihnen nichts passiert.

Sie wissen nicht genau, was eine Alarmmatte ist? Das sind Matten, die ein lautes Signal abgeben, wenn jemand darauf tritt. Solche Matten werden von Sicherheitstechnikfirmen vertrieben oder sind auch im Sanitätshandel erhältlich. (Dort sind sie für die häusliche Pflege älterer Menschen gedacht, damit die Angehörigen hören können, falls die pflegebedürftige Person nachts ihr Bett verlässt.)

Auch Kindersicherungen an Türen sind eine weitere Sicherungsmöglichkeit. Sie haben außerdem den Vorteil, sehr preisgünstig zu sein.

Fenster

Immer, wenn Sie auf Ihrem abendlichen Rundgang durch das Haus oder die Wohnung alle Türen verschließen, sollten Sie auch alle Fenster sichern. Müssen Sie noch mehr machen? Das hängt davon ab, unter welcher Parasomnie Sie leiden und wie Sie sich nachts im Schlaf verhalten. Leiden Sie unter einer schlafbezogenen Essstörung und Ihre nächtlichen Aktivitäten beschränken sich auf die Küche und Sie haben noch nie versucht, aus der Wohnung zu gelangen, dann reicht es sicher aus, wenn Sie die Fenster nur abschließen. Wenn Sie allerdings schlafwandeln und dabei schon nach draußen gelangt sind, müssen Sie zusätzliche Sicherungsmaßnahmen ergreifen.

Manche Menschen schützen ihre Häuser mit Fenstergittern vor Einbrechern. Doch sollten Sie wirklich Fenstergitter anbringen, um zu verhindern, dass Sie nachts aus dem Fenster klettern oder stürzen? Die Gitter würden Sie mit Sicherheit daran hindern, nach draußen zu gelangen, doch was würden Sie tun, wenn ein Feuer ausbricht? Es gibt auch entfernbare Fenstersicherungen, zum Beispiel spezielle Teleskopstangen, die verhindern, dass nach innen öffnende Fenster aufgemacht werden können. Diese Teleskopstangen sind abschließbar und können leicht entfernt werden, wenn es brennt, um den Fluchtweg offen zu halten. Sollte sich diese Möglichkeiten für Sie nicht eignen, müssen Sie nach anderen Möglichkeiten suchen, die Fenster zusätzlich zu sichern.

 Als Schlafwandler könnten Sie versuchen, geradewegs durch eine Glastür zu gehen, weil Sie in Ihrem Zustand das Glas nicht wahrnehmen. Um das Unfallrisiko einzugrenzen, sollten Sie Glastüren und bodentiefe Fenster mit Jalousien oder Vorhängen verdecken.

Ob Schlafwandeln oder um sich schlagen – wie Sie damit am besten umgehen

Sie müssen noch mehr tun, um für den Ernstfall gerüstet zu sein. Testen Sie die Vorschläge, die wir Ihnen in den nächsten Abschnitten machen.

Schnallen Sie sich an – Gut gegürtet schlafen

Wenn Sie schon alles versucht haben und es trotzdem immer wieder schaffen, aus Ihrem Bett oder sogar aus der Wohnung zu gelangen und in Situationen kommen, die für Sie und für andere gefährlich sind, sollten Sie darüber nachdenken, ob sich als Schutz eine Gurtsicherung eignen würde.

Solche Gurtsicherungen bieten natürlich auch keine hundertprozentige Sicherheit, denn manche Menschen finden heraus, wie man sich daraus befreien kann, oder haben sich oder ihren Bettpartner trotz Gurtsicherung verletzt. Trotzdem geben diese Gurtsysteme Ihrem Partner zusätzlich Zeit, um aufzuwachen, die Situation einzuschätzen und etwas zu Ihrem Schutz zu unternehmen. Solche Gurtsysteme können Ihnen auch ein gewisses Gefühl der Sicherheit vermitteln, denn Sie wissen, dass sie Ihnen dabei helfen, während einer Episode das Schlimmste zu verhindern.

 Verwenden Sie eine Gurtsicherung niemals gegen den Willen eines Menschen! Wenn Sie keine Sicherung verwenden möchten, müssen Sie nach anderen Möglichkeiten Ausschau halten. Eine Gurtsicherung ist immer die letzte Möglichkeit, die Sie in Erwägung ziehen sollten. Denken Sie gründlich darüber nach, bevor Sie sie einsetzen.

Wenn Sie sich für eine Gurtsicherung entscheiden, sollten Sie vorher Ihren Arzt um Rat fragen. In vielen Fällen wird Ihr Arzt Ihnen davon abraten. Ein Gurtsystem macht Sie hilflos, und auch das kann gefährlich sein. Basteln Sie sich vor allem nicht selbst so ein Gurtsystem oder fesseln Sie sich nicht mit Klebeband. Im Sanitätsfachhandel finden Sie eine große Auswahl verschiedenster Gurtsysteme, die sicher sind und im Notfall schnell entfernt werden können.

Zur Sicherheit alles polstern

Wir haben schon zu Beginn dieses Kapitels geraten, Ecken und Kanten zu polstern und mit speziellen Kindersicherungen zu schützen, damit Ihr Zusammenstoß mit dem Nachttisch oder der Kommode nicht so schwere Folgen hat.

 Wenn Ihnen diese Kindersicherungen nicht gefallen, können Sie sich selbst Möbel- oder Eckenpolster nähen.

Getrennte Schlafzimmer

Wenn alles andere fehlgeschlagen ist, können Sie sich noch überlegen, in einem anderen Zimmer zu schlafen, um sich und Ihre Familie zu schützen.

Sicherlich sind Paare nicht glücklich über getrennte Schlafzimmer, doch falls Sie unter einer REM-Schlaf-Verhaltensstörung leiden oder ein aggressiver Schlafwandler sind, sagen getrennte Schlafzimmer nichts über Ihre Beziehung aus. Es bedeutet lediglich, dass Sie versuchen, mit der Parasomnie zurechtzukommen.

Wenn getrennte Schlafzimmer Ihre Beziehung retten oder Verletzungen verhindern können, sind sie eine gute Idee. Sie sollten auf jeden Fall eine Lösung finden, mit der beide Partner glücklich sind. Manchmal sind getrennte Schlafzimmer wirklich eine gute Idee.

Vorteile getrennter Schlafzimmer

Denken Sie über folgende Vorteile getrennter Schlafzimmer nach:

✔ Sie können beide wieder besser schlafen und fühlen sich sicherer, weil Sie wissen, dass Sie im Falle einer Parasomnie-Episode nicht versehentlich Ihren Partner verletzen.

✔ Bei getrennten Schlafzimmern können Sie Ihr Schlafzimmer besser absichern, wenn nötig Extra-Polsterungen anbringen oder die Matratze auf die Erde legen.

✔ Das alte Schlafzimmer kann so eingerichtet bleiben, wie es Ihrem Partner gefällt.

✔ Beide Partner können sich wieder wohler fühlen.

Nachteile getrennter Schlafzimmer

Einigen Paaren gefällt die Vorstellung, getrennt zu schlafen, überhaupt nicht. Auch wenn sie verstehen, warum es von Vorteil wäre, können sie es nicht ertragen, getrennt zu sein.

Getrennte Schlafzimmer können folgende Nachteile haben:

✔ Ihr Liebesleben kann beeinträchtigt werden.

✔ Die emotionale Nähe zu Ihrem Partner kann nachlassen.

✔ Es kann zu Streitereien kommen, besonders, wenn Sie in einem anderen Zimmer schlafen möchten, Ihr Partner damit aber nicht einverstanden ist.

✔ Ihr Partner ist nicht da, um Ihnen im Notfall zu helfen.

✔ Die Angst vor dem unvorhersehbaren nächtlichen Verhalten Ihres Partners kann sich verschlimmern.

Im selben Zimmer, aber in getrennten Betten schlafen

Wenn Sie und Ihr Partner sich absolut nicht mit der Idee getrennter Schlafzimmer anfreunden können, versuchen Sie es vielleicht erst einmal mit getrennten Betten im gleichen Zimmer. Das gibt Ihnen auch nachts weiterhin das Gefühl der Nähe, bewahrt Ihren Bettpartner aber vor einer sofortigen Verletzung, wenn die Episode einsetzt, und gibt ihm noch genug Zeit, um aufzuwachen und die Situation zu kontrollieren.

Sich an Veränderungen gewöhnen

All diese Vorbereitungen, die Sie treffen müssen, bevor Sie zu Bett gehen, benötigen natürlich etwas Zeit. Doch Ihre Sicherheit und die Sicherheit Ihrer Familie sind diese

Anstrengungen wert. Zu Beginn scheinen sich die abendlichen Sicherheitsrunden durch Ihr Haus ewig hinzuziehen. Doch wenn sie Ihnen in Fleisch und Blut übergegangen sind, werden Sie dafür höchstens noch zehn Minuten opfern müssen. Wenn Sie unter einer Parasomnie leiden, bei der Sie umherwandern oder um sich schlagen, ist jede Minute, die Sie in die Sicherheit investieren, gut angelegt.

Sollte es Ihnen schwer fallen, diese neuen Vorsichtsmaßnahmen in Ihren Alltag zu integrieren, dann lassen Sie sich beraten. Es gibt bestimmt noch ein paar Tipps, wie Sie das alles besser schaffen können.

Diese ganzen Ratschläge scheinen Ihnen auf den ersten Blick jede Menge Umstände zu bereiten, doch denken Sie einfach daran, dass Sie sich und Ihre Familie schützen müssen. Jeder Fall liegt anders, deshalb ist es durchaus möglich, dass einige unserer Vorschläge für Sie nicht geeignet sind. Ihr Arzt kann Ihnen bestimmt noch ein paar Tipps geben, die genau zu Ihrer Situation passen

Teil V

Der Top Ten-Teil

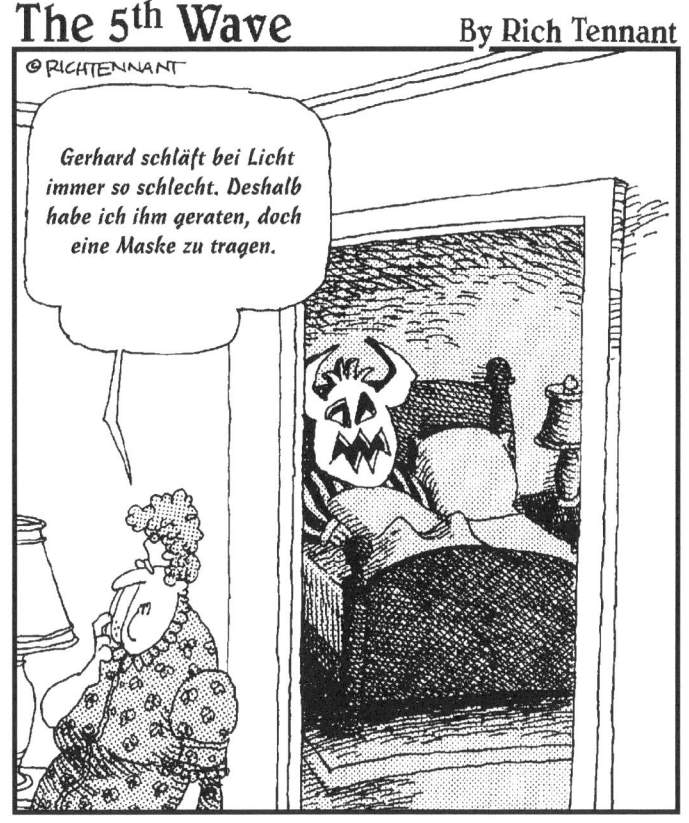

In diesem Teil ...

Für ihren Top Ten-Teil sind die ... *für Dummies*-Bücher bekannt. Hier finden Sie noch einmal kurze und knappe Informationen, die Ihnen schnell weiterhelfen können. Wenn Sie keine Zeit haben, aber so schnell wie möglich etwas über Schlafstörungen erfahren möchten, sollten Sie den Top Ten-Teil zuerst lesen.

In unserem Top Ten-Teil erfahren Sie noch einmal, was Menschen den Schlaf rauben kann und was Sie dagegen unternehmen können. Und diesmal haben wir sogar mehr als zehn Tipps für Sie.

Zehn Schlafstörer – und wie Sie mit Ihnen leben können

In diesem Kapitel

▷ Der Unterschied zwischen Schlaflosigkeit und Schlafstörung

▷ Was Menschen den Schlaf raubt

▷ Schnelle Hilfe aus dem Internet

*E*s gibt viele Gründe, warum Sie nicht einschlafen können. Und nicht jeder davon bedeutet gleich, dass Sie eine Schlafstörung haben. Meistens handelt es sich nur um eine *kurzzeitige Schlaflosigkeit* und nichts anderes.

Kleine Fehler wie zu viel Sport am Abend oder ein Kaffee kurz vor dem Schlafengehen können Sie am Einschlafen hindern. Das Ergebnis: Sie sind hellwach, starren an die Decke, zählen Schäfchen und sehen drei, vier Stunden später immer noch auf die Uhr. Vielleicht sehen Sie nicht einmal den Zusammenhang zwischen dem Kaffee und Ihrer Schlaflosigkeit. Dann kann Ihnen dieses Kapitel helfen (und natürlich auch der Rest dieses Buches). Hier geht es jetzt ohne eine bestimmte Reihenfolge um die zehn häufigsten Schlafräuber. Natürlich erfahren Sie auch, wie Sie sie unschädlich machen, und dann wieder friedlich schlummern können.

 Wenn Sie alle Ratschläge aus diesem Kapitel befolgen (genauso wie die Tipps aus den Kapiteln 6 und 7), um Ihre Schlafqualität zu verbessern, und danach trotzdem nicht wieder gut ein- oder durchschlafen, könnten Sie allerdings tatsächlich unter einer Schlafstörung leiden. Wenn Ihre Schlaflosigkeit chronisch geworden ist, also einen Monat oder länger andauert, sollten Sie Ihre Schlafgewohnheiten genauer unter die Lupe nehmen, ein Schlaftagebuch führen (siehe Kapitel 2) und einen Termin mit Ihrem Hausarzt machen (siehe Kapitel 3). Wenn feststeht, unter welcher Schlafstörung Sie leiden, finden Sie über das Inhaltsverzeichnis die für Sie relevanten Kapitel heraus.

Schmerzen

Schmerz ist der Schlafräuber Nummer eins. Etwa jeder dritte Erwachsene leidet nachts unter Schmerzen und kann deshalb nicht richtig schlafen.

Schmerzen stören beim Einschlafen, wecken Sie mitten in der Nacht oder lassen die Schlafqualität sinken. Die meisten Schmerzen wie Zerrungen, Verstauchungen oder Kopfschmerzen bekommen Sie mit rezeptfreien Schmerzmitteln gut in den Griff. Gegen starke Schmerzen benötigen Sie ein Rezept von Ihrem Arzt. Wenn Ibuprofen, Acetylsalicylsäure oder Paracetamol nicht helfen, sollten Sie zu Ihrem Hausarzt gehen, um sich ein stärkeres Schmerzmittel aufschreiben zu lassen.

Manche Schmerzen treten ganz *akut* auf. Werden Schmerzen chronisch, müssen Sie meist nicht nur Ihre Schmerzen, sondern auch Ihre Ein- und Durchschlafstörung behandeln. Möglicherweise verordnet Ihr Arzt für kurze Zeit ein Schlafmittel. Für den langfristigen Gebrauch sind sie jedoch nicht geeignet. Arbeiten Sie mit Ihrem Arzt zusammen, um die Schmerzen in den Griff zu bekommen, dann könnten auch Ihre Schlafstörungen behoben sein.

Mehr zum Thema Schlaf und Schmerzen finden Sie in Kapitel 5.

Koffein

Sie wären überrascht, wenn Sie wüssten, wie viele Menschen täglich literweise Kaffee oder andere koffeinhaltige Getränke zu sich nehmen und danach nicht verstehen, warum sie wach im Bett liegen und nicht einschlafen können. Auch wer Energy-Pillen oder Diät-Pillen mit Koffein einnimmt, hat häufig Schlafprobleme. Doch auch diese Leute sehen häufig keinen Zusammenhang zwischen ihrem Koffeinkonsum und den Schlafproblemen.

Wenn Sie ungewöhnlich nervös und zappelig sind oder Ihr Herz stolpert, sollten Sie zuerst Ihren Koffeinkonsum (oder auch den von Schokolade) überprüfen. Vermutlich ist er einfach zu groß, besonders, wenn Sie gerade viel Stress haben. (Menschen neigen dazu, in Stresssituationen viel Koffein und Schokolade zu verzehren.)

Sie müssen auf Koffein natürlich nicht vollkommen verzichten, Sie sollten lediglich darauf achten, wann und wie viel Koffein Sie zu sich nehmen. Die Tasse Kaffee am Morgen ist völlig in Ordnung, doch abends auf Ihrem Weg nach Hause sollten Sie keinen Stopp im Café mehr einlegen. Verzichten Sie besser auch auf die Tasse Kaffee als Nachtisch zum Mittagessen. Koffein, das erst am späteren Tag aufgenommen wird, stört definitiv den Schlaf. Vielleicht können Sie problemlos einschlafen, aber wenn Sie um drei Uhr nachts aufwachen und nicht wieder einschlafen können, ist es das Koffein des gestrigen Tages, das Sie wach hält.

In Kapitel 6 erfahren Sie mehr zum Thema Koffein, über seine Auswirkungen auf Gehirn und Schlaf, den Koffeingehalt einiger beliebter Nahrungsmittel und wie lange der Körper braucht, es wieder auszuscheiden.

Große Emotionen

Für schlechte Laune oder einen großen Streit ist kurz vor dem Schlafengehen einfach der falsche Zeitpunkt. Aufregung ist Gift für einen erholsamen Schlaf. Dabei spielt es keine Rolle, was Sie so aufregt – Ihr Ehepartner, die Eltern, die Kinder, die Schwiegereltern, die Bank oder das Finanzamt. Unser Nervensystem ist schnell aktiviert, braucht aber etwas länger, um sich wieder zu beruhigen. Es reicht leider nicht, bis zehn zu zählen und einmal tief durchzuatmen.

Vermutlich werden Sie nicht friedlich schlafen, bis Sie die Ursache Ihres Problems aus der Welt geschafft haben. Wenn Sie sich nur ablenken und die Probleme nicht lösen, werden sie weiterhin Ihren Schlaf stören, und die Schlafprobleme können chronisch werden.

Wir haben in unserem Buch immer wieder erwähnt, wie hilfreich ein Abendritual sein kann. Geben Sie sich jeden Abend eine halbe Stunde, um den Tag loszulassen und sich auf das Schlafengehen vorzubereiten. Genießen Sie ein heißes Schaumbad, meditieren Sie, hören Sie beruhigende Musik, machen Sie Atemübungen oder lassen Sie sich massieren. Tun Sie einfach alles, was Sie entspannt und Körper und Geist auf das Schlafengehen einstimmt. Wenn Sie Ihrem Ritual folgen, werden sich Ihre Gedanken automatisch auf den bevorstehenden Schlaf einstellen, und es wird Ihnen leichter fallen, alle Aufregungen zu vergessen.

Während dieser Zeit sollten Sie sich ausschließlich auf Ihr Ruhebedürfnis konzentrieren. Tun Sie nichts, was Sie an- oder aufregt. Folgen Sie nur Ihrem Ritual, und Sie werden sehen, schon bald werden Sie friedlich schlummern. Wenn Ihr Partner allerdings immer weiter streitet, dann sagen Sie ihm, dass Sie gerne morgen weiter diskutieren, aber nicht jetzt zur Schlafenszeit. Bleiben Sie bei dieser Haltung und diskutieren Sie nicht.

Wenn Ihr abendliches Ritual Sie nicht beruhigen kann, sollten Sie noch einige Entspannungsübungen machen. Manchen helfen auch Yoga- oder Tai-Chi-Übungen (wenn sie früher am Tag, nicht zu Schlafenszeit durchgeführt werden), am Abend entspannter zu sein. Lesen Sie dazu vielleicht auch *Tai Chi für Dummies* von Therese Iknoian oder *Yoga für Dummies* von Georg Feuerstein und Larry Payne (beide erschienen im Wiley-Verlag).

In den Kapiteln 6 und 7 beschreiben wir noch ausführlicher, wie Sie vermeiden können, dass Aufregungen und Ärger Ihnen den Schlaf rauben.

Es ist viel zu heiß (oder zu kalt)

Jeder hat andere Vorlieben – die einen schlafen gerne kalt und bei offenem Fenster, andere mögen es kuschelig warm, und es darf kein Lüftchen wehen. Wenn Ihre Schlafumgebung nicht zu Ihnen passt, kann es sein, dass Sie deswegen schlecht schlafen.

Wenn Sie nachts aufwachen und es ist Ihnen zu heiß, kann ein kleiner Ventilator auf dem Nachttisch schnell Abhilfe schaffen. Ein Deckenventilator wäre allerdings noch besser, vor allem ein Modell mit verstellbaren Flügeln, denn er verteilt ständig die warme oder kühle Luft im Raum. Wenn Sie aufwachen und es ist Ihnen kalt, decken Sie sich einfach mit einer zusätzlichen Decke zu oder schlüpfen Sie schnell in einen wärmeren Schlafanzug.

Natürlich ist es problematisch, wenn Ihr Partner ganz andere Vorlieben hat. Falls Ihr Partner eher ein Eisbär ist und Sie gerne kuschelig warm schlafen, dann können Sie zusätzlich eine Heizdecke verwenden. Oder Sie tragen extra warme Pyjamas, ziehen sich warme Socken an und wenn Sie am Kopf frieren, versuchen Sie es doch einfach mal mit einer leichten Mütze. Sie sind hier nicht auf einer Modenschau, sondern möchten es nur bequem haben und gut schlafen. Wenn Ihr Partner aber eher eine tropische Pflanze ist und Sie nachts wach liegen und vor lauter Hitze nicht schlafen können, dann tragen Sie dünne und luftige Nachtwäsche, installieren Sie einen Ventilator und decken Sie sich nur mit einem dünnen Laken zu.

Manchmal können getrennte Schlafzimmer für eine Beziehung besser sein. Wir haben in Kapitel 7 noch mehr Tipps, wie Sie Ihre Schlafumgebung gestalten können, um besser zu schlafen.

Stress

Manchmal halten Gefühle Sie vom Schlafen ab. Sie stehen vielleicht kurz vor einer großen Reise, und der »schöne« Stress der Freude und Aufregung bringen Sie um die Nachtruhe. Oder wenn Sie ein wichtiges Meeting vor sich haben oder vor einer großen Beförderung stehen, können Sie nicht abschalten und aufhören, daran zu denken. Haben Sie viel Stress, ist es nicht einfach, zu entspannen, ganz zu schweigen davon, zu schlafen.

Abendrituale (siehe Abschnitt »Große Emotionen«) helfen dabei, mit Stress besser umzugehen. Ganz egal, was der Tag auch gebracht hat, wenn Sie Ihrem Abendritual folgen, entspannen sich Körper und Gehirn automatisch, weil sie das durch die tägliche Wiederholung gelernt haben.

Meditation und Gebete sind großartige Stressbekämpfer. Nehmen Sie eines davon in Ihr Abendritual auf. Dann kann Ihnen Stress nicht mehr so schnell etwas anhaben.

Sie kennen das sicherlich – Kinder können häufig nicht ohne ihr Lieblingskuscheltier einschlafen. Auch wenn das Kuscheltier selbst sicherlich kein Schlafmittel ist, seine bloße Anwesenheit entspannt die Kinder und stimmt sie auf den Schlaf ein. Sie möchten keinen Teddy mit ins Bett nehmen? Trotzdem können Sie das gleiche Prinzip für sich nutzen, um Stress abzubauen und besser zu schlafen. Suchen Sie sich einfach etwas aus: Ihr Lieblingskissen oder ein Duftsäckchen – etwas, das Sie mit Wohlbefinden und Sicherheit in Verbindung bringen. Nehmen Sie diesen Gegenstand jede Nacht mit ins Bett. Vielleicht hilft er Ihnen beim Einschlafen.

Wenn der Stress in Angst und Sorge umschlägt, wird er zum Problem. Selbst wenn Sie die Ursache Ihrer Sorge nicht aus der Welt schaffen können, müssen Sie einen Weg finden, damit umzugehen, sonst werden Sie schlecht arbeiten, sich schlecht fühlen und sehr schlecht schlafen. Versuchen Sie, den Stress zu reduzieren, und lernen Sie Entspannungsübungen. Wenn das nicht hilft, sollten Sie Ihren Arzt aufsuchen, bevor Sie der Stress krank macht. (Im Buch *Angstfrei leben für Dummies* von Charles H. Elliott und Laura L. Smith finden Sie weitere Tipps.)

In Kapitel 2 erfahren Sie noch mehr darüber, wie Sie mit Stress umgehen, damit sich die Schlafqualität wieder verbessert.

Krankheit

Auch Krankheiten sind ein Grund, warum Sie nachts kein Auge zumachen. Egal ob Ihre Nase verstopft ist, Sie eine Magenverstimmung haben, Ihr Ohr wehtut oder ob Sie eine Grippe haben, die körperlichen Beschwerden verhindern, dass Sie den Schlaf bekommen, den Sie zum Gesundwerden brauchen.

Gerade wenn Sie krank sind ist es wichtig, genug zu schlafen. Zu wenig Schlaf verlängert die Krankheit unnötig und erschwert die Gesundung. Schlaf hat eine heilende Wirkung.

Wenn Sie den Eindruck haben, dass Ihre Schlaflosigkeit zum Problem wird, sollten Sie sich bei Ihrem Arzt vorstellen. Vielleicht verschreibt er Ihnen ein leichtes Schlafmittel. Wenn Ihre Erkrankung auch Schmerzen verursacht, sollten auch diese Symptome effektiv behandelt werden.

In Kapitel 5 können Sie noch etwas ausführlicher nachlesen, was Sie unternehmen können, wenn Sie von Schmerzen, verschiedenen Erkrankungen oder psychischen Problemen am Schlafen gehindert werden.

Verdauungsstörungen

Wenn Sie kurz vor dem Zubettgehen zu fett, zu schwer, zu viel oder zu scharf gegessen haben, muss Ihr Verdauungstrakt Überstunden machen. Doch der Stoffwechsel verlangsamt sich nachts, und deshalb kann Ihr Verdauungstrakt seine Aufgabe nicht gut erledigen. All das Gurgeln und Grummeln wird vermutlich Ihren Schlaf beeinträchtigen.

Sie können verhindern, dass Ihre Verdauung Ihnen den Schlaf raubt, indem Sie spätestens vier Stunden vor dem Schlafengehen das Letzte essen. Versuchen Sie außerdem, auf fette, schwere und scharfe Speisen zu verzichten. Außerdem sollte die Portion so bemessen sein, dass Ihr Körper eine Chance hat, sie bis zum Schlafengehen zu verdauen. Wenn Sie zu Sodbrennen neigen, sollten Sie das unbedingt medikamentös behandeln.

Mehr zu Verdauung und Schlaf lesen Sie in den Kapiteln 5 und 6.

Nebenwirkungen von Medikamenten

Einige Medikamente, egal ob rezeptfreie oder rezeptpflichtige Präparate, können Unruhe, Nervosität und andere Reaktionen hervorrufen, die den Schlaf beeinträchtigen.

Wenn Sie ein neues Medikament einnehmen, sollten Sie sich von Ihrem Apotheker über die möglichen Nebenwirkungen aufklären lassen, die Ihren Schlaf stören könnten. Denken Sie aber daran, dass nicht alle Nebenwirkungen eintreten müssen.

Wenn ein Medikament Ihren Schlaf stört, sollten Sie mit Ihrem Arzt darüber sprechen und überlegen, auf ein anderes Präparat umzusteigen. Handelt es sich um ein rezeptfreies Medikament, dann sprechen Sie mit Ihrem Apotheker.

Ungewohnte Umgebung

Manche Menschen schlafen zu Hause ganz hervorragend, machen aber in einer ungewohnten Umgebung kein Auge zu. Dabei ist es ganz egal, wie gemütlich es dort ist. Den meisten Menschen geht es so, dass sie in einer neuen Umgebung ein wenig schlechter als sonst schlafen.

Diese Art der Insomnie ist abhängig davon, wie Menschen auf Neues reagieren. Manche sind in einer fremden Umgebung sehr angespannt, und ihre Weckreizschwelle ist viel niedriger als normalerweise. Einige sind sogar so empfindlich, dass sie nirgendwo anders schlafen können als zu Hause – ganz egal, ob sie in einem Fünf-Sterne-Hotel, auf einem Strohsack oder in ihrem ehemaligen Kinderzimmer schlafen.

 Wenn Sie in fremden Betten nicht gut schlafen, dann versuchen Sie, auf Ihrer Reise etwas Vertrautes von zu Hause dabei zu haben. Das kann ein Lieblingskissen, ein Kuscheltier oder ein alter Schlafanzug sein. Hauptsache, Sie fühlen sich dadurch besser, und es hilft Ihnen einzuschlafen.

Sport

Sport tut Ihnen sehr gut. Sie bleiben gesund, haben Ihr Gewicht im Griff und kurbeln Ihr Immunsystem an. Studien haben gezeigt, dass eine halbe Stunde moderater Sport am Morgen dabei hilft, abends besser einzuschlafen, während Sport am Abend den Schlaf nicht verbessern konnte. Im Gegenteil, manchmal haben die Studienteilnehmer dann sogar schlechter geschlafen.

 Sport kurbelt Ihren Stoffwechsel an, indem er die Herz- und Atemfrequenz steigert. Dieser Effekt hält über einige Stunden an. Sport fördert auch die Ausschüttung des Stresshormons *Cortisol*. Wenn der Körper mit Cortisol überschwemmt ist, wird es mit dem Einschlafen schwierig.

Hören Sie auf keinen Fall auf, Sport zu treiben. Achten Sie lediglich darauf, dass Sie sich nicht zu spät am Abend noch auspowern. Wenn Sie normalerweise jeden Abend um zehn Uhr zu Bett gehen und Ihre Aerobicstunde erst um sieben Uhr abends beginnt, könnte das ein Problem sein. Wechseln Sie in einen anderen Kurs, der mindestens fünf bis sechs Stunden vor Ihrer Schlafenszeit beendet ist.

Schnelle Hilfe aus dem Internet

Im Internet tummeln sich Millionen von Informationen. Nicht auf alle kann man sich verlassen. Damit Sie sich bei Surfen im World Wide Web nicht verirren, haben wir ein paar interessante Linktipps für Sie zusammengestellt.

✔ Deutsche Gesellschaft für Schlafforschung und Schlafmedizin: www.dgsm.de. Hier können Sie ein zertifiziertes Schlaflabor in Ihrer Nähe und jede Menge Tipps rund um das Thema Schlafstörungen finden. Außerdem erfahren Sie, ob es in Ihrer Nähe eine Selbsthilfegruppe für Schlafgestörte gibt.

✔ Verein Schlafapnoe e.V.: www.schlafapnoe-online.de. Auf dieser Webseite finden Sie viele interessante Informationen zur Schlafapnoe. Außerdem hat dieser Verein unter www.schlafstoerungen-online.de auch eine Webseite zum Thema Schlafstörungen.

✔ Auf der Webseite www.schlafgestoert.de geben drei Schlafmediziner einen guten Überblick über Schlafstörungen und deren Diagnostik und Therapie.

Stichwortverzeichnis

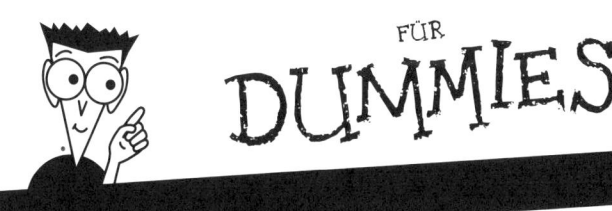

BESSER INFORMIERT – BESSER LEBEN

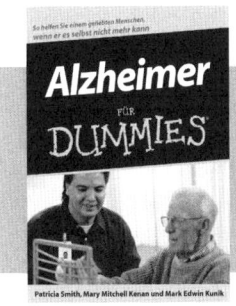
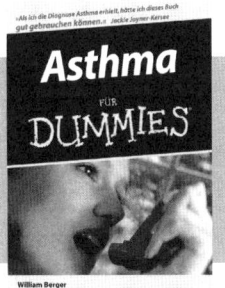
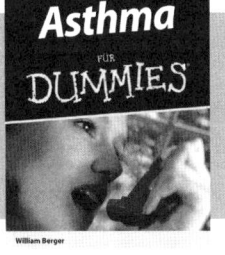

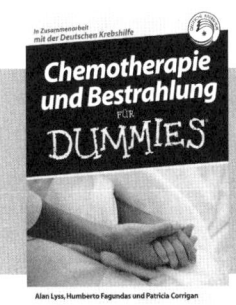
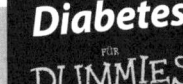
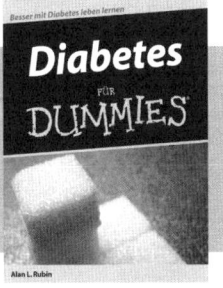
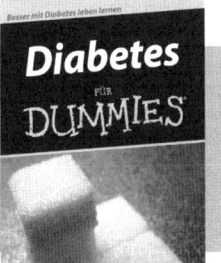

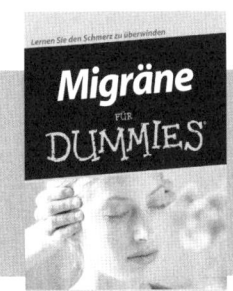
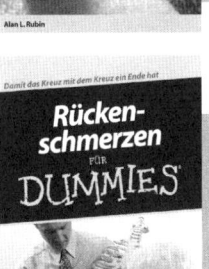

Alzheimer für Dummies
ISBN 978-3-527-70283-1

Asthma für Dummies
ISBN 978-3-527-70354-8

Bluthochdruck für Dummies
ISBN 978-3-527-70255-8

Chemotherapie für Dummies
ISBN 978-3-527-70479-8

Diabetes für Dummies
ISBN 978-3-527-70256-5

Migräne für Dummies
ISBN 978-3-527-70257-2

Rückenschmerzen für Dummies
ISBN 978-3-527-70266-4

Schlaganfall für Dummies
ISBN 978-3-527-70331-9

Sodbrennen und Reflux für Dummies
ISBN 978-3-527-70259-6

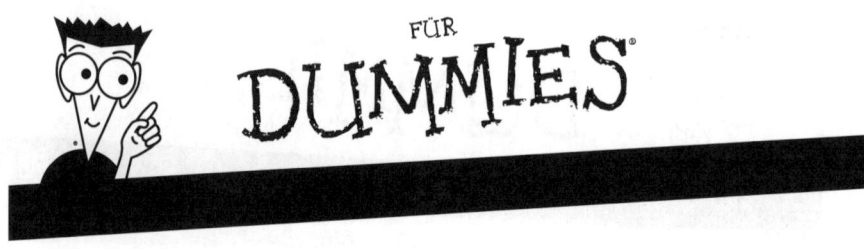

DU BIST STÄRKER ALS DU DENKST!

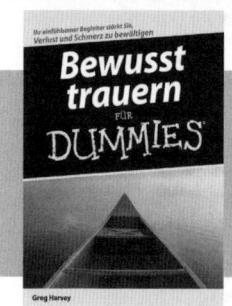

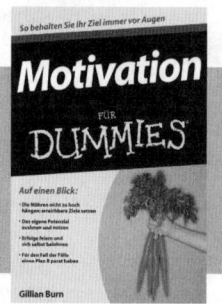

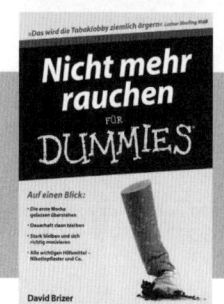

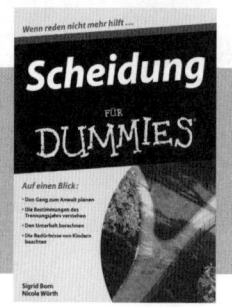

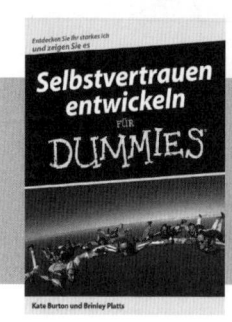

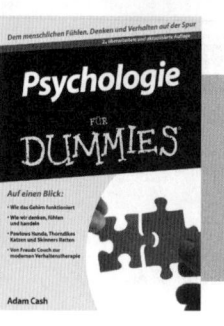

Ausgeglichen leben für Dummies
ISBN 978-3-527-70575-7

Angstfrei leben für Dummies
ISBN 978-3-527-70346-3

Bewusst trauern für Dummies
ISBN 978-3-527-70431-6

Erfolg für Dummies
ISBN 978-3-527-70510-8

Erfolgreiches Life Coaching für Dummies
ISBN 978-3-527-70347-0

Motivation für Dummies
ISBN 978-3-527-70565-8

Nicht ärgern für Dummies
ISBN 978-3-527-70372-2

Nicht mehr rauchen für Dummies
ISBN 978-3-527-70541-2

Psychologie für Dummies
ISBN 978-3-527-70624-2

Selbstvertrauen entwickeln für Dummies
ISBN 978-3-527-70373-9

Scheidung für Dummies
ISBN 978-3-527-70517-7

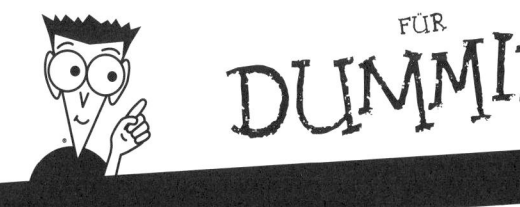

ES GEHT UNS GUT!

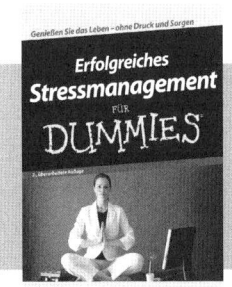

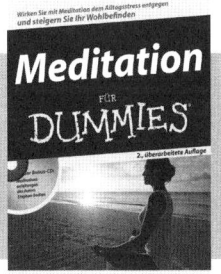

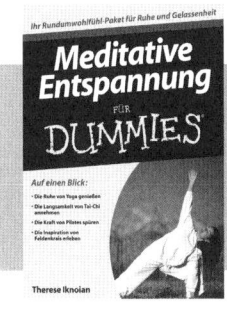

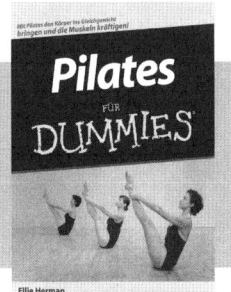

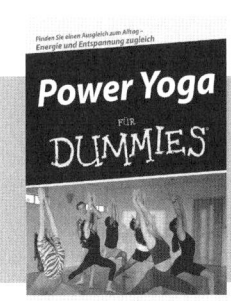

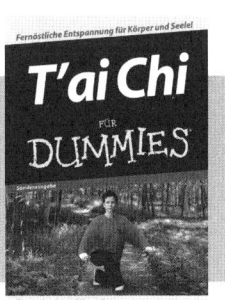

Ausgeglichen leben für Dummies
ISBN 978-3-527-70575-7

Erfolgreiches Stressmanagement
für Dummies
ISBN 978-3-527-70362-3

Meditation für Dummies
ISBN 978-3-527-70280-0

Meditative Entspannung für Dummies
ISBN 978-3-527-70583-2

Ordnung halten für Dummies
ISBN 978-3-527-70369-2

Pilates für Dummies
ISBN 978-3-527-70368-5

Power Yoga für Dummies
ISBN 978-3-527-70451-4

Reiki für Dummies
ISBN 978-3-527-70602-0

Sex für Dummies
ISBN 978-3-527-70340-1

T'ai Chi für Dummies
ISBN 978-3-527-70485 -9

Yoga für Dummies
ISBN 978-3-527-70238-1

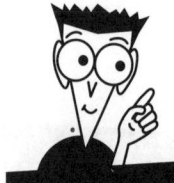

FÜR DUMMIES®

JETZT GIBT'S ETWAS FÜR DIE OHREN! HÖRBÜCHER ZUM WOHLFÜHLEN

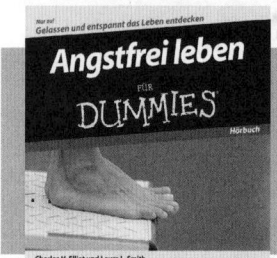

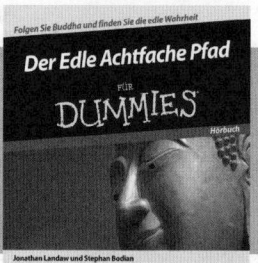

Angstfrei leben für Dummies
ISBN 978-3-527-70401-9

Der Edle Achtfache Pfad
für Dummies
ISBN 978-3-527-70438-5

Meditation für Dummies
ISBN 978-3-527-70358-6

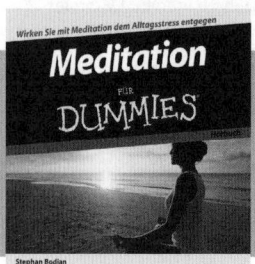

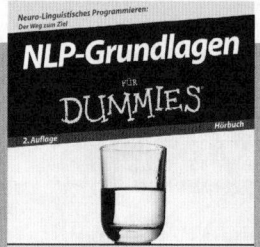

NLP-Grundlagen für Dummies
ISBN 978-3-527-70427-9

Selbstbewusst sein für Dummies
ISBN 978-3-527-70550-4

Wege zur inneren
Ausgeglichenheit für Dummies
ISBN 978-3-527-70402-6

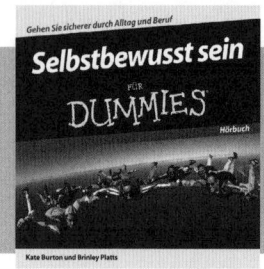

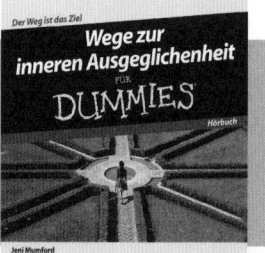